DU
CHOLÉRA-MORBUS

EN

1845, 1846 ET 1847;

AVEC DEUX CARTES INDIQUANT SA MARCHE
PENDANT CES TROIS ANNÉES ;

SUIVI

DE L'HISTOIRE DU CHOLÉRA
ÉPIDÉMIQUE A CONSTANTINOPLE EN 1848
ET D'UN PLAN DU BOSPHORE,

PAR

LE DOCTEUR M. P. VERROLLOT,

MÉDECIN DE L'HÔPITAL FRANÇAIS, A CONSTANTINOPLE.

CONSTANTINOPLE,

IMPRIMERIE DU JOURNAL DE CONSTANTINOPLE.

1849.

DU CHOLÉRA-MORBUS

EN 1845, 1846 ET 1847.

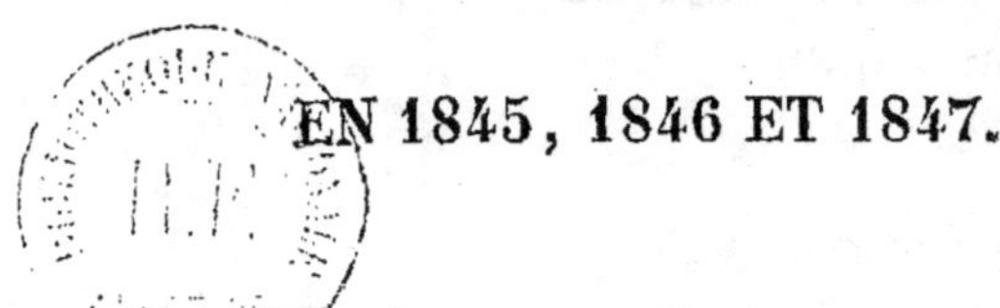

 EXTRAIT DU JOURNAL DE CONSTANTINOPLE.

DU
CHOLÉRA - MORBUS

EN

1845, 1846 et 1847;

AVEC UNE CARTE INDIQUANT SA MARCHE
PENDANT CES TROIS ANNÉES;

PAR

LE DOCTEUR M. P. VERROLLOT,

MÉDECIN DE L'AMBASSADE DE FRANCE
ET DE L'HÔPITAL FRANÇAIS,
A CONSTANTINOPLE.

CONSTANTINOPLE,

IMPRIMERIE DU JOURNAL DE CONSTANTINOPLE.

JANVIER 1848

I.

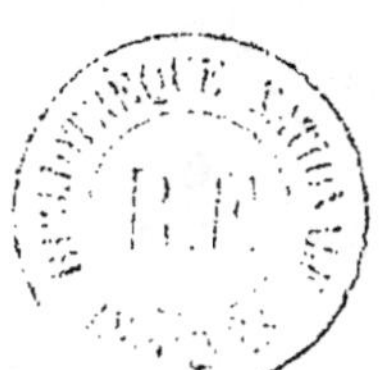

Dans l'empire ottoman, comme en Europe, les esprits sont en ce moment vivement préoccupés de l'apparition d'un fléau qui menace de nous envahir et de parcourir encore une fois le monde entier, comme il l'a fait déjà il y a une quinzaine d'années. Semblable à un astre de nouvelle formation qui s'éleverait pour la deuxième fois à l'horizon, le choléra-morbus commence une seconde révolution à la surface de notre planète.

D'où vient cette puissance occulte qui s'étend comme une armée dévastatrice? Par quelles causes mystérieuses un phénomène aussi étrange a-t-il pu être engendré? Vraiment, à la vue de ces grands fléaux qui naissent à certaines époques et disparaissent ensuite pour faire place à d'autres, on se demande si les éléments de nos souffrances sont comptés, et si nous ne pouvons espérer nous délivrer d'un mal qu'à la condition d'en préparer et d'en favoriser un autre.—En effet, au moment où les milliers de léproseries qui couvraient l'Europe et l'Asie commençaient à se fermer, la syphilis et la variole ont fait explosion avec une puissance de propagation dont rien ne nous représente aujourd'hui la malignité. Ces affreuses maladies semblent elles-mêmes s'éteindre sous les efforts constants de la thérapeuthique et de l'administration ; mais voilà que de leurs cendres, pour ainsi dire, naissent la scrophule qui s'infiltre peu à peu dans toutes les classes de la société, et la pellagre , sœur de la phthisie. Enfin la peste qui, après avoir tant de fois dévasté l'Europe et l'Asie, s'était retirée dans ses foyers primitifs où la sagesse humaine peut espérer l'étouffer à jamais , la peste mourante nous a légué le choléra-morbus.

Faut-il donc admettre la triste hypothèse que les maladies, comme toutes les choses humaines, se développent par voie de transformation, et sont soumises, elles aussi , à la loi générale de mutations successives ? Je ne sache pas que cette question ait été jamais posée ; cependant elle est du domaine de la philosophie médicale, et sa solution pourrait contribuer peut-être à expliquer plusieurs problèmes jusqu'ici inexplicables.

Pendant long-temps, le genre humain a pu recevoir, sans s'enquérir de quelles sources ils provenaient, les fléaux qui de loin en loin portaient dans son sein la terreur et la désolation. Impuissant pour trouver la raison naturelle de ces phénomènes terribles, il les envisageait comme les effets d'une cause surnaturelle, et se soumettait à leur action avec une pieuse et impassible résignation. Ainsi, au dixième siècle, les peuples de l'Europe auraient considéré l'apparition du choléra-morbus sous la forme qu'il a revêtue depuis trente ans, comme le signal de la fin du monde. Des esprits prévenus auraient vu dans les nuages l'épée flamboyante de l'ange exterminateur ; beaucoup auraient même déjà entendu deux fois sonner dans les airs la redoutable trompette du jugement dernier. Quelques siècles plus tard, sous l'influence d'idées moins mystiques, les savans qui commençaient à reparaître après la lon-

gue nuit du moyen-âge, auraient trouvé la cause
de l'épidémie actuelle dans la conjonction des as-
tres, ou dans l'apparition insolite d'une comète.
Mais, grâce à Dieu, l'ignorance et la superstition
des premiers âges se dissipe chaque jour, et le
temps est proche où l'esprit humain, suffisamment
éclairé par l'expérience accumulée des siècles et
par les importans travaux de la science moderne,
pourra enfin chercher à pénétrer avec succès la
génération de ces redoutables maladies qui sont à
l'humanité ce que les tempêtes et les tremblemens
de terre sont à la surface du globe.

S'il est vrai, en effet, que toutes les affections
morbides n'ont pas présenté dans tous les temps les
mêmes formes et les mêmes produits; s'il est vrai que
de loin en loin des maladies nouvelles apparaissent ;
que la variole, la peste, le choléra-morbus, etc.,
n'ont pas toujours existé, du moins sous la forme
épidémique, il faut certainement qu'il y ait une
cause profonde à tous ces changemens, à toutes
ces créations. Or, cette cause ne pouvant exister
que dans le sein de l'humanité elle-même et dans
les influences multiples du monde ambiant, c'est-
à-dire du sol et de l'atmosphère, il s'en suit que
des modifications importantes ont dû se produire
soit dans la nature humaine, soit dans la physique
du globe terrestre, soit, plus vraisemblablement,
dans toutes les deux à la fois.

Nous devons avouer que la science n'est pas à
son début dans une étude de ce genre ; dès l'antiquité, on a recherché avec intérêt les circonstances
spéciales qui favorisaient le développement de telle
ou telle maladie. Depuis Hippocrate jusqu'à nos
jours, des médecins observateurs ont étudié avec
soin l'influence de la lumière et du calorique, de
l'air et des vents, de la terre et des eaux, sur l'or-
ganisation humaine. On n'a pas oublié non plus
l'influence que les passions humaines, les agitations

politiques , l'état de misère ou de prospérité exercent sur la production des maladies. Il a été constaté que des localités engendraient des maladies spéciales, que chaque saison avait en quelque sorte ses affections particulières, et que certaines épidémies revenaient presque périodiquement. Mais si la science est parvenue à déterminer d'une manière assez satisfaisante la nature de plusieurs maladies endémiques et épidémiques , il n'en est pas moins vrai que pour le moment elle est encore réduite au silence, lorsqu'il s'agit d'expliquer la formation des fléaux meurtriers qui, tour-à-tour, ont prélevé la dime des populations.

Pour revenir à notre sujet, qui peut dire ce qu'est le choléra-morbus, d'où il provient, comment il se propage?

Chacun sait que le père de la médecine a décrit une maladie qu'il nomme *choléri* (flux bilieux). D'autres médecins de l'antiquité, parmi lesquels Arétée de Cappadoce mérite surtout d'être mentionné, nous ont transmis des observations intéressantes sur la même affection; mais cette maladie avait les mêmes caractères que celle que nous connaissons aujourd'hui sous le nom de *choléra-sporadique*, c'est-à-dire qui n'apparaît que par cas isolés. Il est possible que, dès cette époque, le choléra prit déjà une apparence *catastique* ou de petite épidémie; toutefois ce n'est que beaucoup plus tard que cette forme a été observée et définie d'une manière complète. Sydenham , surnommé l'Hippocrate anglais, fut un des premiers médecins qui appela l'attention sur une certaine épidémie de choléra qui revenait en Angleterre et particulièrement à Londres, chaque année , à la saison des fruits. Le même phénomène se présenta dans d'autres localités de l'Europe. Ainsi des épidémies de ce genre ont été signalées à Nimes , ville de la France méridionale, en 1544 ; à Londres, principalement en 1669, 1676 et 1741 ; à Paris , à plusieurs époques, surtout pendant l'été des années 1730, 1750 et 1780 ; à Lyon, en 1822. Mais bien qu'elles fussent déjà très meurtrières, ces petites épidémies, déterminées sous l'influence d'une constitution spéciale de l'atmosphère, étaient inhérentes aux localités où elles avaient pris naissance, et ne se propageaient jamais d'une contrée à une autre. Il paraît que l'Inde fut plus particulièrement affectée par le choléra, au point que le Delta formé par les bouches du Gange, a été considéré comme le pays natal, le foyer de cette maladie. Depuis près d'un siècle surtout, cette contrée se trouvait exposée à des retours plus fréquents et plus terribles du choléra. De temps en temps , celui-ci prenait même un caractère franchement épidémique et se répandait avec rapidité sur un espace considérable. Tel il fut à la fin du dernier siècle et au commencement de celui-ci. Il semblait que la force inconnue qui engendre cette maladie s'accumulait peu à peu et se condensait jusqu'à ce qu'elle atteignît enfin un degré d'intensité telle qu'elle franchît les limites où elle avait été contenue jusqu'alors et acquit des proportions gigantesques.

Mais qu'y a-t-il de commun entre le choléra sporadique de l'antiquité, le choléra catastique des temps modernes et le *choléra épidémique* d'aujourd'hui ? Comment se fait-il qu'une maladie, qui n'apparaissait d'abord que par cas isolés ; qui, plus tard, se développa d'une manière presque périodique dans certaines localités, sous l'influence de causes météorologiques spéciales, comment se fait-il que cette maladie, semblable à un torrent débordé, prenne tout-à-coup un caractère d'universalité, de cosmopolitisme que rien n'avait pu faire soupçonner ? Par quelles mystérieuses métamorphoses une affection purement humaine ou individuelle, a-t-elle pu devenir avec le temps humanitaire ou générale ? C'est un beau sujet de réflexions pour le philosophe. Mais si la solution d'un semblable problème paraît encore éloignée, il ressort cependant du court exposé historique que nous venons de tracer, un fait capital qui peut avoir une certaine valeur par rapport au mode de propagation du choléra ; ce fait serait que cette maladie s'est constamment manifestée et développée sous l'influence de causes plutôt physiques que physiologiques, c'est-à-dire , de causes extérieures à l'homme, et qu'on pourrait appeler météorologiques ou cosmiques.

Certes, nous n'avons point l'intention d'entamer une discussion sur la nature du choléra ni sur son mode de propagation ; encore moins nous avons la prétention de vouloir trancher une question aussi difficile. Cependant, comme nous devons bientôt décrire l'itinéraire de l'épidémie actuelle, nous demanderons au lecteur la permission d'entrer auparavant dans quelques détails préliminaires qui pourront contribuer peut-être à lui faire envisager d'une manière plus complète et plus impartiale les faits qmi lui seront présentés.

Parmi le grand nombre d'opinions qui ont été émises sur le développement du choléra, il y eu a deux principales qui résument toutes les autres. Dans la première, le choléra est considéré comme une affection contagieuse ; dans la seconde, il n'a nullement ce caractère. Les contagionistes se divisent eux-mêmes en deux classes : les uns admettent que le choléra se propage absolument comme la peste, par le simple contact soit avec l'individu, soit avec ses vêtemens, soit avec la matière de ses sécrétions. Nous nous hâtons de dire que ces partisans outrés de la contagion sont très rares, et qu'ils ont trouvé fort peu d'écho dans le monde savant. La majorité des contagionistes croit plutôt à la transmission de la maladie par infection, ou, comme disent les allemands, *contage vo-latil*. Dans cette dernière hypothèse, tout indi-vidu atteint du choléra aurait la propriété d'éla-borer et d'exhaler au dehors de lui des produits excessivement subtils nommés miasmes ; ces mias-mes, en se répandant dans l'air, pourraient com-muniquer aux êtres qui les respirent ou les absor-bent une maladie identique à celle du corps d'où ils sont émanés.

Il faut convenir qu'un certain nombre de faits semblent militer en faveur de cette manière de voir ; mais il faut convenir aussi qu'elle est fausse sur beaucoup de points, et qu'elle est obligée, pour se défendre, de recourir à des suppositions qui sortent du domaine scientifique. Prenez une carte géographique et suivez du regard la marche gé-nérale qu'a suivie le choléra dans sa première ainsi que dans sa nouvelle migration ; vous ver-rez que ce fléau s'avance le plus souvent pas à pas, étape par étape, suivant de préférence les grandes routes et les rives populeuses des fleu-ves, voyageant avec les armées et traversant les déserts avec les caravanes. Quelquefois, il est vrai, par l'effet d'une cause qui nous est inconnue, vous le voyez franchir un long espace sans tou-cher aux points intermédiaires ; mais bientôt il reprend sa première allure, il rayonne des deux points extrêmes et finit par renouer la chaîne de calamités qu'il avait un instant interrompue. Cette progression du choléra est tellement frap-pante, que M. Moreau de Jonnès, dans un mé-moire lu à l'académie des sciences de Paris en 1824, et rédigé d'après des documens nombreux et authentiques, crut avoir démontré, par la mé-thode d'exclusion, que cette maladie se propa-geait par contagion et qu'il était impossible d'ex-pliquer autrement sa marche. Mais à cette épo-que le fléau n'avait pas encore franchi les fron-

tières de l'Asie ; il n'avait point encore pénétré
dans nos villes, dans nos hôpitaux ; aussi, lorsque
plus tard il put être vu, analysé, disséqué en quelque sorte par les médecins les plus éclairés, la dé-
monstration par voie négative du savant académi-
cien se trouva singulièrement modifiée par l'observation directe et positive des faits.

Vu de loin ou de près, le choléra présente un
aspect bien différent. Envisagés dans leur ensemble,
les faits paraissent confirmer l'hypothèse de la
contagion par infection ; mais étudiés avec soin et
soumis à une analyse rigoureuse, ils donnent un
résultat presque toujours contraire. Comment expliquer par l'infection les bonds que l'épidémie
fait par fois, laissant intactes des localités populeuses, pour aller en frapper d'autres beaucoup plus
éloignées ? Les contagionistes soutiennent que ces
cas sont précisément ceux qui démontrent le mieux
leur théorie, parce qu'ils prouvent que la maladie
ne se développe que là où elle est importée. Ils
auraient raison si les choses se passaient réellement
ainsi. Mais, comme nous le verrons tout à l'heure,
tantôt des villes en relations fréquentes avec un
lieu infecté ne sont point visitées par l'épidémie, ou
le sont long-temps après comme par une espèce
de retour très curieux ; tantôt la maladie éclate
sur un point très éloigné, comme une île, un navire
en pleine mer, sans qu'il y ait eu de communication directe entre ce point et les lieux où règne
l'épidémie. Tantôt enfin le choléra est introduit
dans un ville et ne s'y développe qu'après un temps
assez long et quelquefois même pas du tout, tandis
que dans d'autres localités et dans des circonstances analogues, il sévit tout de suite avec une grande
malignité. Nous citerons, en passant, un fait récent
de ce genre.

Le 4 juillet 1847 , le choléra éclata à Astrakhan. Bien que les villes situées sur les rives du

Volga, fussent en relations journalières soit par la
route de terre , soit surtout par la voie du fleuve,
l'épidémie se propagea cependant d'une manière
successive, tout en présentant de temps en temps ,
selon son habitude, des irrégularités inexplicables.
Or il arriva qu'un pyroscaphe, parti d'Astrakhan
le 18 juillet, eut pendant son voyage plusieurs passagers atteints du choléra. Le 22 du même mois,
il débarqua 6 de ces malades à Doubovka , ville
située sur la rive droite du fleuve, à 120 lieues au-
dessus d'Astrakhan ; et le 26, c'est-à-dire 4 jours
plus tard, il débarquait un nouveau cholérique à
Saratov, chef-lieu du gouvernement de ce nom,
également situé sur le Volga , mais à environ 77
lieues plus haut. On pourrait croire que la maladie dût se manifester presqu'en même temps dans
ces deux villes, ou du moins à des époques corres-
pondantes à l'introduction du germe pestilentiel
dans leur sein. Cependant il n'en fut pas ainsi,
L'épidémie éclata dans la première le 26 juillet, et
seulement le 11 août dans la seconde. Dans l'une,
il y eut 16 jours entre l'explosion de la maladie et
l'arrivée d'un cholérique ; dans l'autre, il n'y eut
que 4 jours d'intervalle.

Faut-il admettre pour les localités comme pour
les individus des causes prédisposantes ? N'est-il
pas plus simple et plus rationnel de penser que le
choléra débuta le 26 juillet à Doubovka, parce que
cette ville n'est qu'à 12 lieues de Tsaritsin où l'épidémie avait éclaté la veille , tandis qu'il ne parut à
Saratov le 11 août que parce que ce lieu était
beaucoup plus éloigné des points où le fléau régnait. Ce qui vient à l'appui de cette manière de
voir, c'est que presque toujours l'explosion du choléra dans un lieu est précédée de maladies spéciales dues évidemment à une influence épidémique
qui tend chaque jour à prendre plus de force.

Nous croyons qu'on a trop souvent abusé de la faci-

lité d'explication que fournit l'hypothèse des prédispositions individuelles. Quoique basée sur une notion
physiologique exacte, cette hypothèse est loin certainement de répondre au rôle que les contagionistes ont voulu lui faire jouer. Comment expliquer par ce moyen qu'une maladie qui ne sera
transmise qu'à 1 individu sur 50, sur 10, si vous
voulez, comment expliquer la rapidité surprenante avec laquelle cette maladie envahit et abandonne une population. Il y a certainement quelque chose d'inconnu dont on ne tient pas compte,
et qui est inexplicable par la théorie de l'infection directe ou de la transmission d'individu à individu.

Les non-contagionistes partent d'un point de
vue diamétralement opposé. Ils supposent que
tout individu atteint du choléra, l'est d'une manière tout-à-fait spontanée, et qu'il n'a pas plus la
puissance de communiquer son mal qu'il n'a eu la
faculté de le recevoir d'un autre. Suivant eux, la
maladie a son origine en dehors de l'homme ; et
c'est même pour cette raison qu'elle peut prendre
le caractère épidémique, c'est-à-dire la propriété
de se manifester dans le même temps sur un grand
nombre d'individus.

Ainsi, selon cette théorie, le principe du choléra résiderait, comme nous l'avons vu plus haut,
dans ce qu'on appelle une *constitution médicale*,
c'est-à-dire un état particulier du monde ambiant,
soit de l'air, soit du sol, soit des fluides impondé-
rables tels que le calorique, l'électricité, le magnétisme, etc. Seulement, la différence qui existe entre l'épidémie actuelle et les épidémies partielles
qui ont eu lieu dans le passé, c'est que la constitution médicale qui engendrait naguère le choléra catastique, serait aujourd'hui susceptible
de s'étendre de proche en proche aux contrées
voisines, jusqu'au point d'envahir des conti-

nents entiers. Maintenant doit-on admettre, comme des savants ont cherché à le démontrer, que cette extension insolite de la maladie coïncide avec une perturbation ou un changement notable survenu dans les forces physiques du globe ? Peut-on supposer avec d'autres savants que l'épidémie régnante est le résultat d'un miasme de nouvelle création dont l'air serait le véhicule ? Le champ des hypothèses est vaste.

Nous le répétons, notre intention n'est pas d'entrer dans une discussion de ce genre. Nous ne voulons faire le procès à personne, pas plus aux contagionistes qu'aux non-contagionistes. Si nous avons insisté davantage sur l'opinion des premiers, c'est que, n'étant pas mieux fondée que celle des autres, elle offre un danger plus grave à être admise légèrement. Témoins certaines villes où, par l'effet de précautions quarantainaires exagérées, la mortalité fut beaucoup plus grande que dans les lieux où l'on s'en tint seulement à des mesures hygiéniques.

Nous observerons, comme conclusion, que la majorité des médecins européens ne sont pas partisans de la contagion ; mais nous ajouterons que réellement il nous paraît impossible aujourd'hui d'avoir sur ce sujet une opinion solidement fondée. Rien de plus bizarre, de plus décevant que la manière dont le choléra se développe et se propage. Nous croyons que, dans l'état actuel de la science, la prudence conseille de s'en tenir à la simple et rigoureuse observation des faits. Il faudra peut-être encore du temps avant qu'on trouve la loi qui régit ces faits, et avant qu'on puisse enfin formuler une théorie satisfaisante sur la nature mystérieuse de cette maladie.

II.

Depuis plus de trente ans, le choléra-morbus
règne constamment dans l'Inde sous la forme épidémique, ravageant tantôt une contrée, tantôt
une autre. La première grande irruption de ce
fléau, qui porta l'alarme jusque dans nos contrées,
eut, à ce qu'il paraît, son point de départ au
mois d'août 1817, dans le district de Djissor, situé
à quelques lieues au nord d'est de Calcutta et
près des embouchures insalubres du Gange. De
là il prit son essor dans toutes les directions.
Du côté de l'Orient, il porta la désolation à Ma-
lacca, en Cochinchine, dans toute la Chine depuis
Canton jusqu'à Péking, à Java, aux Moluques
et jusqu'aux îles Philippines. Au sud, il franchit
la mer qui sépare Ceylan des îles Maurice
et Bourbon. Au nord, il remonta les rives du
Gange et de la Djumma, et pénétra en Tartarie.
Du côté du couchant, il se répandit dans toute
la presqu'île occidentale de l'Inde ; de là, il gagna
l'Arabie, la Perse, la Turquie et l'Egypte, la
Russie, l'Allemagne et toutes les contrées de l'Europe, d'où, faisant un bond immense par-dessus
l'Atlantique, il passa en Amérique et compléta
ainsi son voyage autour du monde.

2

Il ne faudrait pas croire, cependant, que la cause inconnue de tant de malheurs parcourut cette vaste surface avec une intensité et une vitesse constantes. Il y a même, sous ce rapport, une différence très-remarquable entre la première épidémie et celle qui règne actuellement. Il a fallu vingt ans au choléra pour accomplir sa première révolution. Semblable à un voyageur qui pénètre dans un pays encore inexploré et de difficile accès, il ne s'avançait qu'à pas lents, et s'arrêtait même de temps en temps comme pour réparer ses forces et se reconnaître. Il mit une année entière pour venir du lieu de sa naissance à Bombay où il parut le 9 août 1818. Ce n'est que deux ans plus tard qu'il se montra en Arabie et en Perse. Au mois de juin 1821, il éclata successivement à Maskat, Bahrein, Bouchir, Bassora et Chiras. Remontant vers le Nord, il atteignit, dans le courant du mois d'août, Bagdad et Ispahan. De ces deux villes, il lui fallut plus d'un an pour gagner, d'un côté, Téhéran et Tauris, de l'autre côté, les parties supérieures du Tigre et de l'Euphrate, Mossoul, Bir, et Alep qui en est peu éloigné. Dès ce moment, ses forces parurent s'épuiser, car il ne parvint à Orfa et Diarbékir qu'au commencement de 1823. En juin, il était à Antakieh ou Antioche, sur les côtes de la Syrie, et à Saliany, près de l'endroit où le Kour se jette dans la mer Caspienne ; enfin il vint mourir dans l'automne de la même année à Karamourkhan et à Astrakhan, lieux situés, l'un à cinq heures de marche au-dessus d'Antakieh, l'autre au Nord de la mer Caspienne.

Arrivé ainsi aux confins de l'Europe et de l'Asie, le choléra s'arrêta tout-à-coup et disparut. Phénomène inexplicable, pendant six ans on n'en entendit plus parler.

Il est probable que le foyer d'où jaillit l'épi-

démie que nous venons de voir expirer aux portes de l'Europe, il est probable que ce foyer avait
toujours conservé sa première activité. De temps
en temps, il émettait de nouveaux effluves qui
répandaient le deuil sur l'Inde et les pays limitrophes. Il paraîtrait même qu'un courant nouveau s'établit par le Nord de l'Inde et par la Bou-
kharie ; car, en octobre 1829, le choléra éclata
subitement à Orenbourg ; non pas, comme on
l'a prétendu, après l'arrivée, dans cette ville, d'une
caravane venue de Khiva et portant le choléra
dans son sein, mais quelque temps avant cet évé-
nement, ainsi qu'il a été démontré par une lettre
de M. Alex. de Humboldt, savant qui voyageait
alors dans ces contrées.

Depuis ce moment, le fléau reprit sa course au
point où elle avait été interrompue. On dirait
même que ses forces se sont accrues ; car, en quelques mois, il ravage la Russie entière depuis Astrakhan jusqu'à Arkhangel sur les bords de la mer
glaciale. Au commencement de 1831, il envahit la
Pologne, traverse toute l'Europe centrale, et franchit, en une année, l'espace qui sépare Moscou de
Sunderland, port de mer sur la côte orientale de
l'Angleterre, c'est-à-dire un espace de 40 degrés
de longitude ou plus de 600 lieues. Dans le même
temps, prenant une autre direction, il marche vers
le sud par la Gallicie, la Bulgarie et la Roumélie ;
éclate à Constantinople à la fin de juillet, et n'y
fait en deux mois que 1800 à 1900 victimes ; dé-
sole Smyrne et l'Asie-Mineure. Dans le même
temps encore (coïncidence remarquable), le fléau
sévissait en Arabie. Au mois de juin 1831, il fit
périr 50,000 personnes dans les deux seules villes
saintes de Médine et de la Mecque. Le docteur
Pruner, qui rapporte ce fait, laisse entendre que la
maladie avait été importée par des pèlerins venus
de Mokha, ville qui, elle-même, l'aurait reçue de

Maskat. Mais aucune preuve n'est donnée à l'appui de cette assertion, et on peut dire avec la même vraisemblance que le choléra provenait de *Kom-doufa*, ville du district de Tehama sur la côte arabique de la Mer-Rouge, où cette maladie serait endémique, suivant l'observation du même docteur bavarois.

En 1832, le choléra-morbus porta ses ravages principalement en Angleterre, en France et en Belgique. Son intensité fut bien différente dans ces trois contrées ; car, sur la population entière de la Belgique, il ne préleva que 6,611 victimes, tandis qu'à Londres seulement il enleva 5,275 personnes, et à Paris le chiffre énorme de 18,402. L'année suivante, le fléau embrassa dans sa sphère d'action l'Espagne et le Portugal, le Canada, les Etats-Unis et le Mexique. Ce n'est cependant qu'en 1834 qu'il parut à Madrid. Par une bizarrerie non moins curieuse, il revint près des lieux où il s'était arrêté 10 ans auparavant, et visita Jaffa, Gaza, Bethléem, sans toucher à Jérusalem ; puis Suez (15 juillet) et les Arabes nomades ; puis le Caire (10 août) où la sixième partie de la population succomba ; puis l'Egypte entière et Alexandrie où le docteur nommé ci-dessus le vit expirant à la fin de septembre. On a pu trouver extraordinaire en 1823 que le choléra, dans sa marche vers l'occident, s'arrêtât précisément aux côtes de la Syrie ; il doit paraître bien plus extraordinaire encore que cette épidémie n'éclatât qu'en 1834 dans la Syrie et dans l'Egypte, tandis que trois ans auparavant elle régnait en Arabie, et aurait pu si facilement être importée (dans l'hypothèse de la contagion) par les milliers de pélerins qui, à la même époque, revenaient des villes saintes.

En 1835, le choléra se manifesta encore sur des points très éloignés les uns des autres. Pendant qu'il désolait la France méridionale, notamment

Marseille et Toulon, il sévissait également au
Mexique et dans les basses régions de l'Abyssinie
méridionale. Il ne parvint à Gênes qu'en 1836.
Enfin Rome, Naples, Palerme et Malte, qui avaient
été épargnés jusqu'alors, et qui commençaient à
s'applaudir des rigueurs de leur quarantaine, furent
cruellement désillusionnés en 1837.

Nous avons cru nécessaire de faire ce retour sur
le passé, afin de rendre plus sensibles au lecteur
les analogies et les différences que nous allons
observer entre la marche de la première épidémie et celle de l'épidémie actuelle. En effet,
le fléau procède cette fois d'une manière moins
lente et moins irrégulière. On dirait qu'il connaît
déjà les lieux qu'il envahit; son allure est plus
vive et plus dégagée. Ainsi, il a parcouru en trois
ans l'espace compris entre les rives du Sindh et
celles du Kour en Géorgie, espace qui, la première
fois, exigea cinq ans entiers ; et comme il a franchi
la chaîne du Caucase sans éprouver d'arrêt, il se
trouve avoir mis à peine quatre ans pour venir
de l'Indus à Moscou, tandis qu'il lui avait fallu
12 ans pour arriver au même résultat.

Aux deux époques, l'Arabie fut infectée de la
même manière et à peu près dans la même saison.
Seulement, l'année dernière, le choléra ne s'étendit
pas au-delà des points qu'il avait envahis, tandis
qu'en 1821, il reflua vers le golfe persique pour
attaquer la Perse et la Turquie par leurs provinces
méridionales. Au mois de mai 1846, le fléau fut
signalé à Aden, Mokha, Djedda et presque toutes
les villes du littoral. Il pénétra même dans l'intérieur de l'Yemen ; mais ce qui est très remarquable, il paraît avoir respecté la côte opposée de la
Mer-Rouge ; il ne visita pas non plus la ville
de la Mecque, qui est si voisine de Djedda. Vers
la fin de juin, il disparut de ces lieux. On a dit
que cette cessation de la maladie avait été déter-

minée par le changement de la Mousson. Sans vouloir nier le fait, nous objecterons que dans d'autres localités, comme nous le verrons bientôt, l'épidémie n'a été nullement influencée par les variations atmosphériques et que plusieurs fois elle a marché contre le vent.

Nous avons vu qu'en 1821, le choléra s'est introduit en Perse et en Turquie par le golfe Persique ; aujourd'hui, il a pénétré dans ces contrées par une voie toute différente ; au lieu de procéder du Sud au Nord, on pourrait dire qu'il a suivi une marche inverse.

Nous ne saurions affirmer quel a été le point de départ de l'épidémie régnante. Peut-être n'a-t-elle pas commencé dans un lieu déterminé. Il serait très possible qu'elle fût une irradiation, une véritable projection d'une puissance qui se développe chaque jour d'avantage. L'Hindoustan n'est probablement pas l'unique foyer de cette puissance ; seulement, il lui aurait offert des conditions génésiques plus nombreuses et plus actives. Mais il est à craindre que le génie malfaisant qui plane depuis tant d'années sur les rives fangeuses du Gange et de l'Indus, ne finisse par étendre son domaine et se naturaliser dans les lieux où il n'avait paru d'abord que de loin en loin.

Quel que soit son point de départ, le fait est qu'en 1844 le choléra s'avança de l'Indus vers l'Afghanistan, où il fit des ravages considérables à la faveur des troubles et des dissentions politiques qui agitent ce pays. Au mois de mai 1845, il était à Kandahar, prélevant jusqu'à 300 victimes par jour. Au mois de juin, il régnait à Kaboul, et en juillet à Hérat. On dit que des pélerins, regagnant leurs foyers, contractèrent la maladie dans cette dernière ville, et l'introduisirent à Samarkhand, dans le courant de septembre. De Samarkhand, elle aurait passé deux mois plus tard à Bokhara. On ajoute qu'après avoir hiverné dans ces régions, assoupie en quelque sorte par la rigueur de la saison, elle pénétra en février 1846 à Méched, ville importante du Khoraçan. Dans l'absence de renseignemens meilleurs, il faut bien accepter ceux-ci; mais on ne doit accueillir qu'avec défiance ces vagues itinéraires au moyen desquels on cherche à expliquer la propagation du mal. Si l'apparence porte à ce genre d'interprétation, souvent un examen rigoureux des faits conduit à une conclusion différente. Nous aurons bientôt occasion de le prouver.

De Méched, le fléau traversa le Khoraçan de l'Est à l'Ouest en suivant particulièrement les grandes routes. Au mois de mai 1846, il parut à Asterabad et dans d'autres villes du Mazenderan. Le 12 juin, il éclata à Téhéran. Dans l'espace de 70 jours, il y enleva 7,000 personnes, c'est-à-dire la dixième partie de la population. De cette capitale, l'épidémie prit trois directions différentes, au Sud, au Sud-Ouest et au Nord-Ouest. Du côté du midi, elle marcha vers Koum et atteignit les villes d'Ispahan et de Chiras dans le courant du mois d'août. Chaque année, par l'effet d'une dévotion plus ardente qu'éclairée, de nombreux convois de cadavres sont transportés de Perse à Kerbela, près des ruines de Babylone, pour y être déposés en terre sainte. On prétend que le choléra fut introduit de cette manière à Hamadan, Kirmanchah et Bagdad. Il éclata dans cette dernière ville le 10 septembre 1846, et y dura 55 jours. Pendant les trois premières semaines, il atteignit 8,600 personnes, dont 4,300 succombèrent; en tout, sur une population réduite à 35,000 âmes par l'émigration, le nombre des malades s'éleva à 10,700, et celui des morts à 5,400, ce qui donne la proportion considérable de 1 cholérique pour 3 1/4 habitans, de 1 décès pour 6 1/2 habitans, et 1 décès pour près de 2 malades.

De Bagdad, le fléau se répandit dans les contrées voisines ; il suivit au Nord et au Sud les
rives du Tigre, d'un côté, jusqu'à Mossoul (fin
octobre), de l'autre côté, jusqu'à Bassora (19 octobre 1846). Un peu plus tard, vers la fin de novembre, l'épidémie se manifesta à Médine et à la
Mecque. A la Mecque, il enleva 15,000 personnes
sur une population montée momentanément à plus
de 100,000 âmes. Il sévit plus particulièrement
snr les étrangers venus de Syrie, du Caire, d'Al-
gérie, de Tunis et du Maroc. La caravane de Constantinople, entr'autres, perdit plusieurs notabilités,
telles que le Surré-émini ou chef de la caravane,
le commandant des troupes régulières d'escorte,
deux des principaux ulémas de Damas et plusieurs
chéiks. Est-il vrai, comme on l'a supposé, que le
choléra fut importé à la Mecque par la caravane
qui, à cette époque effectivement, se rendit de
Bagdad au tombeau du Prophète ? Il est curieux
qu'en 1846, comme en 1831, le choléra ait apparu
dans ces lieux au moment précis où les Hadgis y
affluaient de toutes parts. Mais si véritablement la
maladie a pu être transportée à travers un désert
aride qui exige plus de 20 jours de voyage, comment ne l'a-t-elle pas été cinq mois auparavant,
lorsqu'elle régnait à Djedda, qui n'est séparé de la
Mecque que par quelques heures de marche ? Bien
plus : les pèlerins, après avoir accompli leurs
pieux devoirs, partent des lieux saints à la fin de
décembre, et reprennent chacuns les routes qui
les avaient amenés. On pourrait croire que le
fléau va les accompagner de nouveau et se répandre avec eux dans des contrées où il n'avait point
encore paru. Aussi la populeuse Damas jette-t-elle
un cri d'alarme en voyant venir vers elle le flot
qui porte la mort avec lui. Vaine terreur ! la maladie ne sévit que sur les individus qui en avaient
contracté le germe avant leur départ ; tous les

autres voyageurs demeurent intacts , et la caravane tant redoutée atteint la capitale de la Syrie 18 à 20 jours après avoir perdu son dernier cholérique. Il faut donc le reconnaître , la contagion ne suffit pas pour expliquer la propagation du choléra-morbus.

Nous avons dit qu'à partir de Téhéran, le choléra prit trois directions différentes. Nous avons déjà indiqué deux de ces courants léthifères, dont l'un tourna au sud et au sud-est vers Ispahan et Chirass, et l'autre au sud-ouest , vers Bagdad et la Mecque. Il nous reste à décrire le troisième, qui est à la fois le plus considérable et le plus intéressant pour nous , car c'est celui qui s'avance de notre côté.

Pendant que le fléau remontait vers le nord, en suivant la côte occidentale de la mer Caspienne, il pénétrait également dans l'ancienne Médie , la province actuelle d'Adherbidjan. Dix-huit jours après son apparition à Téhéran, il éclatait à Kasbin. On assure qu'il s'arrêta quelque temps dans ce lieu, puis sauta tout-à-coup jusqu'à Tebriz, faisant ainsi un bond de plus de 80 lieues. Il n'aurait paru que plus tard dans les points intermédiaires. Dès le 29 septembre, l'influence du fléau commença à se faire sentir à Tébriz par des cas isolés de choléra. Mais celui-ci ne prit réellement la forme épidémique qu'à partir du 11 octobre. A l'apparition du mal , presque tous les habitans de la ville s'enfuirent dans les campagnes voisines. Cette précaution paraît avoir été peu utile; car le nombre des victimes, tant dans la cité que dans la banlieue, s'éleva à environ 10,000, c'est-à-dire un septième de la population. Presqu'en même temps, l'épidémie se répandit dans toute la contrée qui entoure le lac d'Ourmiah. Khoï, Ourmiah, Soldouz, Binab, Maragha , etc., furent horriblement maltraités. Il y périt, en deux mois, plus de 20,000 individus.

Toutefois, soit sous l'influence de l'hiver qui est
très rigoureux dans ces régions alpines, où le sol
le plus bas est à 1,280 mètres au-dessus du niveau
de la Mer Noire, soit par l'effet d'autres causes
qui nous sont inconnues, le choléra cessa de s'é-
tendre. Il sembla s'assoupir, et bientôt s'éteignit
complètement dans les mêmes lieux et à la même
époque où il était déjà venu expirer 22 années auparavant. Ce qui semblerait prouver que le froid
a réellement une influence sur l'énergie de l'épidémie, c'est que celle-ci ne dépassa pas les montagnes élevées qui entourent le bassin du lac
d'Ourmiah, tandis que sur les bords de la Mer
Caspienne, où la température est plus douce, elle
remonta beaucoup plus vers le nord. Au mois de
novembre, elle pénétra dans les provinces russes de
Talich et de Chirwan. De même qu'en 1823, elle
passa par Lenkoran, Saliani et Bakou ; en moins
de deux mois, elle parcourut une étendue de côtes
de 120 lieues, et elle vint s'arrêter, d'une part, à
Chamakhi, à l'extrémité méridionale du Caucase,
d'autre part, au défilé de Derbend par le 42ᵐᵉ dégré de latitude.

Maintenant, si nous résumons la marche du choléra-morbus pendant l'année 1846, nous voyons
qu'à partir de la capitale du Khorassan, il a pro-
jeté ses meurtrières émanations suivant deux lignes
générales, l'une au Sud-Ouest et l'autre au Nord-
Ouest. Dans l'espace de dix mois, il est parvenu
aux extrémités de ces deux rayons dont la longueur est de 675 lieues pour celui qui passe par
Bagdad et se termine à la Mecque, et de 390 pour
le second qui contourne la mer Caspienne jusqu'à
Derbend. Cependant, la vitesse de sa progression
ne fut pas toujours uniforme. Elle présente même
des différences très grandes, différences qui paraîs-
sent dépendre particulièrement de la nature des
localités. On dirait que le génie du mal traverse plus

rapidement les déserts et les lieux où la population est clairsemée, tandis que sa marche est plus lenté et comme entravée dans les contrées où sa faulx rencontre une moisson abondante. Le lecteur pourra mieux en juger par le tableau suivant :

NOMS DES LIEUX.	DISTANCE EN LIEUES DE 25 AU DEGRÉ.	TEMPS EMPLOYÉ.	VITESSE EN LIEUES PAR MOIS.
De Méched à Téhéran	180	4 mois.	45
De Téhéran à Chiras	175	2 1/2	70
id. à Bagdad	160	3	53
De Bagdad à Bassora	110	1 1/3	82
id. à la Mecque	335	2 1/2	134
De Téhéran à Khoï	150	4	37
id. à Derbend	210	6	35

Ainsi, les routes où le choléra s'avança avec le plus de rapidité, sont celles de Bagdad à la Mecque, de Bagdad à Bassora et de Téhéran à Chiras, routes qui traversent, soit des déserts immenses, soit de vastes terrains marécageux. Les routes de Téhéran à Khoï et à Derbend sont celles, au contraire, où la population est le plus condensée et où précisément la marche de l'épidémie fut le moins accélérée ; enfin la ligne presque droite qui joint Méched à Bagdad en passant par Téhéran, tient le milieu, sous ce double rapport, entre les premières et les secondes.

Dans la première catégorie, la vitesse moyenne fut de . . 95 l. par mois.
Dans la deuxième, elle fut de. 36 l. id.
Dans la troisième, de . . . 49 l. id.
La vitesse moyenne générale fut donc de . . . . 55 l. id.

III.

Le choléra-morbus, avons-nous dit, s'arrêta à
la fin de l'année 1846 et prit, en quelque sorte, ses
quartiers d'hiver aux pieds du Caucase, sur les
frontières de l'Europe. Pendant deux mois, on n'en
entendit plus parler ; on eut même un instant l'espoir qu'il avait disparu pour toujours.

L'illusion ne dura pas long-temps. A la fin de
mars 1847, l'hydre des temps modernes sortit de
son trop court sommeil, et releva plus terribles que
jamais ses mille têtes affamées.

Cette fois, nous pouvons prendre le fléau à sa
naissance. Il reparut dans les vallées inférieures
du Daghestan et du Chirwan, au milieu des marais
insalubres qui bordent de ce côté la mer Caspienne. Cette contrée, féconde en fièvres intermittentes
graves, paraît également propice à l'éclosion du
choléra-morbus. Celui-ci y fit, en effet, des ravages
considérables, attaquant de préférence les individus affectés des maladies locales. On a déjà remarqué
en beaucoup d'endroits, la coïncidence funeste qui
existe entre l'épidémie que nous décrivons et les
fièvres intermittentes. L'analogie de ces diverses
maladies est même si frappante, que plusieurs

médecins ont été jusqu'à les considérer comme identiques au fond et déterminées par le même principe morbifique. Nous citerons, à cette occasion, des observations faites à Constantinople pendant l'épidémie de choléra qui y régna aux mois de juillet, août et septembre 1831. Ces observations sont consignées dont une petite brochure publiée en avril 1832, par un de nos prédécesseurs à l'hôpital français, le Dr Ferri, médecin distingué de la faculté de Paris: Suivant cet habile praticien, le choléra-morbus, qu'il nomme fièvre pernicieuse algide, aurait dans sa marche deux stades bien prononcés. Le premier, qu'on pourrait appeler période stupéfiante, serait le moment où le principe délétère s'empare de l'organisme et l'opprime à un degré quelquefois tel, que celui-ci succombe sans avoir pu se défendre. Le second stade est déterminé par l'effort des organes luttant contre le mal qui les accable, et de cette lutte résulte une série de phénomènes plus ou moins nombreux, plus ou moins apparents. Ainsi, le Dr Ferri cherche à démontrer que ce qu'on nomme choléra confirmé, c'est-à-dire, la maladie manifestée par tous les symptômes qui lui sont propres, n'est pas, comme on le croit généralement, l'effet primitif du principe délétère, mais son effet secondaire, ou la réaction de l'organisme qui se débat contre la souffrance. Il ne trouve cet effet primitif bien distinct que dans les cas les plus violents et, pour ainsi dire, foudroyants, où l'individu meurt souvent sans présenter aucun des signes caractéristiques du choléra-morbus. Cette théorie ingénieuse est appuyée par un traitement conséquent. Après avoir pratiqué une abondante saignée comme moyen dérivatif, il administrait le plutôt possible le sulfate de quinine à hautes doses. Cette médication, dit-il, est infaillible lorsqu'elle est appliquée à temps; elle a même réussi dans des cas désespérés ; et sur 162 cholériques traités par cette méthode, 134 ou les 17/20 ont été guéris. Certes, un résultat pareil, s'il est aussi exact que brillant, mérite d'être pris en sérieuse considération.

Il est regrettable que récemment on n'ait pas expérimenté le traitement du Dr Ferri sur les habitans des lagunes fièvreuses de Talich et de Salian, où il paraissait surtout approprié. Peut-être aurait-on diminué la mortalité effrayante qui, dans cette localité, s'éleva un moment au chiffre tout-à-fait exceptionnel de 90 pour 100.

Quoi qu'il en soit, cette partie du territoire russe fut le lieu où le choléra sévit avec le plus d'intensité et d'où il reprit vers l'Occident sa marche, un moment interrompue. Dès le début, le cours du fléau se trouva bifurqué par l'extrémité orientale du Caucase qui s'avance comme un promontoire vers Bakou. D'un côté, il envahit la Géorgie et la Turquie en remontant le Kour et ses affluens ; de l'autre côté, il contourna les pentes septentrionales de la chaîne Caucasique.

Commençons par décrire ce dernier courant.

En même temps que le choléra pénétrait dans les montagnes où il rencontra l'armée russe et lui fit éprouver une perte plus sensible que celle de trois années de guerres continuelles, en même temps il continuait à suivre vers le Nord la côte occidentale de la mer Caspienne. Le 24 mai 1847, il arriva à Kizliar, place forte importante, à l'embouchure du Térek. Il y sévit avec violence tant parmi les habitans de la ville que parmi les stanitzas de Kosaks disséminées dans les environs. Du 10 juin au 24 juillet, neuf de ces villages militaires furent envahis. Plusieurs escadrons, qui avaient vu ainsi la maladie pénétrer au milieu d'eux, évitèrent de plus grands malheurs en abandonnant leur station et en se retirant dans le steppe où le fléau ne les suivit pas.

Du Delta formé par les nombreuses bouches du Térék, le choléra rayonna au Nord vers Astrakhan, au Nord-Ouest dans le steppe de la Kouma où il atteignit quatre oulouss de Kalmouks qui n'avaient point encore abandonné leur campement d'hiver; à l'Ouest vers Stavropol, chef-lieu de la province du Caucase. Le même jour, 4 juillet, l'épidémie éclatait dans ces trois points extrêmes, franchissant en 41 jours les diverses distances de 35, 68 et 96 lieues.

Aussitôt que la maladie éclata parmi les Kalmouks, ceux-ci levèrent leurs tentes et changèrent de résidence. Mais il paraît que les nouveaux lieux où ils se retirèrent, étaient également favorables au développement du choléra ; car ils ne furent pas aussi heureux que les Kosaks dont nous avons parlé tout-à-l'heure. L'épidémie continua' à s'étendre parmi d'autres oulouss, sans cependant montrer beaucoup de rigueur, car en 32 jours elle n'atteignit que 181 individus desquels 90 ou la moitié succombèrent. Nous ferons une remarque en passant sur le rapport que nous trouvons ici entre le nombre des morts et celui des individus atteints du choléra. Les Kalmouks sont généralement des hommes d'une constitution robuste et saine. La vie qu'ils mènent constamment au grand air, les prédispose peu à contracter les maladies nombreuses qui assaillent l'habitant plus délicat des villes. Leur nourriture est simple et frugale ; ils ignorent les excès du corps et de l'esprit, ils ignorent également l'usage et l'abus de la pharmacie. On peut donc considérer ces nomades comme le type de l'homme physique, de l'homme en bonne santé. Or lorsqu'une épidémie frappe des tempéramens de cette trempe, elle doit se manifester avec tous ses caractères propres ; elle n'est gênée dans son allure ni par des organisations plus ou moins délabrées, ni par des habitudes plus ou moins vicieuses, ni enfin par des médications plus ou moins salutaires. Nous avons fait ces réflexions pour arriver à cette conclusion, que dans les conditions moyennes de la nature humaine, abstraction faite et des prédispositions défavorables et des ressources de la thérapeutique, la moitié des individus atteints par le choléra peut espérer guérir ; ce qui signifie, en d'autres termes, que la loi de la mortalité dans une épidémie de choléra est de 5o pour 100. Nous avouons que le fait isolé des quatre oulouss Kalmouks serait d'une valeur médiocre pour une conséquence de ce genre, s'il était en contradiction avec les observations faites sur les autres points où le choléra a sévi. Mais, comme nous le verrons plus tard, il est l'expression exacte de la vérité, et c'est à ce titre que nous avons cru devoir le mettre en relief.

Des considérations de ce genre ne sont pas aussi oiseuses que quelques personnes pourraient le croire. Si elles sortent du domaine du praticien, elles intéressent le médecin philosophe qui aime à contempler la nature dans ses effets généraux et qui étudie les grands phénomènes de la vie humaine aux prises avec les nombreux agents extérieurs qui tendent sans cesse à la modifier.

Le choléra-morbus parut d'abord le 3 juillet dans l'établissement quarantainaire d'Astrakhan, situé à 18 lieues au Sud de cette ville , sur une petite île nommée Bireutchaïa-Kossa. On ignore comment il s'y introduisit. Mais dès le lendemain, il passait au chef-lieu. La première victime fut la fille d'un bourgeois logé dans le faubourg Soldatskaïa. Le 5 , deux nouveaux individus furent atteints chacun dans une partie différente de la ville ; l'un était un tatare habitant le troisième quartier, l'autre un sous-officier de la Stanitza ou village kosak situé sur la rive droite du Volga, en face d'Astrakhan. Ces trois personnes succom-

bèrent en moins de 24 heures. « Depuis lors,
« rapporte la *Gazette de St-Pétersbourg*, la ma-
« ladie se répandit d'une manière sensible dans
« la ville. Dans le commencement, ses progrès
« furent assez lents. La maladie était accompa-
« gnée de symptômes évidents d'inflammation d'en-
« trailles, et prenait quelquefois l'apparence d'une
« diarrhée sanguine ; les autres symptômes du
« choléra ne se montraient point encore dans
« tout leur développement, et il était même rare
« que le même malade les offrît réunis. Les mé-
« decins ne pouvaient se décider à reconnaître la
« maladie pour le choléra épidémique ; la plupart
« d'entr'eux la prenaient pour le choléra spora-
« dique qui règne chaque année pendant les mois
« d'été et d'automne à Astrakhan avec plus ou
« moins d'intensité. Ces doutes sur les caractères
« épidémiques de la maladie ne tardèrent pas
« toutefois à se dissiper ; à partir du 13 juillet, le
« choléra commença à se propager avec toute la
« rapidité et la malignité qui lui sont inhéren-
« tes, et attaqua d'abord un grand nombre de
« militaires. Puis il se répandit dans toute la ville,
« paraissant simultanément dans les quartiers les
« plus éloignés les uns des autres, et rava-
» geant de préférence les lieux bas et humides.
« Il pénétra même dans les hôpitaux où il atta-
« qua des malades atteints d'affections d'un ca-
« ractère tout différent, tels que des syphilitiques,
« des aliénés, etc., etc.»

On peut dire que le choléra vint à Astrakhan
au moment le plus favorable à son développement. Les eaux du Volga qui subissent une crue considérable pendant les mois de mai et de juin, ve-
naient de rentrer dans leur lit, laissant après elles
des flaques et des prairies fangeuses. Mais cette
excessive humidité du sol disparut bientôt sous
l'haleine brûlante et siccative des vents du sud

et du sud-est qui règnent presque constamment
à cette époque de l'année. Pendant le jour, la
chaleur devient insupportable; à l'ombre, le thermomètre de Réaumur marque constamment 27 à
28 degrés, température supérieure à celle de Pon-
dichéri dans la partie méridionale de l'Indoustan ;
exposé au soleil, on l'a vu monter jusqu'à 56 et
même 70 degrés, chaleur tellement forte, que l'al-
cool bouillait dans les tubes et les faisait éclater.
Aussi l'atmosphère s'échauffe au point qu'on voit
l'air vibrer et trembler comme celui qui s'élève
audessus d'un brasier ardent. Le visage en
éprouve une impression semblable à celle de l'air
qui sort de la bouche d'un four allumé. Mais plus
les journées sont chaudes et arides, plus les nuits
sont fraîches et humides. Quelquefois même le
vent, venant à passer au Nord, détermine alors
des orages qui refroidissent tout-à-coup l'atmosphère. Il est facile de se rendre compte de l'influence qu'un semblable climat doit exercer sur
les êtres organisés. Pallas rapporte avoir vu en
1774 des troupeaux entiers de moutons périr
comme asphyxiés au milieu du steppe, les poissons eux-mêmes mourir dans les rivières et em-
poisonner l'air de leurs cadavres dont la putré-
faction s'emparait avec une rapidité surprenante.
Les hommes suffoquent également et éprouvent
une faiblesse excessive. Les maladies de la saison sont des fièvres intermittentes, des exanthé-
mes pourprés, des inflammations d'entrailles, la
dyssenterie et le choléra lui-même, mais le choléra
sporadique. Ajoutez à ces causes si puissantes de
maladies graves, l'usage d'alimens malsains, de poissons salés ou fermentés, de fruits aqueux et froids,
tels que les courges, concombres, melons, pastè-
ques, etc. dont il se fait une prodigieuse consommation; ajoutez encore l'abus fréquent des liqueurs
alcooliques par les gens de la basse classe, et vous

ne serez étonnés que d'une chose, c'est qu'au milieu de conditions pareilles, le choléra n'ait pas
enlevé la totalité des habitans d'Astrakhan.

Avant d'aller plus loin, nous rappellerons au
lecteur que 24 ans auparavant, le choléra s'était
déjà montré à Astrakhan, provenant, comme cette
fois, du Chirwan, du Daghestan et de Kizliar.
Mais au lieu d'éclater au plus fort de l'été, il n'apparut qu'en automne (du commencement de
septembre à la mi-octobre); et, chose curieuse !
pendant les 50 jours qu'il y régna, il atteignit seulement 220 personnes, dont 144 ou les 2/3 périrent. On doit noter aussi qu'il ne se propagea
pas au dehors de la ville, et qu'il s'y éteignit complètement pour ne plus reparaître que 7 ans après,
en 1830. Une simple différence de saison suffit-
elle pour expliquer les différences que nous allons voir entre ces deux épidémies ? Cela est peu
probable.

En 1847, le cours de l'épidémie dans cette populeuse cité fut ainsi divisé :

	MALADES.	MORTS.	RAPPORT.
Du 4 au 12 juillet période d'invasion, 8 jours	23	19	80, 60 p. 100
Du 13 au 19 » » d'augment. 7	826	480	58, 10 —
Du 20 au 26 » » stationnaire, 7	885	577	60, 11 —
Du 27 juillet au 19 septem. de déclin, 55	721	337	4·, 74 —
Total, du 4 juillet au 19 septembre 77 jours	2,455	1,413	57, 55 p. 100

La population d'Astrakhan est composée de

neuf à dix nations différentes formant ensemble
le chiffre de 5o,ooo âmes. Sur ce nombre, il y a
environ 7,ooo tatares et 15,ooo kalmouks, peuples nomades dont une partie s'est enfuie lorsque
l'épidémie a commencé à sévir. Ainsi, il n'y eut
guère que 35,ooo habitans exposés aux atteintes du
fléau. A ce compte on trouve qu'il y eut une attaque
de choléra par 14 1/4 habitants et 1 mort pour 24
3/4.La moyenne de la mortalité,pendant les 11 semaines que dura l'épidémie,fut les 4/7 du nombre
des attaques. Mais dans les commencemens de la
maladie,ce rapport fut beaucoup plus élevé; il s'affaiblit ensuite peu à peu, à mesure que les cons-
titutions s'acclimataient, pour ainsi dire, à l'influence épidémique et en ressentaient moins vivement les effets. Le jour le plus funeste fut le
19 juillet; il y mourut 237 personnes. Les jours
suivants, la mortalité se maintint encore élevée;
mais la plupart des individus qui succombaient,
étaient des malades frappés pendant la période
d'augment et la période stationnaire. Souvent le
choléra dégénérait alors en affection typhoïde
grave et presque toujours mortelle.

Le 2 août on ne comptait plus que 14 victimes.
Depuis ce moment, l'épidémie alla toujours en
diminuant. Le signe le plus évident de son déclin
fut le retour des maladies endémiques et en particulier des fièvres intermittentes, qui avaient entièrement disparu pendant le fort de l'épidémie.
Nous avons vu que le fléau sévissait surtout dans
les lieux bas et humides. Il se jeta principalement
sur la classe pauvre et souffrante, attaquant cinq
fois plus les hommes que les femmes, plus les
adultes que les enfants. Les Russes souffrirent
beaucoup plus que les Musulmans et les Kalmouks,
qui cependant forment une partie considérable
de la population d'Astrakhan. Cette dernière circonstance s'explique facilement par la manière de

vivre des uns et des autres. Les Musulmans, en général, sont plus propres, s'habillent plus chaudement, même en été, vivent avec sobriété et ne font pas abus des liqueurs alcooliques; quant aux Kalmouks, nation nomade, la disposition à être atteints par les épidémies est diminuée pour eux par leur habitude de vivre constamment en plein air, dans l'atmosphère pure du steppe.

Nous ignorons la manière dont les médecins ont traité le choléra à Astrakhan. Nous ne pouvons rien dire par conséquent sur les résultats plus ou moins heureux qu'ils ont obtenus. On a beaucoup parlé du traitement employé par un certain arménien nommé Erivantsof, habitant d'Astrakhan. D'après des expériences constatées par l'inspecteur du service sanitaire, il paraîtrait que le traitemént de cet empirique a été efficace dans les cas les moins graves du choléra. Ses remèdes consistent, comme la plupart des remèdes populaires, en substances stimulantes telles que l'huile essentielle de menthe, l'eau de vie ou le rhum, associées dans certains cas à la racine du jonc odorant (*calamus aromaticus*), à l'absynthe, au poivre, au goudron de bouleau. Comme ce traitement n'offre rien de bien remarquable, nous n'en parlerons pas davantage.

Six jours après son apparition au chef-lieu de la province, le choléra se répandit dans les environs, sautant d'un point à un autre, sans régularité. Le 10 juillet, il parut à Kalmytsky-Bazar, village kalmouk situé à une lieue et demie au nord d'Astrakhan, sur la route de Tsaritsine. Il y choisit le lama pour première victime. Le lendemain, le desservant de ce prêtre bouddhiste succombait aussi après six heures de souffrances. Le surlendemain, la maladie emporta encore plusieurs gens au service du même personnage. Les Kalmouks, épouvantés de ces décès inusités, abandonnèrent

aussitôt les morts et les malades et s'enfuirent dans
le steppe. La maladie cessa forcément dans le village ; mais ses habitans ne purent l'éviter malgré
leur retraite ; plusieurs d'entre eux en avaient
sans doute emporté le germe , et l'on dit qu'ils y
ont succombé dans les oulouss éloignés.

Les contagionistes ne manqueront pas de re-
vendiquer les faits précédens ; mais comment
expliqueront-ils ceux-ci :

Samanka est un gros bourg tatar posé sur la rive
droite du Volga, entre Kalmytky-bazar et Astrakhan. On y trouve une station de poste et un
bac ; ce lieu est donc très fréquenté des voyageurs
et en communications constantes avec la ville et
la Stanitsa qui lui fait face sur la rive opposée du
fleuve. Eh bien, malgré tant de conditions favorables à la propagation du choléra, celui-ci passa
par-dessus Samanka, sans s'y arrêter.

Nous avons dit que les Tatars nomades qui se
trouvaient à Astrakhan au moment de l'apparition
du fléau dans cette ville, se retirèrent au désert.
Les Kalmouks de la horde Koundrovsky furent
dans ce cas ; ils vinrent se réfugier parmi les
aouls échelonnés sur les bords de la Bérékéta ,
dans le district de Krasnoï-iar. Or, il arriva que
le choléra éclata aussitôt au milieu de ces cam-
pements formés par environ 1200 tentes ; mais on
a constaté que les nouveaux venus furent seuls
atteints et que la maladie épargna les individus
qui n'avaient point respiré l'air de la capitale.

A partir du 16 juillet, le choléra se montra
aussi dans les villages russes du district d'Astrakhan. Le bourg Raznetchinskoïe fut d'abord envahi. La maladie commença par une petite fille
qui s'était rendue par eau à la ville avec ses parents.
Cette enfant fut prise du choléra étant encore à
Astrakhan. Ramenée malade au village , elle y

mourut, et peu de temps après l'épidémie s'y manifesta dans d'autres maisons.

Nous ferons observer que le bourg en question n'est séparé du chef-lieu que par le fleuve dont la largeur est en cet endroit d'une demi-lieue, qu'il en est beaucoup plus près que le village Kalmouk dont nous avons parlé tout-à-l'heure, et qui cependant eut des cholériques six jours auparavant.

Peu à peu l'influence épidémique se fit sentir dans la plupart des villages du domaine de la couronne, situés sur le Volga et ses affluens, tant en amont qu'en aval de la capitale. Mais il est à remarquer que la maladie ne parut pas avant le 23 juillet dans les localités situées au dessous d'Astrakhan, entre cette ville et son lazaret, tandis qu'elle avait gagné Astrakhan trois semaines plus tôt, en laissant intacts les points intermédiaires.

L'épidémie s'étendit à Krasnoï-iar en même temps que dans les villages qui sont aux portes du chef-lieu de la province. Krasnoï-iar est cependant à 8 lieues à l'est d'Astrakhan, sur la branche la plus orientale du Volga. La maladie régna 60 jours, du 17 juillet au 15 septembre, dans cette petite ville dont la population, presqu'exclusivement Kalmouke, ne dépasse pas 4,000 âmes ; ses effets paraissent y avoir été modérés, car on n'a compté, durant les 16 premiers jours, c'est-à-dire pendant l'époque de la plus grande intensité, que 105 décès sur 224 cholériques, ou une mortalité de 47 p. 100.

Il n'en fut pas même dans le district de Iénotaïevsk situé au nord de celui d'Astrakhan. Sa population est également kalmouke ; le choléra parut le 19 juillet dans les villages voisins de la petite forteresse qui leur sert de chef-lieu, et le lendemain dans le chef-lieu lui-même. Il y séjourna 8 semaines; mais tandis qu'il ne frappa que très peu d'individus dans la ville, il fit mourir dans la campagne, pendant les 17 premiers jours, 261 personnes sur 404 atteintes ou 64,40 pour 100.

Continuant à remonter le cours du Volga, le fléau atteignit le même jour deux points situés à 37 lieues l'un de l'autre. Le premier fut Tchernoï-iar, petite ville éloignée de 28 lieues d'Ienatoïevsk. La maladie n'y fut pas violente; pendant les deux premières semaines, il n'y eut que 46 attaques, dont la moitié juste succombèrent. Jusque là l'épidémie n'avait point encore franchi de ce côté les limites du gouvernement d'Astrakhan; mais le 25 juillet, en même temps qu'à Tchernoï-iar, elle parut à Tsaritsine, chef-lieu de district dans le gouvernement de Saratov. Elle y débuta en frappant mortellement un commis du bureau de la poste. Le lendemain, elle se manifesta sur plusieurs points de la ville, et, pendant les 18 premiers jours de son invasion, on compta 183 attaques et 107 décès, c'est-à-dire, 55,46 pour 100. On remarquera que le choléra parvint à Tsaritsine sans toucher aux points intermédiaires entre cette ville et Tchernoï-iar; il ne parut que deux jours plus tard dans des villages situés sur les confins des deux gouvernemens. Les contagionistes expliqueront facilement cette anomalie en disant que la maladie fut importée par la voie plus rapide du fleuve, et ils en trouveront la preuve dans la manière dont elle débuta à Tsaritsine. Faute de renseignemens plus précis, on ne peut pas les contredire. Mais à côté de faits douteux de ce genre, combien d'autres sont inexplicables par l'hypothèse de la contagion. Nous avons déjà cité plusieurs localités qui se sont trouvées sur la route de l'épidémie sans cependant en éprouver les atteintes. Sarepta fut de ce nombre. Pendant que le choléra se propageait et s'étendait sur les deux rives du Volga ; pendant qu'il poursuivait les Kalmouks eux-mêmes jusque dans leurs steppes desséchés, cette petite colonie, qui cultive depuis 78 ans l'angle de terre formé par le confluent de la Sarpa et du Volga, ne s'aperçut point du terrible fléau qui passait si près d'elle. Il est assuré qu'aucun habitant de Sarepta ne fut atteint du choléra, bien que la maladie régnât dans les villages circonvoisins, et bien que les communications ne fussent pas interrompues entre cette ville et les environs. Ce privilége d'innocuité ne peut guère être attribué à la situation de Sarepta, qui n'a rien qui la distingue des autres localités riveraines du Volga. La cause, selon toute probabilité, en est dans l'aisance, l'extrême propreté, la vie sobre et laborieuse des 1000 habitans de cette communauté religieuse, et dans l'absence d'une populace misérable où, comme l'on sait, l'épidémie trouve le plus de personnes disposées à ressentir ses funestes effets. « Qu'on se figure, dit Mme » Hommaire de Hell, (1) une jolie petite ville d'Al-

(1) *Les Steppes de la mer Caspienne, le Caucase, la Crimée et la Russie méridionale*, voyage pittoresque, historique et scientifique par Xavier Hommaire de Hell ; Paris 1845, 3 volumes in-8°, dont un est exclusivement scientifique, et un magnifique atlas in-folio de vues, costumes, intérieurs, cartes géographiques et dessins d'histoire naturelle. — Cet ouvrage est une des publications modernes les plus intéressantes sur la Russie méridionale depuis Odessa jusqu'à Astrakhan. Il a valu à son auteur la décoration de l'ordre de St-Wladimir de Russie et le grand prix décerné en 1844 par la société royale de géographie de France. La rédaction de la partie pittoresque du voyage est due à la plume fine et élégante de Madame Hommaire de Hell qui, douée d'un courage peu commun chez les personnes de son sexe, n'a pas craint d'accompagner son mari dans ses longues et pénibles explorations, partageant sa bonne et sa mauvaise for-

» lemagne, avec ses maisons à pignons, ses ar-
» bres fruitiers, ses fontaines, ses promenades,
» sa propreté minutieuse, son bien-être et son
» heureuse population, et l'on aura une idée de
» Sarepta : industrie, beaux-arts, morale, socia-
» bilité, commerce, tout s'y trouve. Cette co-
» lonie morave cachée dans un pli du Volga,
» au milieu des hordes Kalmoukes, prouve élo-
» quemment jusqu'à quel point la volonté et la
» persévérance peuvent opérer des miracles. C'est
» le premier jalon que l'Europe ait planté dans cette
» contrée reculée , parmi ces peuples pasteurs,
» si jaloux de leur indépendance ; et les résul-
» tats obtenus par les frères Moraves, tant sur
» le sol inculte qu'ils ont fertilisé , que sur le
» caractère plus inculte encore des habitants,

tune dans les brillants salons d'Astrakhan comme sous la
tente du Kalmouk et le toit peu confortable du mon-
tagnard circassien. M. et Mme Hommaire de Hell ont
passé l'hiver dernier à Constantinople, où nous avons pu
apprécier la science de l'un et l'esprit de l'autre. M.
Hommaire est chargé par le gouvernement français d'une
mission scientifique en Orient, qui lui permettra de compléter les curieuses recherches qu'il a commencées sur les
bassins de la mer Noire et de la mer Caspienne. Après
avoir consacré plusieurs mois à étudier la constitution géologique du Bosphore et des côtes orientales de la Turquie d'Europe, il est parti pour la Perse en suivant péni-
blement par terre le littoral méridional de la Mer Noire
depuis les îles Cyanées jusqu'à Trébisonde , puis à travers le Lazistan, l'Arménie et l'Adherbidjan. A l'heure
où nous écrivons ces lignes, cet intrépide voyageur est
probablement dans le Mazendéran , sur les plages inhos-
pitalières de la Mer Caspienne. Si nos vœux lui sont propices, nous espérons qu'il échappera aux nombreux dan-
gers qu'il brave si hardiment et qu'il nous rapportera
des renseignements précieux sur la marche du choléra-
morbus qu'il a suivi, pour ainsi dire, pas à pas, sur le
principal théâtre de ses ravages.

» font vivement apprécier les bienfaits de la ci-
» vilisation. Tout respire la paix et le contente-
» ment dans cette petite ville bénie de Dieu. C'est
» le seul endroit que je connaisse en Russie, où
» le regard ne soit pas contristé par l'aspect de la
» misère. Là aucune amère pensée ne vient se
» mêler aux observations intéressantes que glane
» la curiosité. Chaque maison est une fabrique ,
» chaque individu un industriel. Durant la jour-
» née, chacun est au travail; mais le soir une
» population gaie et heureuse se répand sur les
» promenades et sur la place publique , et donne
» à la ville une animation des plus agréables. »

Nous regrettons de ne pouvoir suivre le spiri-
tuel auteur de cette narration dans l'historique
qu'il trace ensuite de cette intéressante colonie ,
fondée en 1769 par trente frères moraves fuyant
l'intolérance et les vices des cités européennes.
On lit avec un vif attachement le récit de ce
combat acharné engagé entre une poignée d'hommes sans appui, mais résolus , patients et fervents,
et un monde constamment hostile et destructeur.
« En voyant cette lutte continuelle de l'homme
» contre la nature et les évènemens , ajoute Mme
» de Hell, on ne peut s'empêcher de payer un
» tribut d'admiration à ces intrépides colons qui,
» relégués à l'extrémité de l'Europe, au milieu des
» steppes arides du Volga, ne se sont jamais laissé
» abattre par le malheur, et ont toujours trouvé
» de nouvelles ressources dans leur énergie et
» leur persévérance. »

Nous aussi nous venons de payer à la colonie de
Sarepta notre tribut d'admiration en citant les
paroles éloquentes qui précèdent.

Il paraît que le choléra lui-même ne fut pas
insensible aux sacrifices de ces braves et hon-
nêtes gens , car deux fois , en 1830 et en
1847, il passa près d'eux sans leur faire le

moindre mal. Peut-être a-t-il voulu, en se comportant ainsi, donner une leçon aux gouvernements et aux peuples, et leur indiquer la voie qu'ils doivent suivre pour s'affranchir un jour du nouvel impôt qui pèse sur eux. Les moralistes prétendent que la souffrance est l'aiguillon au moyen duquel la Providence excite l'homme au progrès et le pousse à améliorer sans cesse sa condition physique, intellectuelle et morale. A ce titre, les épidémies qui flagellent de temps à autre le genre humain, seraient de hauts et graves enseignemens ; le choléra-morbus est un reproche sanglant adressé à l'humanité entière ; c'est la plus imposante leçon que puissent recevoir les hommes politiques dont la mission est de diriger et favoriser l'irrésistible ascension des masses populaires vers le bonheur, c'est-à-dire, vers l'aisance, les jouissances de l'esprit et la paix du cœur. Dieu veuille que cette leçon soit mise à profit !

Le choléra-morbus a régné dans le gouvernement d'Astrakhan, depuis le commencement de juillet 1847 jusqu'à la fin de septembre , c'est-à-dire, juste pendant treize semaines. Les relevés officiels portent à 7,132 le nombre des individus atteints par la maladie et à 3,772 celui des décès.

La superficie de ce gouvernement comprend 11,000 lieues carrées ; mais la plus grande partie est formée par des steppes immenses dont le sol aride et imprégné de sel oppose un obstacle infranchissable à l'accroissement de la population humaine. Il n'est donc pas étonnant qu'on ne trouve sur une étendue aussi grande que 27 habitants par lieue carrée. En effet, la population générale est de 306,000 âmes ; une bonne moitié (158,000) mène la vie nomade, l'autre moitié réside dans des habitations fixes. La première partie se compose de Kirghiz, de Tatars ou Turkomans et de Kalmouks. Ces derniers occupent les deux rives du Volga et parcourent avec leurs troupeaux, selon la saison, le désert compris entre ce fleuve et la Kouma, rivière qui forme la limite méridionale du gouvernement d'Astrakhan. Or, si l'on considère que l'épidémie ne s'est développée que dans les plaines arrosées par le Volga, qu'elle n'a pénétré sur d'autres points que dans quelques hordes campées au nord de la Kouma et sur les rives de la Bérékéta, à l'orient de Krasnoï-iar, on verra qu'en réalité, la maladie n'a envahi qu'une surface de 3,300 lieues carrées, c'est-à-dire les 3/10 de la superficie totale, et qu'elle n'a exercé ses ravages que sur les 3i5 de la population générale, ou 180,000 âmes environ.

De tout ceci il résulte que dans la portion du territoire ravagé par le choléra on compte :

   1° 54 1/2 habitants par lieue carrée.

     2 1/6 cholériques   id.

     1 1/7 décès   id.

  2° 1 cholérique p. 14 1/4 habit. ou   7 p. 100

     1 décès   » 24 3/4 habit. ou   4 p. 100

     1 décès   » 1 4/7 cholé. ou 57,55 p. 100

Après cette courte récapitulation des effets du choléra dans le gouvernement d'Astrakhan, nous reprendrons la marche du fléau au point où nous l'avons laissée, c'est-à-dire sur les confins du gouvernement de Saratov.

Le 26 juillet, lendemain du jour de son apparition à Tsaritsine, le choléra éclatait au possade de Doubovka. Nous avons dit précédemment comment la maladie se développa dans ce bourg marchand, et nous avons cherché à montrer qu'elle fut moins l'effet d'un contage toujours très restreint dans sa sphère d'action, que le résultat d'une influence générale qu'on nomme constitution ou génie épidémique.

Nous croyons qu'on peut expliquer de la même

manière la propagation de la maladie à Kamychine.
Le 28 juillet on trouva près de cette ville deux individus atteints du choléra dans une barque venue
tout récemment de Doubovka. Immédiatement les
malades furent transportés à l'hôpital de Kamychine, où ils moururent dans les 24 heures. On
assure que le jour suivant plusieurs habitans de
la ville tombèrent atteints de la même maladie. Depuis ce moment l'épidémie se manifesta, mais faiblement, car en dix jours il n'y eut que 102 cas
et 32 décès, ce qui donne la faible proportion
de 31 pour 100 ou moins d'un tiers. Or nous
observerons que *le vent soufflait depuis quelque
temps avec force du Nord* et contrariait la navigation à voile ; que, dans des conditions aussi défavorables, la barque en question a dû employer
plus de deux jours pour faire les 33 lieues qui séparent Kamychine de Doubovka ; qu'elle n'a pu,
par conséquent, quitter ce dernier endroit que le
25 au plus tôt, c'est-à-dire à une époque où il n'y
avait encore que quatre cholériques étrangers renfermés dans l'hôpital. Il est donc difficile d'expliquer par la contagion l'apparition presqu'instantanée du choléra sur des points aussi éloignés les
uns des autres.

Entre Kamychine et Doubovka, on trouve sur
la grande route d'Astrakhan à Saratov, la station
de poste Balykléïskaia. Un marchand nommé An-
tonov, revenant d'Astrakhan, passa par ce lieu
le 1ᵉʳ août et y fut atteint du choléra. C'était le
premier cas de ce genre, bien que la maladie exis-
tât depuis 5 jours à Doubovka, et depuis 2 jours
à Kamychine. Le malheureux marchand mourut
dans la nuit. Presqu'en même temps, un iamchtchik
ou postillon de la station et deux villageois dont
les maisons se trouvaient à plus de 500 mètres de
là, furent pris du même mal.

Nous appelons l'attention du lecteur sur le fait

suivant. Dans l'espace qui sépare Kamychine de
Saratov, on rencontre plusieurs colonies allemandes. Ces bourgs se distinguent, à la première vue,
des villages slaves voisins par leur air de propreté
et l'aisance de leurs habitants. Au commencement
du mois d'août, l'épidémie envahit la contrée et
sévit parmi les villages russes; mais elle épargna
les habitations des colons étrangers, quoiqu'on n'y
prît aucune mesure quarantainaire. Toutefois, près
d'un mois plus tard, lorsque le fléau eut atteint,
au chef-lieu de la province, son maximum d'intensité, la maladie, revenant en quelque sorte sur
ses pas, parvint à s'introduire dans cinq de ces
colonies allemandes. On a observé que l'apparition
de l'épidémie dans ces bourgs coïncida toujours
avec la venue d'un individu sorti de Saratov,
individu ou déjà malade du choléra au moment
de son départ, ou atteint de ce mal peu après son
arrivée. Dans ces cas, qui sembleraient prouver la
possibilité de l'importation du choléra par des
individus malades, le temps de l'incubation n'a
pas duré au-delà de quatre jours. — Comment expliquer des anomalies semblables? Faut-il admettre
que le choléra du chef-lieu était plus actif, plus
virulent que celui des villages? Doit-on croire
que, dans certaines localités, l'épidémie acquiert
une tension plus grande et que, par l'effet d'une
espèce de dilatation, elle projette plus loin autour
d'elle ses rayons meurtriers? Certains faits sembleraient appuyer cette hypothèse de foyers spéciaux où la maladie se développe plus hâtivement
que partout ailleurs, et y acquiert une plus grande
force d'expansion. Les bonds que nous avons vu
faire au choléra, rentreraient dans cette catégorie.

Enfin nous voici arrivés à Saratov, ville importante autant par le nombre et l'industrie de ses
habitans que par sa situation géographique. Placée
sur la rive droite du Volga, à l'extrémité septen-

trionale de la grande dépression du sol qui donne
au bassin de la Mer Caspienne une physionomie si
remarquable, Saratov doit la plus grande partie de
sa richesse au fleuve qui baigne ses murs , c'est-
à-dire à la navigation et à la pêche. La population
de cette laborieuse cité s'élève aujourd'hui à plus de
45,000 âmes. Il n'y a point de classe aristocratique;
tout le monde travaille et trafique; aussi le bas peuple surabonde. Cependant l'aisance y règne généralement ; les rues sont bien percées et tracées au cor-
deau; on y voit plusieurs places spacieuses qui per-
mettent à l'air un renouvellement facile et salutaire.
Mais les goûts et les usages de la classe inférieure
dominent ; goûts et usages généralement peu conformes aux règles de l'hygiène. La nourriture consiste principalement en poissons salés ou fumés, en
fruits et légumes malsains et indigestes ; on y fait
un grand abus des liqueurs fortes.

Si nous avons mentionné toutes ces choses, c'est
afin que le lecteur puisse apprécier plus convenablement les rapports qu'elles peuvent avoir avec
la maladie dont nous nous occupons.

Nous avons vu précédemment que le 26 juillet, le
jour même où le choléra éclatait épidémiquement
au poçade de Doubovka , un voyageur venu par le
bateau à vapeur d'Astrakhan et frappé du choléra
pendant la traversée , fut introduit dans l'hôpital
de Saratov, où il mourut après plusieurs heures de
souffrances. Le lecteur se rappelle que cette circonstance n'eut aucune influence sur la santé publique; car l'épidémie ne se manifesta que 16
jours plus tard, le 11 août. Pendant les quatre
premiers jours, la maladie fit peu de progrès; il
n'y eut en moyenne par jour que six attaques
dont un tiers succombait. Mais à partir du 15
août, l'épidémie commença à sévir avec une intensité toujours croissante, jusqu'au 22, jour où le plus
grand nombre d'individus furent atteints. Pendar'

la prémière semaine de cette période, du 15 au
21, on comptait par jour environ 80 nouveaux malades et 41 décès ou plus de la moitié;
pendant la seconde semaine, du 22 au 28, le
nombre des attaques s'éleva à 199, et celui des
morts à 177 1/2 ou 89 pour 100. Les qua-
tres jours qui suivirent furent un peu moins
meurtriers; la moyenne des attaques s'y maintint
à 132 1/2, et celle des victimes à 113 ou 85 1/2
pour 100. Mais depuis le 2 septembre, l'épidémie
diminua d'une manière rapide, et dix jours après
elle avait cessé entièrement.

Ainsi le choléra-morbus ne régna que pendant
32 jours à Saratov; il parcourut ses diverses phases de la manière suivante :

	MALADES	MORTS	RAPPORT
Du 11 août au 14 période d'invasion 4 jours	24	8	33,33 p. 100
Du 15 » au 28 » d'augment. 14 »	1,953	1,529	78,32 »
Du 19 » au 1ᵉʳ septembre » stationnaire 4 »	530	453	85,47 »
Du 2 septembre au 12 » de déclin 10 »	425	250	58,82 »
Total. . . . 32 jours	2,932	2,240	76,39 p. 100

Nous avons déjà prévenu que le nombre des décès survenus dans les périodes stationnaire et décroissante, ne correspond pas exactement à celui des attaques qui eurent lieu pendant les mêmes périodes. En réalité, la mortalité y fut beaucoup moins grande qu'elle n'est indiquée par le tableau ci-dessus ; car une partie des victimes qui y figurent, proviennent de malades atteints dans la période précédente. Quoi qu'il en soit, on ne peut disconvenir que le rapport des décès aux attaques n'ait été, en somme, très élevé, puisqu'il dépasse les trois-quarts. C'est un des plus forts que nous aurons occasion d'observer.

Relativement à la population, le nombre des malades et des morts fut encore considérable. En effet, il y eut un malade pour 15 1/3 habitants, ou 6,51 p. 100, et un décès pour 20 habitants ou 5 p. 100.

Les médecins de Saratov ont observé que pendant toute la durée de l'épidémie, la population entière fut impressionnée d'une manière plus ou moins sensible. Cette influence se manifestait généralement par une oppression d'un genre tout particulier au dessous du creux de l'estomac, par de l'angoisse, et par une inquiétude qui éloignait le sommeil ; du reste, les autres fonctions de l'organisme n'éprouvaient aucun dérangement notable.

Le Dᵉ Salomon, inspecteur du service sanitaire dans le gouvernement de Saratov, a recherché les différences qui pouvaient exister entre l'épidémie actuelle et celle qu'il avait eu l'occasion d'étudier à Astrakhan en 1830. Il a trouvé qu'aujourd'hui la maladie faisait peut-être autant de victimes qu'autrefois, mais qu'elle les enlevait moins rapidement ; les attaques foudroyantes seraient beaucoup plus rares, et dans la plupart des cas, les malades ne meurent que le deuxième ou le troisième jour. Au commencement de l'épidémie, presque tous les individus atteints sont enlevés ; mais plus tard, le fléau perd de sa malignité et permet à un plus grand nombre d'échapper. Toutefois, ce médecin convient qu'à cette dernière époque, la maladie se convertit souvent en fièvre typhoïde presqu'aussi dangereuse que le choléra lui-même, et que la convalescence est généralement fort longue.

Tous les médecins, tant de Saratov que des autres villes de ce gouvernement, s'accordent à reconnaître que les accidents qui déterminent le plus ordinairement le choléra, sont des écarts de régime, et principalement l'ivresse, l'usage des melons d'eau, courges, concombres, etc., et autres fruits débilitans, surtout lorsqu'ils n'ont pas atteint leur maturité. En dehors de ces causes fortement prédisposantes, le fléau ne sévissait pas avec une grande intensité.

On a remarqué que les personnes qui avaient quitté Saratov au commencement de l'épidémie, et qui revinrent plus tard, lorsque celle-ci fut vers son déclin, contractèrent la maladie beaucoup plus facilement que les autres habitants qui étaient constamment restés au milieu du foyer épidémique. La même chose eut lieu pour les étrangers qui arrivaient du dehors.

L'observation suivante est encore plus curieuse. Beaucoup d'individus qui quittèrent Saratov pour se rendre dans d'autres lieux où le choléra n'existait pas encore, furent pris de la maladie peu de jours après leur départ. Ce changement de milieu parut avoir favorisé en eux l'explosion du choléra. On a même cru remarquer qu'en pareille circonstance la maladie se manifestait ordinairement dans les quatre premiers jours.

Vers la fin de l'épidémie on vit, comme à l'ordinaire, reparaître certaines autres maladies telles que les fièvres intermittentes et les éruptions cutanées aiguës dont on n'avait pas aperçu de vestiges pendant la grande intensité du fléau. Toutefois, on a observé que pendant toute la durée du choléra, les fièvres typhoïdes n'ont point été soumises à son influence ; elles se manifestaient assez souvent sans aucun symptôme cholérique, tandis qu'au contraire, dans la seconde période de l'épidémie, le choléra se transformait fréquemment en fièvre typhoïde, ou se compliquait de cette maladie.

Quant au traitement, les rapports officiels des médecins de Saratov montrent qu'il a été aussi peu satisfaisant en 1847 qu'en 1830. On n'a pas suivi de méthode expérimentale et régulière dans l'emploi des remèdes. Presque tous, depuis la saignée jusqu'à l'élixir de Voronèje, ont produit des résultats identiques, c'est-à-dire négatifs. On affirme même que l'élixir de Voronèje auquel on eut recours sur la foi des médecins russes de l'armée du Caucase qui en avaient fait le plus grand éloge, a été plus nuisible qu'utile. Il n'y a qu'un médicament dont les médecins de Saratov paraissent avoir obtenu de bons effets, c'est la racine d'ipécacuanha administrée à dose vomitive dès le début de la maladie. Ce médicament faisait souvent disparaître le mal comme par enchantement. Autant nous nous méfions de l'élixir de Voronèje, remède incendiaire qui ne peut convenir qu'à des tempéraments habitués comme ceux des russes de la basse classe, à l'usage immodéré des liqueurs fortes, autant nous avons confiance dans l'ipécacuanha pris en temps opportun. Dernièrement nous avons eu nous-même l'occasion d'employer ce médicament contre le choléra et d'en constater l'efficacité réelle. Mais nous avons observé qu'il ne convient que dans les prodrômes de la maladie, et encore plus particulièrement contre la diarrhée et les vomissements qui précèdent souvent

les symptômes effrayants de ce qu'on appelle le
choléra confirmé. Là où les sangsues, les opiacés
et la diète absolue ne produisaient aucune amélioration, 15 à 20 grains de poudre d'ipécacuanha
déterminaient une guérison presqu'instantanée.
Nous sommes convaincu qu'on ne saurait être trop
prudent dans l'emploi des remèdes énergiques
auxquels on est si facilement porté à recourir lorsqu'on se trouve en face d'une maladie aussi terrible
que le choléra. Par des moyens plus doux, mais
bien appropriés et convenablement appliqués, on
arrivera plus sûrement au but que l'on désire ;
on évitera souvent ces perfides terminaisons de
la maladie en fièvre typhoïde et ces éternelles
convalescences.

En résumé, les observations faites par les médecins de Saratov tendent à prouver que l'épidémie actuelle est moins maligne que la précédente ;
elles donnent le consolant espoir qu'avec une
conduite régulière, un régime bien entendu et
des secours mieux dirigés, le choléra pourrait être
combattu, sinon avec un succès complet, au moins
avec un grand avantage.

Saratov peut être considéré comme un foyer
où le choléra-morbus acquit une grande intensité
et d'où il rayonna dans tous les sens. En effet, à
l'époque où l'épidémie y atteignit son maximum
d'énergie, nous voyons cette maladie éclater dans
tous les districts où elle n'avait point paru. Au
Sud, elle rétrograda vers les colonies allemandes
échelonnées sur l'Ilawla supérieure; au Sud-Est,
elle pénétra dans le district d'Ouzen (16 août) ; au
Nord-Est, elle gagna les districts de Volsk (18 août),
Khvalensk et Nikolaevsk; au Nord, ceux de Petrovsk
(24 août), et Kouznetsk (12 septembre); au Nord-
Ouest, ceux de d'Atkarsk (27 août) et Serdobsk
(28 août); enfin à l'Ouest, celui de Balachov (23
août).

Ainsi le choléra envahit les treize districts du gouvernement de Saratov, mais il n'y sévit pas dans tous avec la même rigueur. On compte dans cette province 1,621,000 habitans, répartis sur une surface de 8,000 lieues carrées, ce qui donne une population sept fois et demi plus dense que celle du gouvernement d'Astrakhan. Le 21 octobre, la maladie avait cessé dans tous les chefs-lieux de districts ; elle avait complètement disparu des districts de Tsaritsine et de Kamychine, qui furent les premiers attaqués, et elle ne régnait plus que faiblement dans les onze autres arrondissemens. Du 25 juillet au 21 octobre, c'est-à-dire pendant treize semaines, on estime qu'il y eut dans tout le gouvernement de Saratov, 18,954 personnes atteintes du choléra ; sur ce nombre, 1,194 succombèrent ou près de la moitié.

Ces chiffres donnent les rapports suivants :

1° 202,63 habitans par lieue carrée
    2,36 cholériques   »   »
    1,14 décès   »   »

2°   un cholé. p. 85,52 habit. ou 1,17 p. 100
    un décès p. 176,31 habit. ou 0,56 p. 100
    un décès p. 2,06 cholé. ou 48,50 p. 100

Jusqu'à Saratov, le fléau parut suivre presqu'exclusivement l'étroite bande de terres arrosées par le Volga et resserrées entre deux steppes salés. Mais une fois arrivé à ce point, il s'élança, comme nous venons de le dire, dans toutes les directions. Pendant qu'il envahissait, du côté du Sud-ouest, le pays des Kosaks du Don, du côté du Nord-ouest et du Nord les gouvernements de Tambov et de Penza, il continua à remonter le cours du Volga et pénétra bientôt dans les gouvernements de Simbirsk et de Kazan. Soit que la saison fût déjà avancée pour ces régions où l'hiver est ordinairement précoce ; soit que la disposition des lieux fut peu favorable au développement de la maladie, elle ne se propagea que dans la moitié des districts du gouvernement de Simbirsk, et encore y fit-elle généralement fort peu de ravages. Sur les cinq districts envahis, il n'y en eut qu'un seul qui ne fut pas situé sur le Volga; c'est celui d'Alatyr dont le chef-lieu est placé au confluent de l'Alatyr et de la Soura, à 32 lieues, en ligne droite , au Nord-Ouest de Simbirsk et à 52 lieues au Nord-Est de Penza. Le choléra parut dans cette petite ville le 23 septembre, c'est-à-dire onze jours après qu'il eut éclaté à Simbirsk, et un mois juste après son apparition à Penza. Les quatre autres districts que le fléau parcourut sont, en remontant le fleuve , ceux du Sizrane , de Samara, de Stavropol et de Simbirsk; mais la maladie ne s'y déclara pas dans l'ordre que nous venons de tracer ; on pourrait même dire qu'elle procéda d'une manière presqu'inverse.

Jetez les yeux sur la carte , tracez des lignes droites qui, en partant toutes d'un même point, de Volsk où le choléra éclata le 18 août, rayonnent vers les villes que nous avons nommées , vous verrez que l'épidémie se manifesta d'abord le 5 septembre à Kazan, chef-lieu du gouvernement de ce nom , à 110 lieues au nord en ligne directe ; puis , le huit septembre , à Samara, à 56 lieues au nord-est; puis, le 12 septembre, à Sizrane, distant de 37 lieues et à Simbirsk plus éloigné encore de 32 lieues; enfin il ne vint à Stavropol que le 18 septembre, six jours plus tard qu'à Sizrane et dix jours plus tard qu'à Samara dont il est cependant plus rapproché. On remarquera que les deux points où le choléra parut en premier lieu, sont placés chacun à l'angle d'une grande courbure où le Volga change de direction.

Pour prouver combien l'épidémie s'étendit peu dans le gouvernement de Simbirsk , nous dirons que dans l'espace de 44 jours (du 8 septembre au

22 octobre), il n'y eut que 2,015 personnes atteintes du choléra, sur une population de 1,360,000
âmes. Mais si la maladie toucha peu d'individus,
elle n'en fut pas moins funeste pour ceux qui eurent le malheur d'en ressentir les effets ; car on
compte 1,041 victimes, ce qui donne une proportion de 56,62 pour 100.

Le petit tableau suivant met en évidence l'éga-
lité avec laquelle le fléau sévit tant dans les villes
que dans les campagnes :

	MALADES	MORTS	RAPPORT
Simbirsk en 40 jours	79	45	56,96 p. 100
Samara en 29 jours	938	532	56,71 »
Dist. et autres villes en 40 j.	998	564	56,51 »
Total du gouvernement	2,015	1,141	56,62 p. 100

On voit que le rapport de la mortalité fut à très
peu de chose près le même dans ces diverses localités.

Le chef-lieu du gouvernement eut fort peu à
souffrir, car sur une population de 16,000 âmes, il
n'y eut qu'un cholérique pour 200 habitans et un
décès pour 355 1/2.

La ville la plus maltraitée de cette province fut
sans contredit Samara dont la population atteint à
peine 7,500 âmes. La proportion des cholériques
fut de 1 pour 8 habitans, et celle des décès de 1
pour 14. L'épidémie y parcourut ses phases de la
manière suivante :

	MALADES	MORTS	RAPPORT
Du 8 septembre au 21 période d'augment. 13 jours	464	240	51,72 p. 100
Du 22 » au 28 » stationnaire 7 »	364	202	55,48 »
Du 29 » au 7 octobre » de déclin 9 »	110	90	81,81 »
Total de l'épidémie 29 jours	938	532	56,71 p. 100

Samara fut, comme Saratov, un foyer d'où le
choléra se propagea dans les contrées voisines.
Cette ville, qui est en quelque sorte l'entrepôt des
productions du gouvernement d'Orenbourg, est
très fréquentée par les peuples plus ou moins nomades de cette province. Les étrangers y affluent
surtout pendant la foire qui s'y tient au commencement du mois de septembre. — Nous ne possédons
pas de détails très circonstanciés sur la manière
dont le choléra se développa dans le gouvernement
d'Orenbourg ; mais nous avouons que les faits que
nous avons recueillis semblent pouvoir s'expliquer
par la contagion. — Voyez plutôt.

Au moment où le choléra commençait à sévir à
Samara, des paysans du district de Bouzoulouk, lequel confine à l'Est de celui de Samara, partirent
de cette dernière ville où ils étaient venus faire
des achats et retournèrent dans leurs foyers. Chemin faisant, plusieurs d'entre eux tombent malades
du choléra ; chez les autres, la maladie ne se déclara qu'après leur arrivée. De cette manière, le
choléra fut importé dans 21 villages de la partie
Sud-Ouest du district de Bouzoulouk. Pendant 21
jours, la maladie se propagea très lentement et resta
en quelque sorte à l'état sporadique ; mais à
partir du 7 octobre, elle prit le caractère épidémique, sans cependant manifester une grande
puissance de propagation. Après huit à dix jours,
elle n'existait déjà plus que dans sept villages, et
depuis le 15 septembre jusqu'au 21 octobre, c'est-
à-dire, pendant 36 jours, il n'y eut dans tout le
district que 148 cholériques et 80 décès ou 54,
05 p. 100.

Dans le même temps, trois paysans venant également de la foire de Samara, tombaient malades
en se rendant à Ratchinsk, village situé à quelques lieues avant Orenbourg. L'un d'eux mourut
sur la route, les deux autres vinrent mourir chez

eux le 22 septembre. Nous ne savons pas si la maladie s'est déclarée sur d'autres individus de ce village.

De la même manière, le choléra parut le 10 octobre à 30 lieues au Nord-Est de Samara, dans plusieurs villages du district de Bougourouslan, et le 16 du même mois, dans la capitale des Kosaks de l'Oural, à plus de 60 lieues au Sud-Est de Samara. « La maladie, rapporte la *Gazette de St-* » *Pétersbourg,* fut importée, en apparence, dans » la ville d'Ouralsk par des paysans des districts » circonvoisins infestés. Les premiers cas de cho- » léra s'y manifestèrent principalement dans le » quartier de la ville où s'arrêtent les voituriers. » Il n'y avait jusqu'au 24 octobre que quelques » malades parmi les habitants premanents de la » ville, et ces malades étaient presqu'inclusive- » ment des vieillards, des enfants ou des personnes » déjà épuisées par d'autres maladies. »

« Les autorités d'Orenbourg, ajoute le même » journal, ont encore informé que le choléra » existait en septembre, à là foire qui avait eu lieu » près la tente du khan de la horde intérieure des » Kirghiz. Il y avait eu du 23 au 30 septembre, » six malades et quatre morts. »

Nous n'avons pas de nouvelles ultérieures de la marche de l'épidémie de ce côté.

Nous avons vu de quelle manière le choléra franchit, en 19 jours, un espace de 110 lieues en ligne droite, et sauta, pour ainsi dire, par dessus le gouvernement de Simbirsk pour venir éclater le 5 septembre à Kazan. On ne dit pas comment la maladie fut introduite dans cette ville; mais la marche qu'elle y suivit, démontre évidemment qu'on ne peut attribuer son apparition qu'à une cause générale dont l'action s'étend de proche en proche et s'accroit progressivement. En effet, l'épidémie ne se manifesta pas de prime abord avec tous ses caractères spécifiques. On commença par observer une modification particulière dans la santé publique, des indispositions plus nombreuses et se rapprochant d'un type commun ; puis une tendance de plus en plusprononcée des maladies ordinaires à revêtir une forme nouvelle et même à se terminer d'une manière tout-à-fait inattendue, par des symptômes cholériques ; puis, enfin, des cas de choléra non équivoques.

Pendant les premiers jours, l'épidémie ne se montra guère que dans les parties basses et humides de la ville, parmi la classe la plus malheureuse. Aussi, la plupart des médecins se refusaient à admettre l'existence du fléau ; les plus clairvoyants seuls ne s'abusèrent point sur la nature de la maladie qui s'offrait à leurs regards et qui devait bientôt ne plus être douteuse pour personne.

Le choléra régna pendant près de dix semaines à Kazan ; il y fit ses évolutions de la manière suivante :

	MALADES	DÉCÈS	RAPPORT
Du 5 septembre au 16 , 12 jours, période d'invasion	40	20	5o p. 100
Du 17 » au 7 octob. 21 » » d'augment	1,35g	676	49,74 »
Du 8 octob. au 21 » 14 » » stationnai.	888	412	46,3g »
Du 22 » au 11 novem. 21 » » de déclin.	18o	100	55,55 »
Total. . . 68 jours	2,467	1,208	49 p. 100

Il résulte de ce tableau qu'il y eut :

1 cholérique sur environ 23 habit., ou 4,25 p. 100
1 décès sur environ   48   »   ou 2,08   »
1 décès sur environ   2 cholér. ou   49   »

Il est digne de remarque que dans une ville aussi populeuse (58,000 âmes), le choléra n'ait pas fait de plus grands ravages. On ne peut attribuer cet avantage à la saison ; car, pendant presque toute la durée de l'épidémie, le vent du sud amena la chaleur et le beau temps. Le thermomètre de Réaumur ne marqua pas moins de 10° au-dessus de zéro, et le mercure du baromètre se maintint presque constamment au-dessus de 76 centimètres.

Peut-être cherchera-t-on la cause de cet heureux privilége dans la nature même de la population qui, comme l'on sait, est composée, en grande partie, de Turcs, descendants des anciens soldats de Tchingis khan. Kazan présente un des rares exemples d'un peuple nomade fixé au sol et ayant acquis la vie industrieuse et même savante des cités européennes. Mais il est difficile d'admettre que le sang tatare prédispose moins que celui des autres races humaines à contracter le choléra. Il paraît même que la partie musulmane de la population fut la plus maltraitée de toutes à Kazan.

Si tant est que l'on veuille absolument une explication, il serait plus juste de la chercher dans les secours donnés aux malades, et on rendrait aux professeurs de l'université de Kazan l'honneur qui leur revient pour les sages instructions qu'ils ont publiées. Ces instructions, mises à profit, ont pu contribuer à atténuer les effets désastreux du fléau; mais là encore il faut rester dans le doute ; car, combien n'avons nous pas vu de localités où l'épidémie fut plus bénigne que dans le gouvernement de Kazan, et où cependant on ne prit aucune mesure pour la combattre.

Le traitement préconisé par les médecins de Ka-

zan, celui dont on retira le plus d'avantages, con-
sista principalement dans l'emploi méthodique et
opportun du calomel, de l'ipécacuanha, de la saignée et des stimulants extérieurs. Le calomel était
surtout employé pour combattre la diarrhée qui
précède ordinairement l'explosion du choléra. On
l'administrait par doses de 1/4 de grain à 2 grains,
fréquemment répétées, jusqu'à ce que les déjections,
d'aqueuses qu'elles étaient, devinssent bilieuses.
Lorsqu'il y avait oppression de poitrine, anxiété à
l'épigastre, nausées, mal de tête sourd, engourdis-
sement des extrémités, on recourait à la racine
d'ipécacuanha jusqu'à effet vomitif. On a observé
que les vomissemens de bile ont toujours été suivis
d'amélioration. — Chez les sujets pléthoriques, on
se trouvait bien de pratiquer une saignée avant de
faire prendre l'émétique ; mais dans toute autre
circonstance, surtout lorsque la maladie a fait beaucoup de progrès, il paraît que les émissions sanguines
ont été plutôt nuisibles qu'utiles. — Lorsque ces
moyens n'enrayaient pas la marche de la maladie,
les médecins, toujours dans le but de rappeler la
sécrétion biliaire, revenaient encore au calomel,
dont ils élevaient cette fois les doses jusqu'à 10
grains répétées d'heure en heure et même plus
souvent. Enfin, concurremment avec le traitement
interne dont nous venons de parler, on stimulait la
peau par des frictions irritantes; on entourait le
malade de briques, de sachets d'avoine, de son ou
de cendres, fortement chauffés. On eut beaucoup
à se louer de la chaleur sèche ainsi appliquée ex-
térieurement.

Jusqu'à la fin de l'épidémie, la maladie a présenté les mêmes symptômes généraux. Mais dans les
derniers temps, elle se transformait souvent en fièvre bilieuse intermittente avec irritation du foie.
Dans ces cas, on donnait encore le calomel; mais
on était obligé d'employer des doses beaucoup

plus petites que pendant le fort de l'épidémie.

Nous terminerons par les remarques suivantes. Les personnes qui ont pu observer à Kazan le choléra épidémique de 1830 et celui de 1847, trouvent en les comparant : 1° que le nombre des individus attaqués de la maladie est généralement moins considérable cette fois ; mais que la mortalité relative est cependant à peu près la même ; 2° qu'aujourd'hui, comme alors, il n'a pas été rare de voir des malades mourir après 6 à 8 heures de souffrances ; 3° que l'épidémie actuelle frappait souvent des gens de condition moyenne et supérieure, tandis qu'en 1830, la basse classe était presqu'exclusivement atteinte ; 4° que pendant la présente invasion du choléra, les autres maladies régnantes, telles que les fièvres inflammatoires, bilieuses et intermittentes, n'ont pas entièrement disparu comme cela avait eu lieu précédemment ; 5° enfin, que la nouvelle épidémie paraît beaucoup moins violente que la première.

Cinq jours après son apparition à Kazan, le choléra éclata dans plusieurs villages du district de cette ville. Il ne tarda pas ensuite à se répandre dans toutes les directions, mais particulièrement à l'Ouest et à l'Est. Sur douze districts qui composent le gouvernement de Kazan, neuf étaient envahis à la fin du mois d'octobre ; savoir : vers l'occident, Sviajsk (15 septembre), Tchivilsk (20 septembre), Tchéboksari (30 septembre), et Jadrine (20 sept.); cette dernière ville est à 45 lieues de Kazan, sur les confins des gouvernemens de Simbirsk et de Nijni-Novgorod, où la maladie existait déjà, et elle a pu recevoir l'épidémie aussi bien de ces dernières provinces que de Kazan même ; au Nord-Ouest le choléra atteignit Tsarévokokchaïsk (1er octobre); à l'Est Mamadich (1er octobre) ; au sud-est, Laïchev (30 septembre), Tchistopol (24 octobre.) Au reste, la maladie se montra peu violente, car elle n'atteignit

guère qu'un individu sur 448 ; dans l'espace de
56 jours (du 10 septembre au 5 novembre) , on
n'a compté dans les districts que 2,890 cholériques
et 1,551 décès ; encore la plus grande partie de
ces malades provenaient des trois arrondissemens
de Kazan, Sviajsk et Laïchev qui entourent la
capitale et qui, pour cela, peut-être, furent le plus
maltraités. Toutefois , la mortalité relative y fut
assez considérable et même plus forte qu'au chef-
lieu ; elle s'éleva au chiffre de 53,66 p. 100.

Dans le même temps qu'elle se répandait dans
le gouvernement de Kazan, l'épidémie se propa-
geait avec non moins de rapidité dans les provinces limitrophes de Viatka , au nord, et d'Orenbourg, à l'orient. Dans le premier de ces gouvernemens, elle atteignait le même jour, 19 septembre, Iaransk et Malmich , villes situées l'une à 44
lieues au nord-ouest, l'autre à 31 lieues au nord-
est de Kazan ; dans le second, elle pénétra du 7 au
20 octobre à Tchalpi et dans d'autres villages
placés sur les limites des districts de Menzéliusk
et de Bougoulma. Ainsi, le courant cholérifère,
qui s'était porté directement de Saratov à Kazan, cherchait à rejoindre, d'un côté, par Tchalpi,
l'embranchement plus méridional qui s'avançait
par Samara et Bougourouslan, de l'autre côté ,
par Iadrine, le troisième embranchement dont
nous allons indiquer les traces à travers les gouvernements de Penza, Tambov et Nijni-Novgorod.

En effet, le fléau, rayonnant de Saratov vers le
Nord-Ouest et le Nord, arriva à peu près en même
temps à Kirsanow (20 août) dans le gouvernement
de Tambov, et à Penza (23 août), chef-lieu de
gouvernement ; il atteignait même ces deux villes
éloignées l'une de 64, l'autre de 27 lieues, avant
d'avoir éclaté dans les localités intermédiaires.

Nous ne décrirons pas en détail la marche du
choléra dans le gouvernement de Penza. Généra-

ment il s'y montra benin. Sur les 10 arrondisse-
ments qui composent ce gouvernement, il en
envahit 9, comprenant une superficie de 1,616
lieues carrées et une population de 1,060,000
âmes. Ces 9 districts sont par ordre de dates :
Penza (23 août), Mokchansk (1ᵉʳ septembre), et
Insar (10 septembre), à 9 et 22 lieues au nord de
Penza ; Gorodichtché (10 septembre) à 15 lieues à
l'Est ; Tchembar (12 septembre) 27 lieues à l'ouest ;
Nijni-Lomov (15 septembre), Kérensk (27 septembre), Narovtchat (1ᵉʳ octobre), tous trois au nord-
ouest, l'un à 26, l'autre à 38, le troisième à 33
lieues du chef-lieu ; enfin Saransk (17 septembre)
à 27 lieues au nord.

De cette dernière ville, le fléau suivit la grande
route qui mène de Penza à Nijni Novgorod. Il
pénétra dans le gouvernement de Nijni Novgorod
le 8 septembre, jour où son existence fut constatée dans un village du district de Loukoyanov.
De ce point il gagna Sergatch (13 septembre) en
se dirigeant vers Iadrine (20 septembre) dont nous
avons déjà parlé dans le gouvernement de Kazan ;
puis Potchinski (29 septembre) en rétrogradant
vers le midi ; puis, à l'ouest, le district d'Ardatov
(29 septembre) ; enfin, au nord, la capitale elle-
même où il n'arriva que le 26 octobre.

Le district de Krasnoslogosk qui termine en cône
la partie septentrionale du gouvernement de Penza,
fut le seul de ce gouvernement où le choléra ne pénétra pas. La population des neuf autres districts est d'environ 656 habitans par lieue carrée ; ce qui n'est pas un chiffre bien élevé, si on
le compare à la population spécifique des autres
contrées de l'Europe occidentale. Peut-être est-ce
pour cela que le choléra fit si peu de ravages.
Dans l'espace de onze semaines (du 23 août au
12 novembre) il n'y eut que 2,709 cholériques et
1,144 victimes, mortalité peu considérable, puis-

qu'elle fut de 42,22 p. 100 ou environ les 2/5.

Le district de Nijni-Lomov fut celui où l'épidemie se montra le plus intense.

Le nombre des malades et des morts fut proportionnellement plus considérable dans le chef-lieu que dans les districts. Sur 15,800 habitans, qui forment la population de Penza, il y eut, pendant les 81 jours que dura l'épidémie, 182 cholériques et 94 morts.

En résumé, les effets de l'épidémie dans tout le gouvernement de Penza peuvent s'exprimer par les chiffres suivants :

1° dans toute l'étendue envahie, il y eut :

1 cholérique sur 391,29 habitans ou 0,255 p. 100
1 décès   » 926,57   »   ou 0,108
1   »   »   2,36 cholér. ou 42,22 p. 100

2° dans les districts seuls il y eut :

1 cholérique sur 413,21 habitans ou 0,24 p. 100
1 décès   » 994,47   »   ou 0,10 p. 100
1   »   »   2,40 choléri. ou 41,55 p. 100

3° dans le chef-lieu il y eut :

1 cholérique sur 86,81 habitans ou 1,15 p. 100
1 décès   » 168,08   »   ou 0,59 p. 100
1   »   »   1,93 choléri. ou 51,64 p. 100

Maintenant si nous passons au gouvernement de Tambov, nous verrons que le fléau n'y fit guère plus de ravages que dans celui de Penza. On n'a pas recueilli le nombre des individus atteints du choléra ; mais le chiffre des décès suffit pour montrer que la maladie a été en général bénigne. En effet, si l'on retranche des 12 districts dont est formé le gouvernement de Tambov, les 4 districts septentrionaux, on obtient une population de 1,105,500 habitans repartis sur une surface de 2,056 lieues carrées, ou environ 538 habitans par lieue. Or, pendant 84 jours (du 20 août au 12 novembre), il y eut dans les 8 districts envahis 1,711 morts du choléra, ce qui donne la faible proportion de 1 décès par 646 habitans.

Mais l'épidémie ne sévit pas de la même manière sur tous les points. Le gouvernement de Tambov présente, même sous ce rapport, une observation très intéressante. Le hasard a fait que cette contrée se trouva, par sa position géographique, le lieu de rencontre de trois courans cholérifères qui l'attaquèrent par trois côtés à la fois, au sud-est, au sud-ouest et au sud. Le premier de ces courans est celui dont nous avons déjà décrit la marche depuis Astrakhan jusqu'à Saratov, où nous l'avons vu se diviser en plusieurs branches. Le second et le troisième sont encore inconnus au lecteur et provenaient, l'un du gouvernement de Voronèje, l'autre de la province du Don.

Le premier courant pénétra dans le gouvernement de Tambov par son district le plus oriental, celui de Kirsanov (20 août), et s'étendit ensuite à ceux de Morchansk (1er septembre) et de Tambov (12 septembre) qui lui sont contigus au N-O. et à l'O. Les quatre arrondissemens occidentaux furent envahis presque simultanément par le second courant ; ce sont ceux de Lipestk et Lébédiane (20 août), Ousmane (1er septembre) et Kozlov (5 septembre). Enfin le troisième courant entama la pointe méridionale du gouvernement de Tambov, formée par le district de Borissoglebsk (7 sept.).

Chacun de ces courans manifestait dans ses effets une énergie différente. Tandis que l'épidémie venue du sud et du sud-est n'agissait qu'avec peu de force, celle qui provenait du gouvernement de Voronèje offrait, au contraire, un caractère de malignité beaucoup plus prononcé. Quelques chiffres feront mieux saisir cette différence.

Tambov, ville de la partie orientale, perdit, en 57 jours, 318 habitans sur 19,500 , et Kozlov, ville de la partie occidentale, 405 habitans sur.

17,000, en 23 jours seulement. Or, si l'on tient compte des différences de temps et de population, on voit que la maladie sévit trois fois plus fortement dans l'une que dans l'autre de ces villes. La mortalité fut encore plus considérable dans le district d'Ousmano, situé au sud de celui de Kozlov et plus rapproché de Voronèje. Enfin, si l'on réduit par le calcul les effets de l'épidémie à un temps donné, et sur un même nombre d'individus, on trouvera que pour 1000 décès pris dans toute la population, il y eut approximativement :

486	décès	à Ousmane
377	«	à Kozlov
104	«	à Tambov
33	«	dans les autres partie du gouvern.

1,000

III.

Revenons maintenant à l'embouchure du Térék, où nous avons vu que le fléau se partagea en deux grandes branches, l'une au nord-est, l'autre à l'ouest. Nous venons de décrire dans toutes ses ramifications la première de ces divisions ; nous allons suivre la seconde.

De Kizliar, le choléra-morbus remonta le cours du Térék, passa à la stanitsa Chtchédrinskaïa du 10 juin à la fin de juillet, et atteignit Mosdok le 21 juin. Il régna dans cette dernière ville jusqu'au 26 juillet et y fit peu de victimes. On a attribué cet heureux résultat aux mesures hygiéniques prises par l'administration et à des orages qui, les 1, 6 et 10 du mois de juillet, vinrent à propos rafraichir l'atmosphère.

De Mosdok, le choléra gagna Georgievsk (24 juin) et Piatigorsk, villes situées près des sources de la Kama ; ensuite, le 4 juillet, il atteignit Stavropol, chef-lieu de la province du Caucase. Il y séjourna 10 semaines. Pendant les 12 premiers jours, son intensité fut croissante ; du 16 au 31, elle se maintint au même degré, nonobstant des variations considérables dans la température, des orages accompagnés de pluies torrentielles, et un fort vent qui soufflait constamment de l'est. Mais à partir du commencement d'août, l'épidémie diminua de jour en jour jusqu'au 10 septembre, époque à laquelle le fléau disparut complètement tant dans le gouvernement de Stavropol que dans son chef-lieu.

Il est possible que l'approche de l'hiver, qui fut cette année plus précoce que de coutume, ait contribué à chasser la maladie un moment plus tôt; car la température, qui s'était maintenue d'abord entre 10° 26 et du thermomètre de Réaumur, baissa brusquement à partir du 18 septembre, au point que huit jours après il tombait de la neige à Mosdok et à Stavropol par un froid de 3° au-dessous de zéro.

Dans la province du Caucase, on a observé que la maladie se montrait plus intense dans les vallées et dans les défilés inaccessibles aux vents, où le thermomètre de Réaumur marquait quelquefois 45°; elle attaquait les troupes et les habitans russes, de préférence aux musulmans. Les montagnards étaient moins exposés. On voit ici les avantages de la vie au grand air, de la propreté et surtout de la sobriété.

Généralement l'épidémie eut un caractère de malignité très prononcé. Tout le monde fut soumis à son influence, et ceux qui n'avaient pas le choléra, éprouvaient des dérangemens d'entrailles, un grand sentiment de faiblesse, des spasmes et des douleurs dans les membres. La mortalité fut dans une proportion moyenne. Sur 12,000 individus atteints par le fléau, dans tout le district de Stavropol, il y eut 6,064 victimes, ou plus de la moitié.

Suivant les rapports des médecins, la maladie se présenta sous trois formes ou degrés bien distincts par rapport à son intensité et à sa gravité.

Le premier degré était caractérisé par un léger refroidissement des extrémités, mais sans crampes ni chûte du pouls. On guérissait presque toujours en 3 à 4 jours. Le second degré présentait tout le cortége des symptômes propres au choléra ; les spasmes étaient violens et douloureux. Cette forme fut la plus fréquente ; généralement on succombait en 24 ou 48 heures. Quelquefois elle se terminait par une affection typhoïde non moins grave, et ceux qui avaient le bonheur d'échapper , traînaient une pénible convalescence. Enfin le troisième degré, heureusement le plus rare, constituait ce qu'on appelle le choléra paralytique ou foudroyant. Les individus atteints de cette manière mouraient en quelques heures.

Ici comme dans maints autres lieux, les traitemens les plus divers ont été employés et tous avec un résultat à peu à près identique. Les médecins russes ont beaucoup vanté l'usage des bains de vapeur et de l'élixir de Voronèje. Ce dernier remède fut surtout employé par les gens du peuple. On crut un moment qu'il devait toutes ses propriétés au naphte qui entre dans sa composition ; mais des expériences ultérieures ont détruit l'espoir qu'on avait conçu sur l'efficacité de cette substance. Au reste, on doit avouer que la mortalité ne fut pas plus considérable chez les musulmans qui ordinairement se traitaient eux-mêmes avec des frictions spiritueuses, de l'eau de goudron de bouléau, et du koumiss ou lait de jument fermenté, mêlé avec de l'ail et du sel.

De Stavropol le choléra s'élança dans les directions de l'ouest et du nord-ouest avec une rapidité tout-à-fait remarquable. Je ne sais plus quel docteur allemand a prétendu que ce fléau suivait de préférence les cours d'eau, et que, par l'effet d'une espèce de polarisation, il se manifestait d'abord aux deux extrémités du fleuve ou de la rivière, n'attaquant que plus tard les points intermédiaires. En suivant sur la carte la marche du choléra, on trouve, en effet, plusieurs coïncidences de ce genre ; mais les documens que nous possédons, ne prouvent pas que telle soit constamment sa manière de procéder. Toutefois, le savant dont nous parlons, pourrait interpréter selon sa théorie les faits suivans.

Le choléra éclate à Stavropol le 4 juillet, avons-nous dit ; le 9 du même mois, il paraît au vieux Tcherkask, sur le Don, franchissant en cinq jours un espace de 73 lieues. Or remarquez que Stavropol est situé tout près des sources de l'Egorlik, et se trouve ainsi en communication avec Tcherkask par cette rivière et par le Manitch dans lequel elle se jette. Il est vrai qu'on peut objecter que ces deux lieux éloignés sont également mis en rapport et même plus directement par la route de poste qui traverse le steppe aride, véritable désert qui, suivant les recherches de M. Hommaire de Hell, aurait été jadis le fond d'un canal de communication entre la Mer Noire et la Mer Caspienne. — Dans la didirection de l'ouest, le choléra gagna le Kouban, dont Stavropol est peu éloigné. Pendant quelques jours, il parut n'avancer qu'avec lenteur ; puis tout à coup prenant son élan, il tomba à peu près à la même époque, vers le 26 juillet, d'un côté à Ieisk, sur la mer d'Azoff, de l'autre côté, dans un petit village isolé au milieu des marais de la presqu'île de Taman. Nous sommes habitués déjà à de semblables bizarreries ; mais celles-ci ont de particulier que les deux localités dont nous venons de parler, sont précisément situées chacune à l'embouchure d'un fleuve, le Eia et le Kouban, et que les extrémités de ces cours d'eau furent envahies par l'épidémie long-temps avant les points intermédiaires. N'est-il pas curieux, en effet, de voir le choléra dans sa marche sur les rives du

Kouban, faire 70 lieues en 12 jours, depuis Kav-
kaskaïa jusqu'aux bouches de ce fleuve, tandis
qu'il employa trois fois plus de temps pour faire
la moitié du même chemin et parvenir au chef-
lieu des Kosaks de la Mer Noire.

L'épidémie franchit en 16 jours les 50 lieues
qui séparent Stavropol de l'Oust-Zabinskaïa. Quelques jours après, elle pénétra dans le pays des
Kosaks Tchernomorsk, et parvint à Iekatérinodar
le 16 août, ayant mis 27 jours pour faire 17 lieues.
Une semaine plus tard, elle commença à se répandre avec rapidité dans les trois arrondissemens qui
composent cette province. Mais son influence fut
généralement faible. Les maladies propres aux localités et à la saison n'ont point disparu comme
cela arrive lorsque l'épidémie est intense; seulement elles s'accompagnaient fréquemment de
symptómes cholériques. Pendant les deux mois
et demi (du 26 juillet au 21 octobre) que le fléau
a régné parmi les pacifiques descendant des trop
fameux Kosaks Zaporogues, on n'a compté, sur une
population d'environ 112,000 âmes, que 680 malades et 245 morts, ce qui donne la proportion de
1 cholérique pour 165 habitans, et de 1 décès pour
457 habitans. La mortalité fut de plus d'un tiers
du nombre des individus atteints, c'est-à-dire seulement de 36 p. 100.

Mais si le choléra s'est montré peu rigoureux
dans la contrée qui borde la rive droite du Kouban,
il paraît avoir sévi avec plus d'intensité dans les
aouls de la rive gauche. Les Tcherkess soumis à
la Russie ont particulièrement souffert. Du reste,
on ignore si l'épidémie a pénétré plus profondément dans les vallées du Caucase.

Nous avons vu que le choléra-morbus atteignit
les rives de l'ancien Tanaïs le 9 juillet 1847. On connaît sa première victime. Ce fut un Kosak nommé
Mamonov, de la Stanitsa Staro-Tcherkask. Il fut pris,

dit-on, à la suite d'une indigestion de concombres.
Les jours suivants, la femme et le fils de ce malheureux furent également attaqués, ainsi qu'une
servante de la même maison. Mais en même temps
la maladie se déclarait sur d'autres points de la
Stanitsa, à différentes distances ; puis elle se propagea au dehors dans plusieurs directions, et envahit successivement les sept districts de la province du Don.

Une grande partie de cette contrée est occupée
par des steppes ; aussi la population y est-elle peu
considérable, vu l'étendue du territoire. On n'y
compte guère que 65o,ooo âmes , ou environ 94
habitans par lieue carrée.

Malgré le peu de densité de la population, le
nombre des individus atteints du choléra fut considérable ; mais par une espèce de compensation , le
chiffre de la mortalité fut remarquablement faible. Il y a même peu de localités où il fut aussi
bas. Ainsi, pendant 114 jours ou 16 semaines qu'a
duré l'épidémie, on a compté dans toute la province 29,516 malades et seulement 9,128 morts,
c'est-à-dire 1 cholérique sur 22 habitants et 1 décès sur 71 1/5 ; tandis que la mortalité relative au
nombre des malades , ne fut que de 31 p. 100 ou
moins d'1/3.

On a attribué cet heureux résultat aux mesures
prises par l'administration qui fit faucher et donner aux bestiaux tous les champs de courges , concombres, etc., dont le peuple devait faire sa principale nourriture. Il est possible que la privation
de ces aliments reconnus nuisibles, eût réellement
contribué à atténuer les effets meurtriers de la
maladie.

Il paraît que le fléau se propagea plus facilement
dans l'ouest que dans l'est et le nord-est de la
province du Don. L'arrondissement du Miouss qui
est le plus occidental, passe pour avoir été le plus

maltraité. En effet, sur une population de 88,221
âmes, il y eut en 99 jours, 8,066 cholériques ou 1
individu sur 11, c'est-à-dire le double juste de ce
qui eut lieu dans toute la province. Mais le rapport des morts aux malades fut encore beaucoup
plus faible que dans le cas précédent ; si les chiffres
que nous possédons ne sont pas erronés, il n'y aurait
eu que 1,440 décès, c'est-à-dire 18 p. 100 ou
moins d'1/5.

Les premiers lieux où le choléra parut après
Staro-Tcherkask, furent Rostov et Novo-Tcherkask, villes situées l'une en aval, l'autre en amont
du Volga. Novo-Tcherkask est la capitale de la
province du Don. Le fléau s'y manifesta le 18
juillet et dura jusqu'au 19 septembre. Pendant ces
neuf semaines il y eut 1,962 malades et 715 morts
sur une population de 18,157 habitants. Le maximum de l'épidémie eut lieu le 29 juillet, jour
où l'on compta 207 cas nouveaux, et le chiffre le
plus élevé de la mortalité fut celui de 72 qu'on
observa le lendemain. Comme on le voit, la mortalité fut plus élevée que dans les autres parties
de la province ; car il y eut 1 décès sur 925 habitants et sur près de 3 cholériques. Le nombre des
malades s'éleva à 1 pour 9 1/4 habitants.

De Novo-Tcherkask le choléra remonta le cours
du Don et de ses affluens, le Donetz, le Medvia-
lisk, le Khoper, etc. Mais plus il s'avançait dans la
direction du nord-est, plus son énergie s'affaiblis-
sait, au point que dans l'arrondissement de Khopersk il n'y eut guère que 250 individus atteints,
et sur ce nombre 60 morts ou 24 p. 100. Les districts voisins de celui-ci, tels que ceux de Novo-
Khopersk dans le gouvernement de Voronèje et de
Borissoglebsk dans celui de Tambov, jouirent de
la même faveur, ainsi que nous l'avons déjà vu.

Quoique Rostov et Novo-Tcherkask fussent
à égale distance de Staro-Tcherkask, cependant la

première de ces villes vit le choléra avant la seconde.
Dès les premiers jours de juillet, les médecins de
Rostov avaient observé l'influence de l'épidémie qui
s'approchait. Cette influence se faisait sentir sur
un grand nombre d'individus par un dérangement particulier des voies digestives. Le 12
juillet la maladie se manifesta d'une manière dé-
cisive, et le 16 elle envahit la garnison. Jusqu'au
25 juillet, elle suivit une marche ascendante, puis
elle resta stationnaire pendant 13 jours, et, enfin,
elle diminua rapidement jusqu'au 18 septembre,
jour où eut lieu le dernier cas de choléra. Pendant cette durée de 10 semaines environ, le fléau
frappa sur une population momentanément élevée
à près de 20,000 âmes :

	MALADES	MORTS	RAPPORT
Première période , de 14 jours	332	200	60,24 p. 100
Deuxième période, de 13 »	450	340	75,55 »
Troisième période, de 41 »	239	140	58,57 »
Total . . . 68 jours	1,021	680	66,60 p. 100

« L'épidémie de Rostov , dit la *Gazette de St-*
» *Pétersbourg* , a confirmé de nouveau le fait que
» la manière de vivre exerce une influence posi-
» tive sur la disposition à contracter la maladie.
» Dans cette ville populeuse et où les habitations
» sont assez rapprochées, la maladie a principa-
» lement attaqué ceux qui habitaient les quartiers
» bas, sur la rive du Don, et plus encore les ou-

» vriers venus de loin pour y chercher du travail.
» Dans le courant de cet été, le nombre de ces
» derniers s'élevait à 10,000. Ces gens vivaient
» en majeure partie dans des hangars temporaires
» sur la rivière où ils étaient fort à l'étroit, se
» nourrisaient, quelquefois avec excès, d'écrevisses,
» de poissons frais et salés , de concombres et de
» melons, et, après une journée entière de péni-
» bles travaux, passaient la nuit, soit dans ces
» hangars, soit au dehors, couchés sur la terre.
» Malgré tous ces désavantages des circonstances
» locales, les résultats de l'épidémie relativement
» au nombre des individus qui en ont été atta-
» qués à Rostov, ont été moins funestes que l'on
» n'avait lieu de s'y attendre, et cela doit être
» attribué en partie aux sages mesures prises à
» temps par les autorités. »

Effectivement, le nombre des attaques n'a pas été très considérable eu égard à l'accumulation et surtout à la nature de la population. Il n'a été que d'1/20, tandis qu'à Novo-Tcherkask il fut plus du double de ce chiffre. Mais, d'un autre côté, le rapport de la mortalité aux attaques dépassa les 2/3 et fut une fois plus élevé que celui de cette dernière ville.

Une remarque que n'a pas faite l'écrivain cité ci-dessus, remarque qui n'est cependant pas sans importance , c'est que l'influence de l'épidémie fut constatée à Rostov plusieurs jours avant l'apparition du choléra à Staro-Tcherkask, et que la maladie prit la forme épidémique dans la première de ces villes trois jours seulement après le premier cas de choléra dans la seconde. Ce fait ne démontre-t-il pas d'une manière évidente que le choléra-morbus se propage par une voie autre que celle du contage ?

A peu près à la même époque que l'épidémie sévissait à Rostov, elle parut à Nakhitchévane, colo-

mie arménienne établie entre cette ville et Staro-
Tcherkask. Elle y causa peu de ravages, car sur
une population d'environ 9,000 âmes et pendant
cinq semaines qu'elle dura, elle ne frappa que 160
personnes dont 55, c'est-à-dire un peu plus du
tiers, succombèrent.

Dix jours après avoir commencé à Rostov, le
choléra se répandit dans les villages environnants
et gagna les bords de la mer d'Azoff. Il parut à
Taganrock le 21 juillet, et au poçade d'Azoff le 28
du même mois. Il régna 44 jours dans cette dernière ville, qui n'est plus qu'un misérable bourg de
de 8 à 900 âmes, et il y fit 161 victimes sur 333
individus atteints par le mal.

A Taganrog, le premier cas de choléra fut constaté le 15 juillet sur un bourgeois qui était arrivé la
veille en bonne santé par le pyroscaphe de Rostov.
Il mourut en 9 heures. Ce fut seulement six jours
après cet accident que l'épidémie se déclara dans
la ville; elle y régna huit semaines et produisit les
effets suivants:

(Voir le tableau ci-contre.)

	MALADES.	MORTS.	RAPPORT.
Du 21 juillet au 27, période d'invasion, 6 jours	16	14	87, 50 p. 100
Du 28 » au 8 août » d'augment. 12	164	60	36, 58 —
Du 9 août au 15 » » stationnaire, 7	114	58	50, 87 —
Du 16 » au 15 septemb. de déclin, 31	207	83	40, —
Total. . . 56 jours	501	215	42, 91 p. 100

La population de Taganrog étant de 16,000 âmes environ, on voit qu'il y eut une attaque sur

32 habitants et 1 mort sur 74, proportion modérée. Cependant le rapport des décès aux attaques fut assez élevé, car il dépassa les 2/5. La mortalité fut beaucoup plus considérable en ville, à domicile que dans l'hôpital. Sur 260 malades qui furent traités dans les maisons particulières, on compta 135 morts, c'est-à-dire la proportion de 51,96 p. 100 ou plus de la moitié, tandis qu'à l'hôpital il ne mourut que 80 malades sur 241, c'est-à-dire 33,19 p. 100 ou le 1/3. Du reste, la maladie présenta dans cette ville les mêmes symptômes et les mêmes terminaisons que partout ailleurs.

Nous ne nous arrêterons pas à suivre dans tous ses détails la marche du choléra-morbus sur la côte septentrionale de la mer d'Azoff, non plus que dans la Crimée. Nous constaterons seulement par quelques faits qu'il s'avança lentement et faiblement dans cette direction, et qu'il paraît y avoir rencontré peu de conditions favorables à son développement.

En effet, de Taganrog à Marioupol, il fit 23 lieues en 22 jours; de Marioupol à Berdiansk, 13 lieues en 41 jours. Mais il avait paru dès le 19 septembre dans un village du district de Berdiansk, et 11 jours auparavant, le 8 septembre, à Pérékop, bien que cette ville fût à 52 lieues plus loin dans l'ouest que Berdiansk. Ainsi le choléra fit ici un bond de 65 lieues. Cependant de Pérékop à Kherson, ville de 15 à 16,000 âmes, située à l'embouchure du Dniéper, il mit 49 jours pour faire 21 lieues. Il se manifesta dans cette dernière ville le 27 octobre sur 3 juifs qui n'y étaient qu'en passant. Les jours suivants, la maladie commença à se répandre parmi les habitants domiciliés, mais avec très peu de force.

L'épidémie envahit plus rapidement le sud que le nord de la Crimée. Kertch fut naturellement le premier point de cette région qui ressentit l'inffuence du fléau. Cette petite ville de moins de 6000 âmes est, par sa position maritime, la clef du canal d'Iéni-Kaleh , l'ancien Bosphore Cimmérien. Aussi, dès le 9 août, un cas de choléra fut signalé à bord d'un navire de commerce qui chargeait une cargaison provenant de Taganrog. Ce navire était mouillé au milieu de beaucoup d'autres qui, comme lui, se trouvaient en quarantaine. Les contagionistes verront dans ce fait une preuve à l'appui de leur théorie. Mais rien ne démontre que le choléra ait pénétré dans ce navire par une autre voie que l'atmosphère. Il faut savoir que l'épidémie se développa en même temps dans la ville, bien que celle-ci ne fût en communication directe ni avec le navire infecté, ni avec aucune provenance des lieux où le choléra existait. On ne doit pas oublier, non plus, que la maladie existait depuis un mois dans les marais de la presqu'ile de Taman, 12 lieues seulement à l'est de Kertch ; il est donc fort possible que l'effluve pestilentiel soit venu de ce côté plutôt que de celui de Taganrog ou de Rostov. Quoi qu'il en soit, l'épidémie dura 56 jours dans cette ville et y fit 225 victimes sur 471 malades, ce qui donne la forte proportion de 1 cholérique pour un peu moins de 13 habitants et une mortalité de près de moitié.

Le même courant qui avait porté la maladie à Kertch, l'introduisit successivement à Théodosie ou Kaffa, à Symphéropol et dans les localités environnantes. Mais, comme nous l'avons dit, le principe morbide ne s'y manifesta qu'avec lenteur. Il parut le 25 septembre seulement dans la capitale de la Crimée, sur deux habitants dont l'un mourut le jour même et l'autre deux jours plus tard. On a constaté qu'à cette époque le choléra n'existait ni dans la ville, ni dans les environs , et que les deux individus atteints n'avaient point quitté un seul instant leur domicile. La maladie y procéda de la manière suivante :

	MALADES	MORTS	RAPPORT
Du 25 septe. au 12 octob., période d'invasion 17 jours	6	2	33,33 p. 100
Du 13 octob. au 22 » » d'augment. 10 »	272	58	21,32 »
Du 23 » au 14 novembre » stationnaire 23 »	164	42	25,60 »
Du 15 novembre au 22 » » de déclin 7 »	6	11	
Total. . . . 57 jours	448	113	25,22 p. 100

La population de Symphéropol étant de 4,000 âmes, on voit qu'il y eut 1 cholérique sur près de 9 habitants et que la mortalité relative ne fut que de 1/4.

Il est remarquable que le choléra ne pénétra pas à Sévastopol, port militaire peu éloigné des lieux infestés. On n'y a signalé qu'un seul cas sur un jeune marin arrivé de Sympéropol. Mais, autant que nous le sachions, la maladie ne s'est pas développée ultérieurement.

En même temps que le choléra-morbus se propageait dans la Crimée et dans la province du Don, il s'avançait avec rapidité au nord et surtout au nord-ouest de Tcherkask, dans les gouvernements de Ekaterinoslav, Kharkov et Voronèje, qui bordent le pays des Kozaks du Don.

Onze jours environ après son apparition à Staro-Tcherkask, le fléau éclata simultanément, 1° à Taganrog, 22 lieues dans l'ouest, sur le rivage de la mer d'Azoff ; 2° à Loughane, petite ville voisine de Slavianoserbsk, chef-lieu du district le plus oriental du gouvernement d'Ekaterinoslav, et à 28 lieues au nord de Staro-Tcherkask ; 3° à Bitchkovskaïa, slobode de 2,886 habitants, située sur le Don, proche de Bogoutchar, chef-lieu du district le plus méridional du gouvernement de Voronèje, à 80 lieues au nord-est ; 4° enfin dans deux villages du district de Bogodoukhov, tout près du chef-lieu du gouvernement de Kharkov, et à 100 lieues au nord-nord-ouest de Staro-Tcherkask.

Vingt à trente jours plus tard, la maladie avait déjà pénétré au centre du gouvernement de Koursk, 137 lieues au nord-nord-ouest de Staro-Tcherkask ; à Ielets, Lipetsk et Lébédiane, chef-lieux de districts voisins dans les gouvernemens d'Orel et de Tambov, à 150 et 160 lieues au nord des bouches du Don ; à Starodoub dans le gouvernement de Tchernigov et à plus de 190 lieues au nord-ouest du Tanaïs.

Ainsi, dans l'espace d'un mois, l'épidémie projeta ses rayons meurtriers à une distance de près de 200 lieues. Il ne faudrait pas croire, cependant, qu'elle s'avança partout avec la même vitesse. Les localités que nous venons de citer, furent les premières atteintes par le fléau ; elles sont placées sur sa route comme autant de jalons qui en indiquent la direction générale ; les points intermédiaires ont été envahis plus tardivement, successivement et par des voies plus ou moins sinueuses. En effet, le choléra était à Orel, c'est-à-dire, à 173 lieues au nord-nord-ouest de Staro-Tcherkask, le 1ᵉʳ septembre, que dix jours plus tard il ne faisait que d'entrer dans le district de Voltchansk, 103 lieues plus près de l'embouchure du Don. De même il parut le même jour, 15 septembre, à Novi-Oskol, dans la partie méridionale du gouvernement de Koursk, et à Riajsk, ville du gouvernement de Riazan, bien qu'il y eût entre ces deux points une distance de 90 lieues en ligne droite. Mais ces faits n'ont rien d'étonnant si on les compare à ceux qui ont eu lieu à Rostov, Koursk et beaucoup d'autres villes, où la maladie parut d'abord et ne se propagea que 10, 15 et 20 jours plus tard dans les villages circonvoisins.

Après avoir rapporté les observations précédentes qui donnent une idée générale de la manière irrégulière et pour ainsi dire saccadée dont le choléra procède dans sa marche envahissante, nous allons récapituler aussi succintement que possible les ravages que cette terrible maladie a faits dans les divers gouvernements de la Russie méridionale et centrale, et, pour rendre notre travail plus simple et plus facile, nous passerons en revue, l'un après l'autre, chacun de ces gouvernements.

Aussitôt que le choléra-morbus eut fait son apparition sur les rives inférieures du Tanaïs, il s'étendit, comme nous l'avons dit, à droite et à gauche, parmi les Slobodes des Kosaks du Don et du gouvernement d'Ekaterinoslav. Les huit districts de ce dernier gouvernement furent successivement envahis dans l'espace de cinq à six semaines. L'épidémie procéda de l'est à l'ouest.

En même temps que le fléau décimait les Kosaks du Miouss dont la contrée est comme enclavée dans la partie orientale du gouvernement d'Ekaterinoslav, il pénétrait dans les districts environnants de Rostov, Bakhmout et Slavianoserbsk. Nous avons déjà vu que le choléra éclata à Rostov le 12 juillet ; huit jours plus tard et avant que de se répandre dans les villages voisins de cette ville, il parut à 38 lieues plus loin au nord, à Longhane, petite ville du district de Slavianoserbsk ; il mit 14 jours pour faire les 7 lieues qui séparent Loughane de Slavianoserbsk, chef-lieu du district, et situé sur la rivière dont il portait autrefois le nom. Le 1ᵉʳ août, la maladie avait éclaté à Bakhmout, sur la grande route de Rostov à Kharkov. De là, s'avançant vers le couchant, l'épidémie parvint le 15 août dans les districts de Novo-Moskovsk et d'Alexandrovsk situés sur le Dniéper, l'un au nord, l'autre au sud d'Ekaterinoslav ; cette dernière ville, capitale de la province, ne fut elle-même envahie que le 5 septembre.

Le choléra se montra en général plus doux dans le gouvernement d'Ekaterinoslav que dans la province du Don.

Le 1ᵉʳ novembre, l'épidémie existait encore dans ce gouvernement ; mais elle avait sensiblement diminué et elle paraissait devoir disparaître bientôt. Dans l'espace de 111 jours, du 12 juillet au 1ᵉʳ novembre, on a compté sur une population générale de près d'un million d'habitans, 9,832 cholériques

et 3,000 décès ; c'est-à-dire 1 malade sur 102 habitans et 1 décès sur 333. Le nombre des morts,
relativement à celui des malades, n'a été que de
30,51 p. 100, ou moins de 1/3.

Si nous cherchons à connaître le degré d'intensité de la maladie dans les divers districts, nous
trouvons les rapports suivants en comparant entre
eux le nombre des malades et celui des morts survenus dans un temps moyen d'une semaine.

	MALADES	MORTS	RAPPORT
District de Rostov	351	158	45,00 p. 100
» Pavlograde . . .	104	40	38,46 »
» Slavianoserbsk . .	806	240	29,77 »
» Novo-Moskovsk .	172	50	29,00 »
» Bakhmout. . . .	211	59	27,96 »
» Alexandrovsk . .	56	12	21,42 »

Nous ferons un rapprochement analogue, mais plus complet, parce que nous tiendrons compte du chiffre de la population, entre plusieurs villes du même gouvernement, afin de faire mieux voir la manière différente dont la maladie y a sévi. Nous continuerons à prendre pour terme commun de comparaison la durée moyenne d'une semaine.

	MALADES SUR 1,000 HABIT.	MORTS SUR 1,000 HABIT.	RAPPORT.
Rostov	5,25	3,5o	66,66 p. 100
Azov	52,99	25,61	48,33 »
Taganrog	3,85	1,64	42,72 »
Marioupol	10,08	2,72	27,00 »
Ekaterinoslav	4,39	1,10	25,19 »
Reste du gouvernement.	0,52	0,12	22,13 »

ıı ressort, des deux tableaux précédents, que l'épidémie fut plus intense dans les villes que dans les campagnes; plus dans le voisinage de la mer que dans l'intérieur des terres; plus dans les districts orientaux que dans ceux de l'ouest.

On a déjà remarqué sans doute que le nombre des malades et des morts fut très peu élevé dans le chef-lieu du gouvernement eu égard à sa population et à sa situation sur un grand fleuve. Sur environ 10,000 habitants, il n'y eut en 87 jours que 426 malades et 115 morts, soit 1 cholérique sur 23 1/2 habitants et 1 décès sur 87. Le quart environ des individus atteints succomba. Nous ferons observer que Ekaterinoslav est une ville de nouvelle création, que ses rues sont larges et bien alignées, que sa population n'est pas condensée.

* * *

Le choléra-morbus pénétra au cœur du gouvernement de Kharkov avant de s'être manifesté sur aucun autre point. En même temps qu'il apparaissait au confluent du Donetz et du Don, il éclatait aux sources de l'Oudoui, rivière qui se jette dans le Donetz après avoir recueilli les eaux du district de Kharkov. Sans qu'on sache comment il fut introduit, à moins que ce ne soit par l'espèce de polarisation dont nous avons parlé précédemment, le fléau parut tout-à-coup le 20 juillet dans deux villages du district de Bogodoukhov, à quelques lieues au nord-ouest du chef-lieu de la province. Cette apparition insolite sur un point aussi éloigné des lieux où l'épidémie régnait alors (les rives du Don, à plus de 100 lieues), ne paraît pas avoir eu une grande influence sur la propagation du choléra dans les autres parties du gouvernement, excepté, peut-être, dans la direction du nord où l'épidémie s'avança avec rapidité, comme nous le verrons en parlant du gouvernement de Koursk. En effet, sauf l'irrégularité que nous venons de signaler, le choléra envahit d'abord le gouvernement des slobodes d'Ukhraine, par ses districts les plus méridionaux, et par conséquent les plus rapprochés du foyer de l'épidémie. Il pénétra le 27 juillet dans le district de Starobielsk ; mais il n'atteignit que deux semaines plus tard les villes de Starobielsk et de Bielovodsk où il se montra fort rigoureux.Le 26 juillet, il parut à Izume, chef-lieu du district de ce nom, situé sur la route de Rostov, et 21 lieues plus loin de cette dernière ville que Bakhmout où nous avons vu que la maladie ne se manifesta que le 1er août. Delà, continuant de préférence sa route vers le nord-ouest, le fléau gagna successivement les districts de Zmiev (1er août), Kharkov (2 août), Valki (15 août),Akhtirka, Lébédine et Soumi (24-27 août). Par une raison que nous ignorons, les districts de Koupiansk et de Voltchansk, situés au Nord de celui d'Izume, furent envahis beaucoup plus tard, le premier le 15 août, et le second seulement le 10 septembre. Cependant, dès le 31 juillet, la maladie, sautant par-dessus le district de Koupiansk, avait passé du district d'Izume dans celui de Valouiki, sur les confins du gouvernement de Voronèje.

Ainsi le choléra mit environ 46 jours ou un mois et demi pour se répandre dans les onze districts du gouvernement de Kharkov, c'est-à-dire sur une surface de 1,962 lieues carrées et parmi une population de 1,110,000 âmes. Le nombre des individus atteints fut considérable, mais la maladie ne se montra violente que dans les villes principales ; généralement elle cédait facilement aux remèdes employés pour la combattre. Les districts de Starobielsk, Izume , Bogodoukhov et Kharkov furent de tous les plus maltraités.

Le tableau suivant donnera une idée du dévelop-

pement et de l'intensité du choléra dans tout le
gouvernement de Kharkov, pendant un espace de
111 jours, du 20 juillet au 8 novembre. On trouvera ce temps divisé en cinq parties, non pas conformément à la marche de l'épidémie, mais suivant
les renseignemens que avons puisés dans les journaux russes. A côté des chiffres officiels des malades et des morts qui ont eu lieu pendant ces cinq
périodes, nous avons placé la moyenne des malades
et des décès survenus dans un jour de chacun de
ces périodes et le rapport de la mortalité qui lui
correspond.

	NOMBRE DE JOURS	MALADES	MORTS	MOYENNE PAR JOUR		RAPPORT
				MALADES	MORTS	
Du 20 juillet au 26 août. . . .	37	1,131	361	30,56	9,73	31,83 p. 100
Du 27 août au 1ᵉʳ septembre. .	6	2,904	825	484,00	137,60	27,99 »
Du 2 septembre au 11 » . .	10	2,924	857	292,40	85,70	29,34 »
Du 12 » au 1ᵉʳ octobre.	20	2,574	777	128,70	48,85	30,18 »
Du 2 octobre au 8 novembre. .	38	2,234	772	58,79	20,31	34,55 »
Total	111 jours	11,767	3,592		–	30,52 p. 100

On voit que l'épidémie alla croissant pendant
environ 45 jours, et que, dès le mois de septembre,
elle commença à frapper un moins grand nombre
d'individus. Mais l'intensité de la maladie, qui est
accusée par le rapport des décès, ne suivit pas la
même marche. On pourrait même dire, au premier
abord, que l'épidémie était d'autant plus violente,
qu'elle sévissait sur moins de personnes. Mais nous
observerons, comme nous l'avons déjà fait ailleurs,
qu'une partie des décès arrivés dans les derniers
temps de l'épidémie, appartenaient à des individus
frappés antérieurement et qui succombaient plutôt
par les suites de la maladie que par la maladie elle-
même. Pour avoir le degré exact de l'intensité du
choléra, il faudrait connaître le chiffre des décès
correspondant à un nombre d'individus atteints
pendant un temps déterminé. Malheureusement
les documens que nous possédons ne nous permet-
tent pas de faire ce rapprochement d'une manière
satisfaisante.

Il résulte encore du tableau précédent que, dans
le gouvernement de Kharkov, le nombre des cholériques fut à la population générale comme 1 est
à 94 1/3, et celui des décès comme 1 est à 300.
Le rapport moyen des morts et des malades fut de
30,52 pour 100 ou moins de 3/10.

Si l'on compare les effets de l'épidémie dans les
districts avec ceux qui eurent lieu dans la capitale
de la province, on trouvera dans celle-ci une différence en plus. L'épidémie dura 93 jours à Kharkov ; pendant ce temps, elle enleva 446 personnes
sur une population de 16,000 âmes, ou 1 individu
sur près de 36. Le nombre des malades fut de
1,335, c'est-à-dire 1 sur 12 habitans. La proportion des morts aux malades ne s'y éleva qu'à 33,40
p. 100 ou un peu plus de 1/3, ce qui est peu de
chose eu égard à la population et à la situation de
Kharkov. Cependant cette proportion fut encore

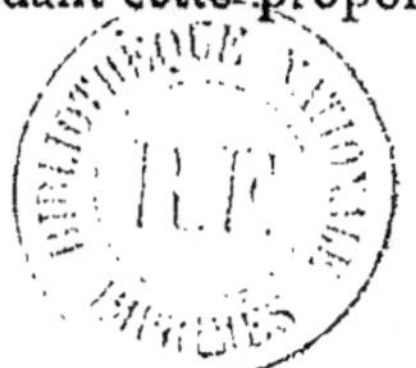

7

plus faible dans les districts, car elle ne dépassa pas 3o,24 p. 100.

La manière dont le choléra éclata à Kharkov est assez curieuse pour que nous en fassions mention. Jusqu'à la fin de juillet, aucun cas de choléra n'avait été observé dans cette ville, quoique, depuis dix jours, l'épidémie régnât, comme nous l'avons dit, à quelques lieues au-delà. Seulement les médecins avaient remarqué une légère influence qui développait des symptômes cholériques dans certaines affections et leur donnait un caractère suspect.

Le 3o juillet, un individu atteint du choléra est apporté à l'hôpital de la ville. Ce malade était un paysan nommé André Litvinov qui revenait de Rostov. Il avait ressenti les premiers symptômes de la maladie, la veille en passant à Tchougouïev, colonie militaire située sur la grande route, à 9 lieues au sud-ouest de Kharkov. Il n'est pas inutile d'observer que l'épidémie n'existait pas encore dans ce lieu et qu'elle n'y éclata que trois à quatre jours plus tard.

Transporté à l'hôpital, le malheureux paysan y mourut le lendemain. Le 2 août, l'infirmier Golovatchev, qui l'avait saigné, fut atteint du même mal le soir après avoir mangé des concombres à son souper. Le jour suivant, la mère de Golovatchev qui donnait des soins à son fils, et un autre infirmier nommé Ivanov qui avait aussi assisté Litvinov, tombèrent également malades. Tous les trois succombèrent le 4 août. Pendant cinq jours, on constata dans la ville plusieurs autres cas de choléra, mais moins graves que les précédents. Du 9 au 11 août, l'hôpital reçut quatre nouveaux cholériques. A partir de ce moment, la maladie commença à se propager parmi les habitans ; mais ce ne fut réellement que le 19 qu'elle prit un caractère franchement épidémique.

Depuis lors, elle alla toujours croissant jusqu'à la

fin d'août; ensuite, après être restée stationnaire
pendant quelques jours, elle diminua rapidement jusqu'au 3 nov., jour où eut lieu le dernier accident.

Le lecteur pourra mieux juger des fluctuations
de la maladie par le tableau suivant. Nous l'avons
composé de la même manière que celui qui indique la marche de l'épidémie dans tout le gouvernement, afin qu'on puisse les comparer ensemble.

PÉRIODES.	JOURS	MALADES	DÉCÈS.	MOYENNE MALADES	PAR JOUR DÉCÈS	RAPPORT
Du 2 août au 10 août	8	13	7	1,62	0,87	53,84 p.100
Du 11 » au 18 »	8	60	25	7,50	3,12	41,60 ɪ
Du 19 » au 26 »	8	287	69	35,87	3,62	24,03 »
Du 27 » au 1ᵉʳ sept.	6	345	103	57,50	17,17	29,86 »
Du 2 sept. au 11 »	10	379	135	37,90	13,50	35,62 »
Du 12 » au 1ᵉʳ octo.	20	204	88	10,20	4,40	43,13 »
Du 2 octo. au 16 »	15	22	10	1,46	0,66	45,20 »
Du 17 » au 3 nov.	18	25	9	1,39	0,50	35,97 »
Total. . .	93	1,335	446			33,40 p.100

La manière dont on traita le choléra dans le gouvernement de Kharkov fut en général conforme aux préceptes de la science. Nous voudrions croire avec les médecins de cette province que les moyens employés par l'art eurent une action réelle sur la guérison d'un grand nombre de cholériques. Dans ce cas, les résultats obtenus seraient très satisfaisans , puisque le rapport des décès aux malades furent de 3o p. 100, c'est-à-dire, 2/5 au-dessous du chiffre de la mortalité moyenne,lorsque l'épidémie est abandonnée à elle-même.

Le district de Bogodoukhov, où l'épidémie débuta, fut un des plus heureux sous ce rapport; il fut bien plus heureux que celui d'Akhtyrka qui lui est contigu et où la mort préleva un malade sur deux. Sur 299 cholériques, il n'en perdit que 88, ce qui donne la proportion avantageuse de 29,43 p. 100. La médication généralement employée fut la suivante :

Dès l'apparition des premiers symptômes,on pratiquait ordinairement une saignée ; puis on faisait prendre quelques gouttes d'essence de menthe poivrée et de teinture d'opium. Il arriva plusieurs fois que la guérison s'opéra aussitôt après la deuxième dose. Si la maladie persévérait, on avait recours à l'éther sulfurique dulcifié, autrement dit liqueur d'Hoffman dont on donnait de temps à autre dix gouttes sur un morceau de sucre. En même temps, on faisait boire au malade de l'eau aussi froide que possible. Quelquefois les vomissemens étaient encore combattus par la potion antiémétique de Rivière, seule ou associée à l'opium. Le moyen le plus employé pour modifier les évacuations alvines était le calomel pris par doses d'un grain toutes les heures. Si la diarrhée devenait très-violente, on donnait 4 grains de poudre de Dower. Enfin concurremment avec ces médicamens, on stimulait la peau soit par des frictions avec l'élixir de

Voronèje, soit avec des bains chauds de cuve ou de vapeur; ces moyens externes calmaient les spasmes et rappelaient la chaleur à la périphérie du corps.

Parmi les traitemens spéciaux qui ont eu le plus de réputation et que les autorités locales ont signalés au gouvernement comme ayant obtenu des succès remarquables, nous citerons celui du Dᵣ Dobronrarov, médecin de la ville de Kharkov, et celui du Dᵣ Sledzievsk, directeur de l'établissement hydropathique de Kotchetka, près de Tchougouïev. Le premier faisait prendre à ses malades 40 gouttes d'une liqueur composée ainsi:

Essence de menthe poivrée	1	partie en poids.
Liqueur d'Hoffmann	6	« «
Teinture éthérée de racine de Valériane	8	« «

On voit que l'éther était la substance dominante dans cette formule. Ordinairement une dose suffisait. Mais il fallait la renouveler lorsqu'elle était rejetée par le vomissement. En même temps, on frictionnait le malade avec des substances irritantes, ou on le mettait dans un bain de vapeur, de manière à exciter la transpiration. Il paraît qn'un grand nombre de cholériques ont été guéris par ce remède, même sans le secours du médecin.

Le traitement du Dr Sledzievsk consistait principalement dans l'emploi méthodique du sel marin et de l'eau froide tant à l'intérieur qu'à l'extérieur. Voici comment on l'appliquait:

Aux premières atteintes du mal, on faisait boire un verre d'eau froide à 4° du thermomère de Réaumur, et contenant en dissolution uue cuillerée à soupe de sel de cuisine. Ensuite on enveloppait le malade dans un drap de lit trempé d'eau froide et salée (1 verre de sel pour une cuvette d'eau à 12°), et plusieurs hommes devaient le frictionner avec ce drap par tout le corps pendant un quart d'heure. Cela fait, on débarrasse le patient du

drap humide et on l'essuie à sec ; puis on le roule
dans une double couverture de laine, et il est
obligé de rester couché ainsi plusieurs heures de
suite, pendant lesquelles on lui administre toutes
les cinq minutes une grande cuillerée d'eau salée
à la température de zéro. S'il a soif, on lui donne
à boire de l'eau pure froide, quelquefois avec de la
glace. Les frictions au moyen du drap de lit im-
bibé d'eau salée se répètent plusieurs fois s'il est
nécessaire. Une transpiration abondante en général indique la crise de la maladie. A mesure
que l'affection diminue, on administre l'eau salée
à des intervalles plus rares, et vers la fin, on y
substitue, pour entretenir la sueur, une boisson
chaude de fleurs de sureau ou de toute autre substance sudorifique. On assure que ce traitement
a compté de nombreux succès ; mais qu'il est
d'autant plus efficace qu'on l'applique plus près
du commencement de la maladie.

Le choléra-morbus fit son apparition dans le
gouvernement de Voronèje, le 19 juillet. Le premier lieu où il éclata fut Bytchkovskaïa, slobode
du district de Bogoutchar, à 7 lieues environ de
la frontière des Kozaks du Don. Il débuta en frappant mortellement plusieurs paysans travaillant
dans les champs sous un soleil ardent. On ignore
comment la maladie s'est introduite ; mais elle
a pu arriver par deux voies différentes, à savoir :
le Don qui passe tout près de là, et la route pos-
tale de Novo Tcherkask à Voronèje sur laquelle
ce bourg est établi.

La distance entre Bytchkovskaïa et Novo-Tcherkask est de plus de 125 lieues en suivant les sinuo-
sités du fleuve, et de 77 par la route de poste. Une
ligne droite qui réunirait ces deux localités aurait
encore 73 lieues. D'une manière ou d'une autre,

on est forcé d'admettre que le fléau franchit cet espace considérable, soit en un jour , si on part du chef-lieu de la province du Don où il éclata le 18 juillet, soit en 10 jours, si on suppose, comme cela est très-probable, qu'il provînt directement de Staro-Tcherkask.

En voyant l'épidémie franchir ainsi d'un bond l'angle formé par la grande courbure orientale du Don, on aurait pu croire qu'elle allait se développer avec rapidité dans les environs de Bytchkovskaïa et envahir promptement de ce côté le gouvernement de Voronèje. Le contraire précisément arriva. Le choléra ne parut que le 21 août ou plus d'un mois après, à Bogoutchar, ville située de l'autre côté du fleuve, à 4 lieues seulement de Bytchkovskaïa, et il mit plus de 40 jours pour atteindre Pavlosk, chef-lieu du district voisin , éloigné de 17 lieues et traversé à la fois par la grande route et par le fleuve. Le fléau procéda plus lentement encore dans la direction du nord-est ; car il ne pénétra qu'à la fin de septembre dans le district de Novokhopersk, où il laissa à peine quelques traces de son passage.

Le véritable courant par lequel la maladie envahit le gouvernement de Voronèje fut celui qui, partant des districts d'Izume et de Starobielsk dans la partie méridionale du gouvernement de Kharkov, s'avança du sud au nord, à travers les districts de Valouiki (31 juillet), Birutch (3 août), Ostrogojsk (7 août), et Korotoïak (12 août), en suivant de ce côté la route de traverse qui conduit à Voronèje, où le choléra éclata le 22 août. Quelques jours plus tard , l'épidémie se manifesta dans les districts voisins de Zemliansk et Zadonsk, (fin août), de Bobrov (5 septembre), et de Novodiévitsk (8 septembre) Ces deux derniers districts semblent avoir été atteints par le courant pestilentiel d'une manière moins directe que les deux autres dont la position était plus septentrionale et d'où la maladie gagna , comme nous l'avons vu précédemment, les districts occidentaux du gouvernement de Tambov.

Ainsi l'épidémie a employé 5o jours pour s'étendre dans le gouvernement de Voronèje. Mais si l'on tient compte de la direction principale du fléau , on trouvera qu'il n'a exercé des ravages notables que dans la moitié occidentale de ce gouvernement. On peut donc évaluer à 1,200,000 ou aux 2/3 environ de la population générale le nombre des individus qui ont été exposés aux atteintes du choléra. Sur ce nombre, 14,129 sont tombés malades et 5,572 ont succombé, dans l'espace de 111 jours (du 19 juillet au 8 novembre), ce qui donne la proportion d'un malade sur 85 habitants et d'un mort sur 215 1/3. Toutefois, cette proportion a subi des variations selon les diverses localités. A Olkhovatka, dans le district d'Ostrogojsk, on a compté, pendant les 14 premiers jours, 1 cholérique sur 27 habitants et un décès sur 107 ; à Bytchkovskaïa, il y eut en 37 jours 1 cholérique sur 27 habitans et 1 décès sur 76. Mais l'endroit où cette différence fut le plus sensible, c'est, sans contredit , le chef-lieu où le 1/5 de la population fut attaqué et où la 13ème partie des habitans succomba.

Quant à la mortalité relative au nombre des individus atteints, elle fut généralement modérée. On pourra en juger par le tableau suivant dans lequel nous avons divisé le cours de l'épidémie en cinq périodes et calculé le nombre des malades et des morts qui ont eu lieu quotidiennement dans chacun de ces périodes. (Le chef-lieu du gouvernement est excepté de ce tableau).

	MALADES	MORTS	RAPPORT
Du 19 juillet au 2 sept. . .45 jours	40,98	12,64	30,84 p. 100
Du 3 septembre au 5 . . 3 »	191,33	136,00	71,08 »
Du 6 » au 8 . . 3 »	380,00	156,66	41,22 »
Du 9 » au 13 octo. 35 »	138,28	54,05	39,01 »
Du 14 octo. au 8 novem. 25 »	28,72	11,08	38,57 »
Total. . . . 111 jours			39,55 p. 100

Ainsi, dans cet intervalle de temps, l'épidémie alla croissant pendant sept semaines environ, jusqu'au 9 ou 10 septembre ; ensuite elle diminua progressivement. Au commencement de novembre, elle était près de finir dans tout le gouvernement. — Il résulte encore du tableau précédent que la plus grande violence du mal eut lieu dans les premiers jours de septembre; la mortalité s'y éleva jusqu'au 71 p. 100 ; mais à partir du 6 septembre, cette proportion alla constamment en s'abaissant.

La ville de Voronèje fut, avons-nous dit, la localité où l'épidémie se manifesta de la manière la plus prononcée. Elle offre un exemple des plus frappants de la rapidité avec laquelle le choléra peut envahir et abandonner un pays, et elle confirme l'observation que le lecteur a dû faire déjà, c'est-à-dire que l'épidémie a une durée d'autant moins longue qu'elle montre plus d'énergie et frappe un plus grand nombre d'individus à la fois. En effet, elle parcourut ses quatre phases à Voronèje comme dans les autres villes ; mais au lieu d'employer pour cela 6, 7, 8 et 10 semaines, elle accomplit sa révolution complète en 4 semaines seulement.

(Voir le tableau ci-contre.)

	MALADES.	MORTS.	RAPPORT.
Du 22 août au 25 août, période d'invasion, 3 jours	8	4	50 p. 100
Du 26 » au 3 sept. » d'augment. 9 »	2,135	710	32,85 —
Du 4 sept. au 8 » » stationnaire, 5 »	1,846	693	37,54 —
Du 9 » au 19 » » de déclin, 10 »	1,024	559	54,59 —
Total. . . 27 jours	5,013	1,966	39,22 p. 100

Voronèje est une ville populeuse (25,000 âmes), située sur un affluent du Don, souvent ravagée par les fièvres intermittentes. La classe inférieure y est nombreuse, entièrement russe, se nourrissant généralement d'aliments malsains. Mais ces raisons ne suffisent pas pour expliquer la rapidité insolite avec laquelle le choléra s'y propagea. De même que dans toute l'Ukhraine, le climat de Voronèje est assez doux pour permettre la culture de la vigne, l'hiver n'y commence qu'au mois de décembre et dure à peine quatre mois, le sol est partout imprégné de nitre et doué d'une excessive fertilité. Au reste, on a dû remarquer que si le nombre des individus atteints a été très considérable , celui des morts fut relativement faible, puisque la moyenne n'a pas dépassé 39,22 p. 100, ou moins des 2/5.

Nous compléterons les renseignemens que nous venons de donner sur la ville de Voronèje par le tableau suivant qui mettra davantage en évidence l'intensité de l'épidémie dans sa marche ascendante et descendante. Ce tableau exprime le nombre de malades et de morts qui ont eu lieu chaque jour sur une population réduite à 1,000 âmes.

(Voir le tableau ci-contre.)

	MALADES	MORTS	RAPPORT
Du 22 au 25 août	0,10	0,05	5o, p.100
Du 26 au 31 »	5,95	2,02	33,93 »
Le 1ᵉʳ septembre	15,72	5,04	32,07 »
Le 2 »	16,60	5,92	35,66 »
Le 3 »	17.36	5,32	3o,64 »
Le 4 »	16,72	6,08	36,36 »
Le 5 »	15,8o	5,76	36,45 »
Le 6 »	13,48	4,92	36,49 »
Le 7 »	14,84	6,28	42,31 »
Le 8 »	13,00	4,68	36,oo »
Le 9 »	10,8o	4,36	4o,37 »
Le 10 »	9,12	4,20	46,75 »
Le 11 »	8,24	4,o4	49,02 »
Le 12 »	5,00	2,8o	56,00 »
Le 13 »	2,6o	2,o4	78,46 »
Le 14 »	1,68	1,64	97,61 »
Le 15 »	2,04	1,36	66,66 »
Le 16 »	1,00	0,64	64,00 »
Le 17 »	0,24	0,44	182,22 »
Le 18 »	0,24	0,76	316,66 »
Le 19 »	0,00	0,08	
	200,52	78,64	39,22

En résumé, sur 1,000 individus exposés à l'influence de l'épidémie il y eut :

      799,48   non atteints   ou 1/ 1,25
      200,52   malades   ou 1/ 4,98
      121,88   guéris   ou 1/ 8,20
       78,64   morts   ou 1/12,68

Nous avons dit en parlant du gouvernement de Kharkov que le choléra y fit sa première apparition le 20 juillet dans deux villages du district de Bogodoukhov, et que de là il s'élança plus rapide-

ment vers le nord que dans toute autre direction.
Effectivement, c'est de ce côté que la maladie pénétra dans le gouvernement de Koursk. Dès le 5
août, elle éclata à Graïvorone, ville éloignée seulement de 8 à 9 lieues des deux villages infectés ; la
maladie y séjourna 60 jours, et pendant les 38 premiers jours, elle enleva 220 personnes sur 489
atteintes, ou 45 p. 100. Quelques jours plus tard
(le 15 août), l'épidémie se répandit dans les environs, mais avec assez de lenteur, car elle n'éclata
que le 23 à Khotmijsk, ville du même district à 6
lieues au nord-nord-est de Graïvorone.

Cependant le fléau, avant de se propager dans
le district dont nous venons de parler , s'était déjà
manifesté, dès le 9 août, dans plusieurs villages du
district d'Oboïane placé au nord du précédent, et
le jour suivant à Koursk, chef-lieu du gouvernement. La maladie ne s'étendit que 12 jours plus
tard dans une slobode Kosake, voisine de cette
ville, puis dans le reste du district. On peut croire
qu'elle rayonna ensuite du chef-lieu dans les districts environnants , car elle parut le 26 août à
Dmitriev, 22 lieues au nord-ouest; le 8 septembre à Lgov et à Time situés l'un à 15 lieues à l'ouest, l'autre à 18 lieues à l'est; le 9 septembre à
Fatèje, 13 lieues au nord nord-ouest; et enfin,
dans le mois d'octobre seulement, à Chtchigri, chef-
lieu du district de ce nom, situé à 13 lieues au
nord-est de Koursk. Quant aux autres districts,
ils ont été envahis par des courants venus de divers
côtés, mais partis généralement du premier district
attaqué, celui de Graïvorone. Tels furent ceux de
Bielgorod, Korotcha, Soudja et Rylsk (du 29 au
31 août), et ceux de Stari-oskol (7 septembre),
Novi-oskol (15 septembre), et Poutivl (12 septembre).

Ainsi le choléra mit huit semaines pour envahir
les 15 districts du gouvernement de Koursk, com-

prenant une superficie de 2,185 lieues carrées et environ deux millions d'habitants. Il paraît avoir trouvé dans cette province des conditions d'existence plus favorables que partout ailleurs ; car il continuait à sévir avec une certaine opiniâtreté à une époque où il avait disparu presqu'entièrement des gouvernements environnants de Voronèje, Toula, Kalouga, Orel, Kharkov et Poultava.

Le 31 décembre, l'épidémie régnait encore dans 7 districts. Depuis le jour de son entrée dans le gouvernement de Koursk jusqu'à cette dernière époque, c'est-à-dire pendant 148 jours ou 21 semaines, elle frappa dans les districts seulement (la capitale exceptée) 16,554 individus dont 5,409 ou environ les 2/5 succombèrent. Il y eut donc, par rapport à la population générale, 1 cholérique sur 119 habitants et 1 décès sur 308.

Si nous divisons cet espace de temps en 11 périodes, et si nous cherchons la moyenne des malades et des morts qui ont eu lieu par jour dans chacun de ces périodes, nous obtiendrons un tableau approximatif du cours de l'épidémie dans le gouvernement de Koursk.

	MOYENNES		
	MALADES	MORTS	RAPPORT
1° 27 jours.	21,63	6,48	29,97 p. 100
2° 10 »	182,40	78,40	42,98 »
3° 19 »	145,89	45,57	31,24 »
4° 15 »	112,40	64,33	52,32 »
5° 16 »	143,00	72,56	50,74 »
6° 21 »	167,00	63,53	38,05 »
7° 10 »	191,20	54,50	28,50 »
8° 7 »	106,42	32,71	30,73 »
9° 7 »	91,28	25,14	27,62 »
10° 7 »	47,86	14,71	30,73 »
11° 10 »	18,20	6,10	33,51 »

Sur la fin du premier période (5 août—1er sept.), l'épidémie avait envahi 8 districts centraux ; mais elle ne sévissait encore réellement que dans ceux de Graïvorone, Oboïane et Koursk.

Dans le second période (2-11 sept.), 12 districts étaient attaqués ; 14 districts dans le troisième période (12-30 sept.) ; enfin le gouvernement entier dans le quatrième période (1er-15 octobre.)

Vers la fin du septième période (22-31 nov.), l'épidémie commença à se *retirer* des districts méridionaux pour s'étendre davantage dans ceux du nord. Dans le dixième période (15-21 déc.), elle ne sévissait plus que dans 9 de ces derniers , et dans sept seulement à la fin du période suivant.

Le tableau précédent donne lieu à plusieurs observations. On voit que l'épidémie , d'abord faible, attaqua promptement un grand nombre d'individus dans les premiers jours de septembre ; puis son activité s'affaiblit tout-à-coup pendant près d'un mois ; mais à partir de la mi-octobre, elle se ranima de nouveau et continua à se développer jusqu'à la fin de novembre, époque à laquelle nous la voyons ensuite diminuer d'une manière continue. Dans la dernière semaine du mois de décembre, il n'y avait plus dans tout le gouvernement que 18 malades par jour.

Le nombre des morts ne suivit pas toujours la même progression que celui des attaques. Il éprouva bien un abaissement correspondant à celui que nous avons signalé vers la mi-septembre ; mais il se releva beaucoup plus vîte pour décroître ensuite régulièrement. Ainsi il y eut deux *maxima* pour les attaques et pour les décès. Le premier *maximum* coïncide dans les deux cas (2 11 sept). Mais le second *maximum* des attaques n'eut lieu que dans la dernière semaine de novembre, tandis que celui des décès s'effectu au mois plus tôt.

Quant à la mortalité relative au nombre des individus atteints par la maladie, elle ne suivit aucune règle appréciable. Il serait intéressant de pouvoir comparer sa marche avec celle des phénomènes météorologiques qui s'accomplirent dans le même temps ; peut-être trouverait-on un rapport entre ces deux ordres de faits.

Les localités qui souffrirent le plus des ravages de la maladie furent la ville et le district de Graïvorone, les districts d'Oboïane, Koursk, Soudja, Lgov, Fatèje, Dimitriev, Stari-Oskol, Chtchigrov, et les villes de Bielgorod et Koursk. Par contre, les villes de Novi-Oskol, Time et Poutivle qui se trouvent aux deux extrémités opposées du gouvernement, ressentirent à peine les effets du fléau.

Nous dirons quelques mots du chef-lieu de la province. Le premier cas de choléra y fut signalé le 10 août sur un individu qui succomba le lendemain. Le 12, il y eut trois nouveaux malades et sept le 13, dont cinq parmi les détenus dans la prison. Depuis lors, se propageant progressivement, surtout parmi les classes moyenne et inférieure de la population, l'épidémie atteiguit le 19ᵐᵉ jour son plus haut degré d'intensité. Le chiffre le plus élevé des nouveaux cas de maladie (90) fut observé le 29 août, et celui des décès (93) le 1ᵉʳ septembre. A partir de cette date, l'épidémie commença à diminuer, d'abord lentement pendant trois à quatre jours, puis d'un manière plus rapide jusqu'au six octobre, jour où eut lieu le dernier accident. C'est ce que représente le tableau suivant :

	MALADES	MORTS	RAPPORT
Du 10 août au 13 août, période d'invasion, 3 jours	11	8	72,72 p.100
Du 14 » au 19 » » d'augment. 16 »	566	373	65,90 »
Du 3o » au 2 septembre » stationnaire 3 »	194	224	115,46 »
Du 3 sept. au 6 octob. » de déclin 34 »	913	482	52,77 »
Total. . . . 56 jours	1,684	1,087	64,56 p.100

Si les chiffres ci-dessus qui ont été transmis au gouvernement russe, sont exacts, la mortalité aurait été très forte à Koursk ; car pendant la première moitié de l'épidémie, elle se serait élevée à plus de 78 p. 100. Nous ne pouvons comparer cette mortalité exceptionnelle qu'à celle de Saratov où nous avons vu périr, comme ici, plus des 3/4 des individus malades. Le nombre des attaques et des décès relativement au chiffre de la population est encore à peu près le même dans ces deux villes.

Nous avons vu qu'il y eut à Saratov 1 malade sur 15 1/3 habitans et 1 décès sur 20 hab. A Koursk nous trouvons 1 cholérique sur 16 3/5 hab. et un décès sur 26 3/4.

Nous laissons au lecteur le soin de rechercher les causes auxquelles on peut attribuer une pareille similitude.

———

Le gouvernement d'Orel a sa plus grande dimension de l'Est à l'Ouest ; il confine à l'Orient et au Sud avec les gouvernements de Voronèje et de Koursk sur une étendue de plus de 150 lieues ; aussi fut-il plus exposé que tout autre à l'invasion du choléra. En effet, le fléau y pénétra par deux voies différentes et atteignit, à 15 jours d'intervalle, d'abord Yelets (15 août), chef-lieu du district le plus oriental, puis Orel (1er septembre), chef-lieu du gouvernement et en même temps du district le plus central. La première de ces villes fut évidemment attaquée du côté de Voronèje ; mais, par une circonstance dont on ne peut se rendre compte, l'épidémie y éclata presqu'en même temps qu'à Korotoïak qui est situé à 50 lieues plus au Sud, tandis que des villes importantes telles que celles de Voronèje et de Zadonsk placées sur la grande route entre ces deux points, ne furent envahies que sept et quinze jours plus tard.

En réfléchissant aux nombreux exemples de ce genre que nous avons eu déjà l'occasion de citer, on est porté à admettre qu'il y a des localités plus prédisposées que d'autres au développement du principe cholérifère. Cette élection dépend sans doute de circonstances spéciales comme la constitution géologique du sol, l'intensité des courants magnétiques, les conditions variées de l'atmosphère, le caractère de la végétation, le genre d'industrie et la manière de vivre des habitans. Certes, il serait bien intéressant pour l'histoire générale des épidémies de faire des recherches de ce genre et de voir s'il n'y a pas réellement une corrélation entre un ou plusieurs de ces éléments modificateurs et les ravages plus ou moins grands du choléra-morbus. Nous avouerons même que si nous avons donné autant de développement à notre travail et si nous n'avons pas craint d'entrer dans des détails souvent fastidieux, c'est afin d'engager des personnes mieux placées ou plus capables que nous, à compléter ces matériaux et à approfondir les causes jusqu'ici mystérieuses qui engendrent et propagent le choléra.

Quoi qu'il en soit, le fléau une fois parvenu aux deux villes dont nous venons de parler, s'étendit bientôt aux contrées environnantes. D'Yelets il atteignit Lébédiane (20 août), ville située à 16 lieues au Nord Nord-Est, dans le gouvernement de Tambov; Jéfrémov (13 sept.), à 18 lieues au Nord Nord-Ouest, dans le gouvernement de Toula; enfin à l'Ouest, le district de Livni (22 août.) — Les autres districts du gouvernement d'Orel furent envahis par des courants venus de différents côtés. Ainsi des effluves émanés de Koursk portèrent la maladie au Nord dans le district de Malo-Arkhangel (fin septembre); au Nord-Ouest, dans ceux de Sevsk (6 sept.) Dmitrovsk (8 sept.) et Troubtchevsk (octobre); long-temps auparavant la maladie était parvenue directement à Orel d'où elle rayonna ensuite vers les districts limitrophes de Kromi (7 sept.) au Sud, de Bolkhov (14 sept.) au Nord, et de Novossil (16 sept.) à l'est; ce dernier dans le gouvernement de Toula.

Parmi les neuf districts du gouvernement d'Orel que nous venons de nommer, le fléau sévit particulièrement dans ceux de Yelets, Livni, Orel, Malo-Arkhangel et Sevsk, c'est-à-dire, ceux qui se trouvaient le plus directement en contact avec les points les plus infestés des gouvernements de Koursk et de Voronèje.

Pendant les douze premières semaines (du 15 août au 9 novembre) le choléra atteignit dans le gouvernement d'Orel (le chef-lieu excepté) 5,954 individus, et il en fit périr 2,329. Le maximum de l'épidémie eut lieu du 5 au 14 octobre, période pendant lequel la moyenne quotidienne des attaques fut de 108,14, et celle des décès de 55,28.

Ce période est aussi celui dans lequel le plus grand nombre de malades succombèrent ; pendant ces 14 jours, la mortalité relative s'éleva à 51,11 p. 100, tandis que le rapport moyen des 12 semaines ne fut que de 39,11 p. 100.

A partir du 20 octobre, le nombre des attaques alla toujours en diminuant. Vers la fin de décembre il n'était plus que de 3 à 4 par jour, et celui des décès de 1 à 2 par jour. Mais au commencement de l'année 1848, la maladie parut reprendre plus d'activité, car dans les seuls districts de Sevsk, Orel et Troubchevsk où l'épidémie s'était concentrée, le nombre des malades et des morts monta progressivement pendant les 10 premiers jours à 5,86 et 2,71 en moyenne par jour , et du 11 au 17 janvier, à 27, 86 et 1,17.

Quant au chef-lieu du gouvernement, l'épidémie s'y manifesta avec beaucoup plus de violence que dans les districts. Elle atteignit son maximum le

21ᵐᵉ jour. On compta dans ce jour 73 nouveaux malades et 36 décès. Ensuite elle diminua pendant 6 jours, après lesquels elle augmenta de nouveau pendant 9 autres jours. Mais à partir du 6 octobre, elle décrut d'une manière régulière. Pendant les 12 semaines qu'il séjourna à Orel, le choléra atteignit 1 individu sur 16 8/10 habitants et en enleva 1 sur 27 7/10. Le tableau suivant donnera une idée de sa marche.

(Voir le tableau ci-contre.)

	MALADES	DÉCÈS	RAPPORT
Du 1er septembre au 21 sept., période d'augment. 21 jours	232	98	42,24 p. 100
Du 22 » au 5 octobre » stationnaire 15 »	865	714	82,54 »
Du 6 octobre au 23 novembre » de déclin 48 »	1,080	509	47,13 »
Total. . . . . 84 jours	2,177	1,321	60,67 p. 100

La population d'Orel étant de 36,600 âmes, on trouve qu'il y eut sur mille habitants :

940,52 individus intacts.
59,48 » atteints, dont
36,36 » morts.
23,12 » guéris.

Après avoir traversé le gouvernement d'Orel, le double courant pestilentiel dont nous venons de décrire la marche, continua à s'avancer dans la même direction, du sud au nord, et envahit en même temps les trois gouvernemens de Riazan, Toula et Kalouga. Mais on peut dire qu'il ne fit qu'effleurer la nombreuse population de ces riches provinces.

Dans tout le gouvernement de Riazan, la maladie ne se manifesta qu'à Riajsk, chef-lieu d'un district voisin du gouvernement de Tambov, et dans deux villages du district de Dankov, sur la frontière du même gouvernement. Encore ne dura-t-elle que 15 jours (du 15 au 30 sept.) dans la première de ces localités, et 8 jours seulement dans les autres ; sa présence n'y fut signalée que par quelques cas isolés.

En huit jours (du 13 au 25 septembre) l'épidémie, procédant toujours du sud au nord, envahit sept districts du gouvernement de Toula. Ceux de Jéfrémov (13 sept.) et de Bogoroditsk (23 sept) furent attaqués par le courant que nous avons vu traverser le gouvernement de Voronèje et l'extrémité orientale du gouvernement d'Orel. L'autre courant, parti d'Orel, pénétra dans les districts les plus rapprochés de cette capitale, c'est-à-dire dans ceux de Novossil (16 sept.), Tchène et Biélev (20 sept). Mais avant d'éclater dans ces lieux, le fléau avait passé par-dessus pour arriver quelques jours plus tôt au chef-lieu du gouvernement (17 sept). A Toula se rencontrèrent les deux courants dont nous venons de parler, et c'est delà sans doute qu'ils s'élancèrent vers Moskou. Disons aussi qu'ils laissèrent quelques traces de leur passage dans le district d'Alexine (25 sept), lequel termine au nord-ouest le gouvernement de Toula.

Parmi ces sept districts, il n'y en eut réellement que deux où la maladie montra une certaine persistance ; ce sont les plus méridionaux et les premiers affectés, c'est-à-dire ceux de Jéfrémov et de Novossil. Ce dernier district est même le seul où l'ou voyait encore quelques cas de choléra au commencement de janvier.

Dans tout le gouvernement de Toula (le cheflieu excepté) on n'a compté en 57 jours (du 13 sept. au 9 nov.) que 729 malades et 218 décès seulement, ou 29,3ợ morts sur 100 malades.

La ville de Toula ne fut pas plus maltraitée que les districts. En 68 jours (du 17 sept. au 24 nov.) temps de la durée de l'épidémie, il n'y eut que 63 malades et 28 décès, ce qui donne, pour une population de 47,600 âmes, 1 individu atteint sur 755 1/2 habitants et 1 victime sur 1307. On pourrait même dire que la maladie prit la forme sporadique ; car elle n'apparut que par cas isolés et souvent éloignés par plusieurs jours les uns des autres. En effet, pendant les 13 premiers jours (du 17 au 30 sept.), 10 malades sur 17 succombèrent ; puis il n'y eut aucun accident durant 7 à 8 jours, et 3 malades seulement dont 1 décès, pendant 15 autres jours (du 8 au 22 août ; mais à partir du 23 octobre, on compta moyennement par jour 1 1/3 accident. Au reste, si la maladie fut restreinte dans sa sphère d'action, elle n'en fut pas moins fatale à bon nombre des individus exposés à ses coups ; la mortalité s'éleva parmi eux jusqu'à 44 p. 100, ou plus des 5/8.

Si du gouvernement de Toula nous passons à celui de Kalouga, son voisin à l'Ouest, nous voyons que le fléau ne pénétra chez l'un comme chez l'autre

que dans les districts méridionaux et dans ceux qui
s'échelonnent du Sud au Nord entre le gouvernement d'Orel et celui de Moskou. Sur 11 districts, 4
seulement furent envahis, à savoir ceux de Likhvine
(17 sept.), Jizdra (fin sept.), Kalouga (9 octob.) et
Borousk (mi-octob.). Mais la maladie y agit encore
plus légèrement que dans le gouvernement de Toula ; au point que du 17 sept. au 15 janvier, c'est-
à-dire pendant 17 semaines que dura l'épidémie,
il n'y eut dans les 4 districts sus-nommés (la capitale
du gouvernement exceptée) qu'une centaine d'individus atteints du choléra, mais la moitié de ces
individus succombèrent.

A Kalouga, l'épidémie se montra non moins
bénigne et plus régulière qu'à Toula. Pendant les
21 premiers jours on compta 39 malades et 21
décès ; les jours suivants le nombre des attaques
oscilla entre 1 et 3 par jour, et celui des décès
entre 1 et 2, jusqu'au 26 novembre, jour où il
commença à décroître d'une manière continue.
Pendant les 60 jours que dura l'épidémie (du 9
octobre au 8 décembre), il y eut en tout 107 cas
de choléra et 51 victimes, ou 43,92 décès pour
100 malades. Relativement à la population qu'on
peut évaluer à 32,000 âmes, cela fait 1 cholérique sur 299 habitans et 1 mort sur 627 1/2.

———

Le lecteur a dû remarquer comment l'épidémie qui s'était montrée si énergique depuis l'embouchure du Don jusqu'au gouvernement d'Orel,
s'adoucit tout-à-coup et perdit en quelque sorte
sa force d'expansion , lorsqu'elle eut dépassé le
faîte des collines qui séparent les bassins du Tanaïs
et du Dnieper de celui de l'Oka, l'un des plus puis-
sants affluents du Volga. Nous venons de voir que
les gouvernements de Riazan, Toula et Kalouga
furent à peine effleurés ; nous ajouterons que le

fléau épargna complètement les gouvernements
plus éloignés à l'Est et à l'Ouest, de Vladimir et
de Smolensk ; de sorte qu'on aurait pu le croire
épuisé et entièrement éteint au-delà des villes de
Toula et Kalouga. Il est très probable que la rigueur de la saison exerça une grande influence sur
cet affaiblissement de l'épidémie ; mais cette cause
suffit-elle pour rendre compte de ce phénomène
lorsque nous voyons la maladie continuer à sévir
jusqu'à la fin de janvier (mi-février du calendrier
grégorien) dans le gouvernement de Koursk, par
les 52° et 53° de latitude septentrionale ? Ce qui
permet d'en douter encore, c'est qu'au moment où
nous croyons le choléra expirant à Toula et à Kalouga, il apparaît tout-à-coup 43 à 46 lieues plus
au Nord dans la vaste et populeuse ville de Moskou.

En effet, 18 jours après avoir éclaté à Orel, et
le lendemain de son apparition à Toula, le choléra
fut signalé dans l'antique capitale de la Moskovie.
A cette époque, l'épidemie n'existait sur aucun
autre point du gouvernement. Un seul accident
de choléra avait eu lieu huit jours auparavant
dans une auberge de Serpoukhov, chef-lieu de
ditrict, à 26 lieues au Sud de Moskou, tout près
de la frontière des gouvernements de Toula et de
Kalouga. L'individu atteint était un voyageur venant de Voronéje. Au reste cet accident n'eut aucune influence sur la santé des habitans tant de la
ville de Serpoukhov que de ses environs.

C'est le 18 septembre que le choléra se manifesta à Moskou. Quinze personnes, dont 11 hommes et 4 femmes, tombèrent malades dans la première semaine, et sur ce nombre 9 moururent.
Mais ces individus appartenaient généralement à
la classe la plus malheureuse ; plusieurs étaient
même affectés depuis quelque temps de diarrhée
ou de fièvre intermittente, et leur maladie avait
dégénéré en choléra à la suite soit d'une nour-

riture malsaine, soit d'un séjour trop prolongé dans des lieux froids et humides.

L'épidémie, quoique plus intense à Moskou que dans les provinces environnantes, n'y suivit pas cependant une marche franche et bien déterminée. Elle parcourut ses phases avec lenteur et en vacillant, comme si le principe qui l'engendre manquait lui-même d'énergie.

En effet, du 18 septembre au 5 octobre, le nombre des malades augmenta peu-à-peu ; après être parvenu au chiffre de 40 à 50 par jour, il descendit pendant 4 jours au chiffre de 34, 28 et 24 ; puis il recommença à s'élever jusqu'à ce qu'il eût atteint, le 21 octobre, son maximum de développement (174 malades). Depuis ce moment, l'épidémie alla toujours en déclinant, non pas d'une manière continue, comme cela a lieu ordinairement, mais par oscillations plus ou moins fortes. Aussi son cours fut-il très long ; il ne dura pas moins de cinq mois révolus.

Il se peut que le froid exceptionnel de cet hiver ait contribué à amortir la violence du principe pestilentiel ; car on doit être étonné que la maladie n'ait pas affecté un plus grand nombre de personnes snr une population aussi condensée que celle de Moskou. Encore n'atteignit-elle généralement que des individus affaiblis par la misère ou épuisés par des maladies antérieures.

On peut tracer ainsi le cours de l'épidémie :

— 125 —

	MALADES	MORTS	RAPPORT
Du 18 sept. au 24 sept., période d'invasion, 7 jours	15	9	60 p. 100
Du 25 » au 21 octob. » d'augment, 27 »	1,464	648	44,25 »
Du 22 oct. au 6 décembre » d'oscillations 46 »	1,603	890	55,52 »
Du 7 déce. au 4 février » de déclin 60 »	412	237	57,52 »
Total . . . . 140 jours	3,494	1,784	50,97 p. 100

Nous ferons pour Morkou ce que nous avons

déjà fait pour d'autres villes. Nous diviserons le cours de l'épidémie en nombreux périodes, afin que le lecteur puisse se faire une idée plus exacte de sa marche et de ses fluctuations, en comparant la moyenne quotidienne des malades et des morts qui eut lieu dans chacun des périodes.

| PÉRIODES | JOURS | MOYENNE PAR JOUR | | RAPPORT |
		MALADES	DÉCÈS	
1°	7	2,14	1,28	60, p. 100
2°	12	21,00	7,08	33,73 »
3°	6	48,16	14,83	30,79 »
4°	7	91,57	46,86	51,17 »
5°	7	89,14	51,14	57,36 »
6°	7	39,28	23,43	60,00 »
7°	7	37,71	22,43	59,47 »
8°	7	29,14	16,71	57,35 »
9°	7	37,00	16,00	48,48 »
10°	6	19,83	9,00	45,37 »
11°	7	24,00	10,43	43,45 »
12°	7	23,71	12,00	52,83 »
13°	7	8,86	5,86	66,12 »
14°	7	7,71	6,14	79,63 »
15°	7	5,43	3,00	55,26 »
16°	7	4,57	3,86	84,37 »
17°	7	4,86	1,28	26,47 »
18°	7	2,86	1,28	45,00 »
19°	11	1,18	0,27	23,07 »

Si nous comparons les effets produits par le choléra dans la ville de Moskou, aux deux époques où le fléau y parut, et à 17 ans d'intervalle, nous obtiendrons les résultats suivants :

1re ÉPOQUE. — L'épidémie dura 174 jours, depuis le 15 septembre 1830 jusqu'au 8 mars 1831. La population était de 251,500 âmes. Le nombre des individus atteints par la maladie s'éleva à 8,576,

et celui des décès à 4,690. Par conséquent, il y eut
1 cholérique sur 29,31 habitans, ou 34,12 sur
1,000, et 1 décès sur 53,58 habitans ou 18,66 sur
1,000. La mortalité relative au nombre des attaques fut de 54,68 p. 100.

A Moskou, la mortalité en temps ordinaire est
de 3 p. 100. En 1830, elle fut donc de 7,539 décès
pendant l'année entière. Si l'on tient compte de
l'influence des saisons sur le chiffre de la mortalité
dans les grandes villes, on trouve que celui-ci est
environ 1/9 plus fort pendant les six mois d'hiver
que pendant le reste de l'année. Ainsi il a dû
mourir naturellement pendant la durée du fléau
environ 4,188 individus ; d'où l'on voit que l'influence épidémique a augmenté la mortalité ordinaire de 502 décès ou de 5,66 p. 100.

2ᵐᵉ ÉPOQUE. — Il est digne de remarque que
l'épidémie commença dans le même mois et, on
peut dire, le même jour qu'à la première invasion.
Mais elle finit un mois plus tôt. — La population
actuelle est d'environ 273,000 âmes ; il n'y eut
donc que 1 cholérique sur 79,27 habitants ou
12,61 p. 1000, et 1 décès sur 153 habitans ou
6,53 p. 1000.

La mortalité ordinaire en 1847 est de 8,190
décès, ou pour les cinq mois qu'a duré le fléau,
3,792 décès. Il est donc mort du choléra cette fois
moins de la moitié de ce qui meurt en temps ordinaire, et il aurait fallu 112 décès ou 1/34 de plus
pour atteindre juste cette moitié.

D'après ce qui précède, on voit que l'épidémie
fut moins violente en 1847 qu'en 1830. Mais pour
comparer rigoureusement les effets du fléau à ces
deux époques, il faut connaître le nombre des
personnes atteintes et mortes, à chaque époque,
dans un même temps et sur une même masse d'individus. Le calcul est facile à faire. On obtient

ainsi pour un jour moyen et sur une population réduite à 100,000 âmes :

	Malades	Morts
En 1830 —	19,71	10,78
En 1847 —	9,17	4,68
Rapport	100⁄215	100⁄230

De toute manière, quelle qu'en soit la cause, il est démontré que l'épidémie a été beaucoup moins sévère cette fois que la première. Cette différence que nous venons de constater par des chiffres, confirme pleinement l'observation qui a été faite d'une manière générale et approximative par les médecins dans presque toutes les localités où le fléau s'est montré de nouveau.

Suivant cette observation, le rapport des décès aux attaques serait à peu-près le même aujourd'hui qu'autrefois; mais le nombre des individus atteints serait moindre. Nous voyons, en effet, qu'à Moskou, la mortalité relative aux attaques n'a varié que de 54,68 à 50,97 ou de 3 centièmes et demi; tandis que cette même mortalité comparée à la masse de la population, a été dans le premier cas, à peu près, une fois et tiers plus forte que dans le second.

Puisque nous sommes en train de faire des rapprochemens, nous demanderons au lecteur la permission d'en faire encore un.

Supposons que le choléra, dans sa marche vers l'occident, doive conserver le même caractère que nous lui avons trouvé jusqu'à ce jour dans la plupart des lieux où il paraît pour la deuxième fois. — Partant de cette hypothèse, si nous analysons les effets désastreux du fléau dans la capitale de la France en 1832, si nous comparons ces effets avec

ceux qui ont eu lieu à Moskou réécmment et antérieurement ; si enfin, tenant compte de l'accroissement de la population pendant un période de 16
ans, nous cherchons à déterminer les ravages que
pourrait produire à Paris la nouvelle épidémie ;
en dernier résultat, nous obtiendrons les rapports
suivants entre le nombre des décès survenus dans
un seul jour et sur une population moyenne de
100,000 âmes :

	1ère époque	2ème époque
A Moskou —	10,78	4,68
A Paris —	12,32	6,36 ?

En 1832, l'épidémie a duré 7 mois à Paris et a
fait 18,402 victimes ; aujourd'hui, sur une population augmentée de près de 1/12, elle n'enlèverait
donc en cinq mois que 8,922 personnes, c'est-à-
dire moitié moins qu'auparavant.

C'est la première fois, je crois, qu'on ose déterminer ainsi d'avance les ravages d'une épidémie.
Dieu veuille que de telles prévisions ne se réalisent
point ; mais si le fléau doit continuer à envahir
l'Europe, comme tout paraît l'indiquer, ne serait-
il pas curieux de voir nos calculs confirmés par
l'expérience.

Le choléra, avons-nous dit, n'existait encore
sur aucun point du gouvernement de Moskou,
lorsqu'il éclata au chef-lieu. Mais il rayonna
bientôt du centre à la circonférence et envahit
successivement les districts de Kline et de Dmitrov,
au nord (commencement d'octobre), de Voloko-
lamsk et de Svénigorod, à l'ouest (13-14 octobre),
de Podolsk et de Bronnitsa, au sud (14-15 octobre), enfin au sud-ouest, ceux de Véréïa et de
Majaïsk (21-30 octobre). La maladie ne se répandit dans les environs de la capitale que le 14 oct.

c'est-à-dire postérieurement à d'autres localités plus éloignées.

On a constaté que dans la plupart des villages infestés, la maladie débuta sur des personnes récemment arrivées de Moskou. Mais dans plusieurs endroits ces cas de choléra, importé pour ainsi dire, ne furent suivis d'aucun autre. Nous l'avons déjà vu à Serpoukov ; le même phénomène eut lieu encore : 1° une deuxième fois à Serpoukhov, le 15 octobre ; 2° à Kolomna (15 octobre) chef-lieu du district méridional de ce nom ; 3° à Pokrov (17 octobre) 24 lieues à l'est de Moskou, dans le gouvernement de Vladimir ; 4° à Vydropousk (28 octob.), relai de poste 60 lieues au nord-ouest, sur la route de Tver à Novgorod ; 5° à Yégorievsk (2 novembre), chef-lieu du district le plus septentrional du gouvernement de Riazan ; 6° à Vychni-Volotchok (3 novembre), chef-lieu du gouvernement de Tver, situé 7 à 8 lieues plus loin que Vidropousk.

Au reste, la même cause qui affaiblit l'épidémie à Moskou, exerça également son influence dans les districts ; car, pendant 121 jours que la maladie y régna (du 10 sept. au 9 janvier) il n'y eut que 611 malades et 250 morts. Le chiffre le plus élevé eut lieu du 11 au 22 novembre, où pendant ces 12 jours, la moyenne des malades fut d'environ 10 par jour, et celle des décès de 5 à 6. Dans la première semaine de janvier, on ne comptait plus que 1 ou 2 malades par jour, et le dernier accident de choléra fut observé le 9 janvier. Du moins, il n'en avait pas été signalé de nouveau jusqu'au 15 du même mois. Peut-être la maladie n'est-elle qu'engourdie, et peut-être doit-elle se réveiller avec la chaleur du printemps. On voit aussi que l'intensité de la maladie fut moins forte dans les districts que dans la capitale, car il ne mourut que 40,91 individus sur 100 malades ou 2 sur 5.

Nous terminerons ce que nous venons de dire sur le gouvernement de Moskou, par quelques mots sur les gouvernemens situés au nord de celui-ci. On peut dire que le choléra n'y pénétra point.

Dans tout le gouvernement de Vladimir, il n'y eut qu'un seul accident, à Pokrov, comme nous l'avons dit.

Le district de Rostov est le seul du gouvernement de Yaroslav où furent signalés quelques cas de choléra. On raconte qu'un paysan de Pirogovo, revenant de Moskou avec ses camarades, tomba malade en route, le 20 octobre, non loin de ce village. Transporté dans la maison de ses parents, il y mourut le lendemain du choléra. Le 23 et le 24 le père d'abord, puis la mère du défunt, furent atteints de la même maladie et succombèrent dans la nuit du 25. Les autres membres de cette famille nombreuse, habitant la même maison, restèrent sains et saufs, et il n'a point été question depuis de nouveaux cas de choléra dans tout le village.

A Vologda, ville populeuse, chef-lieu d'un gouvernement situé au nord de celui d'Iaroslav, un individu *arrivant de Saint-Pétersbourg* fut pris du choléra dans la nuit du 30 au 31 octobre et succomba le lendemain. On ne signala aucun autre cas tant dans la ville que dans toute la province.

Le gouvernement de Tver fut un peu plus éprouvé que les précédens ; comme s'il se trouvait sur la route que le fléau doit choisir pour atteindre bientôt la capitale de l'empire russe. On y a signalé la maladie dans les localités suivantes :

1° Le 13 octobre, dans un village du district de Novo-Torjok, sur une petite fille de 8 ans.

2° Le 28 octobre, à Vydropousk où nous avons vu qu'un individu venant de Moskou fut atteint. Plus de deux mois après, dans la première semaine de janvier, il y eut deux nouveaux cholériques ; mais aucun ne mourut.

3° Le 3 novembre, à Vichni-Volotchok dont nous avons parlé plus haut, sur un individu venu de Moskou. Vingt-sept jours après cet accident, le 1" décembre, deux autres personnes éprouvèrent la même maladie ; une seule échappa.

4° A Torjok, chef-lieu de district, situé sur la même route que Vydropousk et Vichni-Volotchok. Cette ville de 14 à 15,000 âmes est le seul endroit dans tout le gouvernement de Tver, où l'épidémie régna réellement ; encore y fut-elle excessivement bénigne ; car dans l'espace de 51 jours qu'elle dura (du 3 novembre au 23 décembre), il n'y eut que 45 malades, mais la mortalité fut considérable ; car sur ce petit nombre d'attaqués, 26 succombèrent ou 57,77 p. 100.

5° Le 7 novembre, à Tver, chef-lieu du gouvernement, sur un individu nouvellement arrivé de Torjok où il avait été en relation, dit-on, avec des cholériques. Bien que cette ville compte environ 27,000 âmes, bien qu'elle se trouve placée sur la grande route entre Torjok et Moskou, on ne constata pas d'autre accident. Seulement les médecins observèrent une influence particulière sur les organes de la digestion, influence qui détermina chez plusieurs personnes des symptômes choliformes.

6° Enfin on a encore signalé un cas de choléra au commencement de décembre, à Ostachkov, ville située à environ 28 lieues à l'Ouest de Torjok.

En somme, dans le gouvernement entier de Tver, qui est deux fois plus vaste que celui de Moskou, il n'y eut pendant 12 semaines (du 13 octobre au 5 janvier) que 54 malades et 31 morts, ou seulement 9 malades et 5 morts si l'on excepte ceux de la ville de Torjok.

Dans le gouvernement de Novgorod qui sépare

par un espace de 65 lieues les gouvernements de
Tver et de St-Pétersbourg, on n'a observé le choléra qu'à Valdaï, d'abord le 3o septembre, sur
deux paysans arrivant du district de Rjev où la
maladie n'existait cependant pas, mais qui étaient
peut-être passés par Torjok où elle régnait ; puis
le 3 octobre, sur deux autres individus du pays.
De ces 4 malades un seul mourut.— Nous citerons
encore le chef-lieu du gouvernement, Novgorod,
où le 2 novembre la femme d'un soldat présenta
tous les symptômes du choléra ; elle guérit. Au
reste, ici comme à Vologda, ce cas ne fut pas suivi
d'autres et doit être considéré comme sporadique.

Ainsi le choléra fut encore moins sensible dans
les cinq gouvernements dont nous venons de faire
mention, que dans ceux qui entourent le gouvernement de Moskou du côté du Sud et dans lesquels
nous avons vu l'épidémie déjà excessivement affai-
blie.

De tout cela on peut donc conclure que du côté
du nord-ouest, le choléra s'est réellement arrêté
cet hiver aux environs de Moskou.

———

Nous venons de décrire la marche du choléra-
morbus dans les provinces situées au Nord des Slobodes d'Ukhraine. Pendant ce même temps le
fléau s'avançait également au Nord-Ouest, à l'Ouest
et au Sud-Ouest de cette contrée, à travers les
gouvernements de Tchernigov et Poltava qui lui
sont contigus.

Nous avons vu précédemment que trente jours
après son apparition aux environs de Kharkov, le
choléra franchit un espace de 83 lieues avant que
de toucher aux points intermédiaires, et parut dès
le 19/31 août dans le district de Staroboud, partie
septentrionale du gouvernement de Tchernigov.

Nous ignorons les causes particulières qui ont favorisé cette éclosion précoce de la maladie sur un point aussi éloigné; mais ces causes paraissent avoir été purement locales, car le fléau resta limité dans l'endroit primitivement infesté , et ne se développa dans le reste du gouvernement que longtemps après , en suivant l'ordre indiqué par sa marche progressive à travers les gouvernements de Kharkov et de Koursk.

En effet, le choléra, procédant de l'Est à l'Ouest, envahit successivement les districts de Novgorod-Séverski (10 sept.), Krolévets (22sept.), Gloukhov (26 sept.), Sosnitsa, Konotop et Borzna (13 octob.), Niéjine (12 oct.), Kozelets (19 oct.), Gorodnia (23 oct.), Ostèrè, Tchernigov, Novosibkov et Mgline (27-30 oct.) Ainsi l'épidémie mit 40 à 50 jours pour envahir la surface du gouvernement qui ne comprend pas moins de 2,050 lieues carrées. Toutefois son intensité et sa force expansible furent peu considérables ; elle ne se manifesta que par places plus ou moins circonscrites et on peut dire qu'elle n'attaqua en réalité que la moitié de cette vaste étendue.

A la mi-février, le choléra existait encore dans deux ou trois districts ; il avait cessé dans tous les autres. Pendant les 182 jours compris entre le 19 août, jour de sa première apparition et le 17 février, on a compté dans tout le gouvernement 3,313 malades et 992 décès. La mortalité, comme on voit, fut faible, car elle n'atteignit pas tout-à-fait 30 pour cent du nombre des individus atteints. Par rapport à la population on compta 1 attaque sur 250 habitans et un décès sur 857.

L'épidémie dura 52 jours au chef-lieu. Pendant les 37 premiers jours (du 28 oct. au 4 décembre), elle alla sans cesse augmentant. Le chiffre des malades s'éleva progressivement par semaine à 6, 37, 96, 238 et 249 ; celui des morts par semaine à 5

17,26, 74, 111. Arrivée à son apogée, la maladie cessa brusquement. Du 5 au 9 décembre on ne signala que deux accidents, le 8 ; et du 10 au 19 décembre, dernier jour de l'épidémie, il y eut seulement 11 cas nouveaux dont 6 succombèrent. Pendant les sept semaines et demie que régna l'épidémie on ne compta donc que 724 malades et 239 morts, ou 32,87 décès pour 100 individus atteints ; ce qui fait environ 1 cholérique sur 22 habitants et 1 mort sur 67.

Le gouvernement de Poltava , situé au sud de celui de Tchernigov et à l'ouest de celui de Kharkov, est, si non le plus étendu, du moins le plus peuplé de toute la Russie. Sur une superficie de 2,814 lieues carrées, on ne compte pas moins de 2,200,000 âmes, soit 782 habitans par lieue carrée. On pourrait supposer que le choléra dût nécessairement faire de grands ravages dans cette province. Il n'en fut rien cependant ; dans les cinq mois que l'épidémie y règna (du 16 août au 10 janvier), il y eut en tout 3,100 individus atteints par la maladie et 1,088 morts.

Le fléau mit trois mois pour se répandre dans tous les districts de ce gouvernement ; mais en réalité, il n'affecta ou n'influença que les trois-quarts tout au plus de la superficie comme de la population générale. Ainsi il n'y eut effectivement qu'un individu atteint du choléra sur 532 habitans et un décès sur 1,517. Quant au rapport des décès aux malades il s'éleva à 35, 27 pour 100 ou un peu plus du tiers.

L'épidémie se propagea du gouvernement de Karkhov dans celui de Poltava. Elle suivit presque constamment la direction de l'Est à l'Ouest et envahit successivement les districts de Zerkov, (16 août), Poltava (27 août), Konstantinograd

(3o août), Mirgorod (1ᵉʳ sept.), Krémentchoug
(7 sept.), Gadiats (12 sept.), Piriatine (13 sept.),
Khorol (20 sept.), Kobéliaki (9 oct.), Zolotono-
cha (26 oct.), Loubny (29 oct.), Lokhvitsa (31
oct.), Péréïaslav (2 nov.), et Romny (15 nov.).
On a observé que dans toutes les localités de cette
province où le choléra parut, il y éclata spontanément et non pas à la suite de relations avec des
lieux infectés, comme nous l'avons vu tant de fois.
Un seul endroit ferait cependant exception, c'est
Konstantinograd où l'apparition de la maladie
coïncida avec l'arrivée dans cette ville d'un voyageur venant de Kharkov. Ce malheureux, tombé
malade le 3 sept, mourut peu après.

Sur 13,000 habitans qui forment la population
de Poltava, il n'y eut en 84 jours, durée de l'épidémie, que 62 cholériques et 19 décès, ce qui, en
supposant que la peur fit émigrer le quart de
cette population, donne un malade pour 152 1/5
habitans et un décès pour 500. Pendant tout ce
temps, les effets de l'épidémie furent peu sensibles ; car du 27 août au 25 sept., il n'y eut que 9
malades et 4 décès. On en compta 51 et 15 pendant les 36 jours qui suivirent ; mais depuis le 28
octobre jusqu'au 19 novembre , ils survint seulement deux nouveaux accidents , sans décès.

Krémentchoug, ville de 10,000 âmes, située
sur le Dnieper, fut plus vivement affectée que
Poltava. En 61 jours (du 7 sept. au 7 nov.) on y
compta 430 malades et 188 morts. En supposant
la population réduite d'un quart par l'émigration,
on aurait un cholérique sur 17 1/2 habitans et un
décès aux près de 40. Le rapport des morts aux
malades fut de 43,72 pour 100 dans cette ville,
tandis qu'il ne s'éleva qu'à 30,64 à Poltava même.

Du gouvernement de Poltava, le fléau passa dans ceux de Kiev et de Kherson.

Nous avons déjà vu que le chef-lieu de ce dernier gouvernement fut envahi par un courant venu le long des rives de la Mer Noire. La maladie y dura 35 jours (du 27 octobre au 3 novembre) et fit 22 victimes seulement sur une population d'environ 15,000 âmes. Le nombre des individus atteints ne s'éleva lui-même qu'à 88. Le chiffre des morts fut juste le quart de celui des malades.

De Kherson la maladie se propagea dans plusieurs colonies israëlites voisines de cette ville et y fit encore quelques victimes. Mais elle n'alla pas plus loin. Aucun autre point de ce gouvernement n'aurait été affecté si l'épidémie ne s'était développée plus d'un mois auparavant à Alexandria et dans quelques villages de ce district septentrional. Toutefois elle y laissa des traces à peine sensibles de son passage ; à Alexandria, elle ne séjourna que 13 jours (21 sept. 4 oct.) et n'y enleva que 4 personnes sur 11 malades. En résumé, pendant trois mois et demi, du 21 sept. au commencement de janvier, on compta en tout dans le gouvernement de Kherson seulement 263 cholériques et 82 morts. A peine la onzième partie de la population générale, c'est-à-dire, 50,000 âmes, fut-elle soumise à l'influence du fléau; d'où l'on peut conclure que dans cette partie de la Russie la proportion des individus atteints et enlevés fut de 1 cholérique sur 190 habitants et de 1 décès sur 610.

———

Le gouvernement de Kiew éprouva des dommages plus graves que celui de Kherson. Le choléra y vint du gouvernement de Poltava par plusieurs voies, mais toutes procédant de l'Est à l'Ouest. Du 23 septembre au 26 octobre, les 4/5mes environ de la superficie totale furent envahis. L'épidémie commença par le chef-lieu de la province ; pendant 32 jours (du 23 sept. au 25 oct.) elle alla en croissant ; puis elle diminua progressivement durant 23 autres jours, jusqu'au 17 novembre. En tout la maladie régna 55 jours. Sur environ 34,000 habitants on compta, pendant tout ce temps, 1,680 individus atteints du choléra et 990 victimes : soit 1 malade sur 20 habitants et 1 décès sur 34. Le rapport des morts aux malades fut assez élevé ; car il atteignit 58,92 p. 100.

Dix jours seulement après son apparition au chef-lieu, l'épidémie se manifesta dans les villages circonvoisins. Elle éclata ensuite dans les districts de Kanev (10 oct.), Vassilkov (12 oct.), Skvira, Radomysl, Tchiguirine et Torachtcha (16-20 oct.), Tcherkask, Zvéni-gorod et Oumane (25-26 oct.) Excepté dans les villes et les districts de Kiew, Skvira et Torachtcha, l'épidémie se montra généralement peu rigoureuse. Dans un espace de 108 jours (du 3 oct. au 19 janvier) il y eut (non compris la capitale) 2,956 malades et 489 morts, sur une population d'environ 1,046,000 âmes ; ce qui fait 1 cholérique par 354 habitants et 1 décès par 2,152. Relativement au nombre des malades, la mortalité fut excessivement faible ; elle ne s'éleva qu'à 16,57 p. 100.

Le 20 janvier (1er février du style Grégorien) la maladie régnait encore dans les deux districts de Kiew et d'Oumane ; mais elle était à la veille de cesser.

————

Des districts méridionaux du gouvernement de Kiew, le choléra passa dans trois ou quatre villages du gouvernement de Podolie, compris dans les districts voisins d'Olgopol (1er oct.), Balta (8 oct.) et Ghaïssine (6 nov.) Il y causa fort peu de ravages; en deux mois de durée on n'y observa que 13g attaques et 67 victimes, ou 48,20 p. 100.

Dans toute la Volhynie, le choléra ne se montra qu'à Naroditchi, bourg du district d'Ovroutch, district le plus rapproché de la partie septentrionale du gouvernement de Kiew. Le premier accident eut lieu le 28 octobre sur un individu arrivé la veille de Kiev. Peu après le petit-fils de cet individu fut pris du même mal dans la même maison; tout deux guérirent. Pendant la première moitié du mois de novembre, on n'observa que quelques cas de cholérine; mais à partir du 20 novembre, un temps variable et pluvieux ayant succédé à un froid vif et sec, il y eut une véritable épidémie; car, dans 27 jours, on compta parmi les habitans du bourg 218 cas de choléra dont 100 ou 45,4 pour 100 furent suivis de mort. On a remarqué que plus des trois quarts des individus atteints habitaient la partie basse de ce bourg situé sur les bords marécageux de l'Ouj, tandis que la partie haute fut à peine visitée par l'épidémie.

Tandis que le fléau expirait à l'Ouest et au Sud du gouvernement de Kiew, il s'avançait rapidement dans la direction du Nord, en suivant plus particulièrement les rives du Dnieper et de la Bérézina. En moins d'un mois et demi, il franchit un espace de plus de 135 lieues, traversant d'un bout à l'autre la Russie blanche jusqu'à Vitebsk sur la Dwina supérieure.

Dans le gouvernement de Mohilev le choléra envahit successivement les villes et les districts de Rogatchev (24 oct.), Mohilev (31 oct.), Bykhov, Kopys, Sienno, Mstislav et Orkha (1-10 nov.), Tchaoussy et Tchérikov (25-30 nov.) Du 24 octobre au 31 janvier, c'est-à-dire en 99 jours, il frappa dans tous ces lieux (la capitale exceptée)

3,288 personnes dont 480 seulement ou 14,59°
pour 100 succombèrent.

On peut estimer à 815,000 âmes (non compris
le chef-lieu), la portion de la population qui fut
soumise à l'influence épidémique. Sur ce nombre
il y aurait donc eu 1 habitant atteint parmi 248
et 1 mort pour 1,698.

En général, la maladie se propagea avec rapidité et atteignit un grand nombre de personnes ;
mais soit qu'elle eût beaucoup perdu de son énergie primitive, soit qu'elle fût soumise à un traitement plus efficace, elle fit fort peu de victimes.
Témoin le bourg de Chklov situé sur la route qui
côtoie le Dnieper, entre Mohilev et Kopys; en huit
jours (du 13 au 21 nov.) il y eut jusqu'à 218 individus frappés du choléra et sur ce nombre 15
seulement périrent, ou 6,88 pour 100. C'est la
plus faible mortalité qui ait été observée jusqu'à
présent.

L'épidémie ne fut pas bien meurtrière non plus
à Mohilev, ville d'au moins 25,000 âmes, située sur
le Dnieper, par le 54ᵐᵉ degré de latitude; si l'on y
compte un accident sur 17 habitans, il n'y eut
qu'un décès sur 74, ou moins du quart du nombre
des individus atteints. On en jugera mieux par le
tableau suivant :

	MALADES.	DÉCÈS.	RAPPORT.
Du 31 oct. au 21 nov. période d'augment. 22 jours	705	141	20 p. 100
Du 22 nov. au 26 » » stationnaire 5 »	300	68	22,66 —
Du 27 » au 12 janv. » de déclin 47 »	490	131	26,73 —
Total . . 74 jours	1,495	340	22,74 p. 100

De chaque côté du gouvernement de Mohilev sont à l'Est et à l'Ouest les gouvernemens de Smolensk et de Minsk.

L'épidémie ne pénétra point dans la première de ces deux provinces. Seulement à Dorogobouje, ville de 5,000 âmes, située sur le Dnieper supérieur, 21 lieues à l'est de Smolensk, deux cholériques furent apportés à l'hôpital le 3 novembre. Ces malades faisaient partie d'un convoi de détenus venant de Bobrouisk, place forte du gouvernement de Minsk. Nous observerons que le choléra avait éclaté dès le 3o octobre dans cette dernière localité et que le convoi, pour arriver à Dorogobouje, dut passer par Mohilev où nous venons de voir que la maladie débuta vers la même époque. Or, si l'on réfléchit que Dorogobouje est à 63 lieues de Mohilev et qu'il fallut plus de trois jours au convoi pour franchir cet espace, on est obligé d'en conclure, ou que la maladie existait à Mohilev plusieurs jours avant que sa présence n'eût été constatée, ce qui est très possible, ou que l'influence épidémique était déjà assez puissante, lors du passage du convoi, pour déposer le germe pestilentiel dans des organismes très prédisposés à le recevoir. Nous ajouterons que ces deux détenus, doués d'une constitution robuste, échappèrent à la mort. Ainsi, dans cette circonstance, l'incubation de la maladie aurait duré au moins 5 à 6 jours.

A Smolensk, ville de treize à quatorze mille âmes, on observa un seul cas de choléra, sur **une** femme, le 23 novembre.

Le gouvernement de Smolensk fut le seul qui, entouré de contrées où le choléra existait, ne permit pas au fléau de se développer.

Le gouvernement de Minsk placé à l'Ouest de celui de Mohilev, vit l'épidémie éclater sur plusieurs points les plus rapprochés des gouvernemens de Kiev et de Mohilev. La maladie parut d'abord à Retchisa (20 oct.) sur le Dnieper, et y ènleva en quelques jours 54 personnes sur 86 qui eurent le malheur d'être atteintes ; elle se montra ensuite, (28 oct.) à Paritchi et dans un village du district marécageux de Bobrouïsk ; puis, le 30 octobre, à Bobrouïsk même, sur la Bérézina, où il y eut, en tout, 110 malades et 11 morts, c'est-à-dire 10 p. 100. Le mois suivant le fléau fut signalé à Loïev (2 nov.), bourg du district de Retchitsa, situé au confluent du Soj et du Dniepor, c'est-à-dire 14 lieues au Sud du chef-lieu que nous venons de voir atteint 13 jours plus tôt ; il n'y eut, en 18 jours, que 6 cas de choléra et 2 décès. A Mozyr, ville de 4,000 âmes, 20 lieues à l'Ouest de Retchitsa, au milieu des marécages du Pripet, le fléau n'atteignit que 2 femmes dont 1 succomba, (14 novembre). Enfin, vers les primiers jours de décembre quelques accidents de choléra furent encore signalés sur les rives de la Bérézina, dans les districts de Igoumène et de Poriçov situés au Nord de Bobrouïsk.

En somme, il n'y eut dans ces diverses localités, depuis le 20 octobre jusqu'au 31 décembre, époque à laquelle l'épidémie disparut, qu'environ 410 malades et 102 décès, ou une mortalité de 24,87 p. 100. Par rapport à la population générale, cela donne 1 colérique sur 585 habitans et 1 décès seulement sur 2,353.

On a lieu de s'étonner que le choléra ne pénétra pas davantage et ne fit pas plus de ravages dans ces vastes pleines fangeuses et malsaines désignées sous le nom de Marais de Pinsk. Il est probable que le froid, en faisant disparaître l'humidité du sol, aura été une cause d'assainissement assez puissante pour arrêter le progrès du fléau.

Enfin le gouvernement de Vitebsk fut le dernier dans lequel, cet hiver, l'épidémie se développa. Celle-ci parut en même temps, le 2 décembre : 1° à Vitebsk, sur deux juives qui toutes deux moururent; 2° a Gorondok, 9 lieues au Nord de Vitebsk, sur un individu venu de cette dernière ville. Quelques jours après, il y eut un second et dernier accident; 3° à Béchenkovitchi, bourg situé sur la Dwina, 14 lieues à l'Ouest de Vitebsk. Pendant 36 jours, du 2 décembre au 7 janvier, on compta 19 nouveaux cas et 3 décès.

L'épidémie dura 51 jours à Vitebsk. Sa période d'augment fut de 4 semaines après lesquelle elle diminua jusqu'au 22 janvier (3 février du nouveau style). Elle atteignit 184 personnes et en enleva 48 ou 26,08 p. 100. Pour une population dé 20,000 âmes, cela fait 1 cholérique sur 108 et 1 décès sur 416 hibitants.

Du 3/15 juillet au 3/15 décembre 1847, (2) le
choléra-morbus s'est répandu depuis les rives du
Kouban sur le 45me degré de latitude, jusqu'aux
sources de Volga par le 57me degré ; et en longitude, depuis les marécages du Pripet jusqu'à quelques lieues d'Orenbourg, c'est-à-dire du 26me au
52me degré à l'Est du méridien de Paris.

Ainsi, durant 152 jours ou cinq mois, le fléau

(2) Dans tout le cours de notre travail, nous avons
commis un erreur qui, bien que peu grave, n'en doit pas
moins être rectifiée. Nous avons conservé les dates que
nous avons trouvées dans les journaux russes, sans leur
faire subir le changement dont elles avaient besoin pour
être d'accord avec les dates puisées à d'autres sources.
Ainsi les dates ayant rapport à la marche du choléra
dans l'empire moscovite sont selon le calendrier julien,
commun aux Russes et aux Grecs, tandis que toutes les
autres dates sont selon le style moderne ou grégorien
usité chez les autres peuples de l'Europe. Nous nous
sommes aperçu depuis long-temps de cette distraction
de notre part, et si nous ne l'avons pas rectifiée plus tôt,
c'est afin de mettre plus d'homogénéité dans la partie de
notre travail qui concerne la Russie, partie la plus im-

projeta sés rayons meurtriers sur une surface qui ne comprend pas moins de 312 degrés carrés. La valeur moyenne d'un degré dans la région en question est de 392 1/2 lieues carrées de 25 au degré ; ce qui fait une surface totale de 122,460 lieues carrées.

Mais nous devons retrancher de cette immense étendue l'espace occupé par la mer d'Azoff et par les parties septentrionales de la Mer-Noire et de la Mer-Caspienne, c'est-à-dire à peu près 8,000 lieues carrées ; il faut encore en retrancher, non seulement de vastes steppes ou déserts, mais aussi plusieurs provinces populeuses qui, comme celles de Riazan, de Smolensk et de Kherson, eurent l'heureux privilège d'être épargnées par l'épidémie. Pour connaître la superficie de ces diverses contrées, nous avons cherché directement, en suivant le fléau pas-à-pas, l'étendue réelle du sol qui a été ravagée. Nous avons évalué cette étendue à environ 54,000 lieues carrées.

Ainsi sur une surface continentale de 114,460 lieues carrées exposées à l'invasion du choléra, 60,460 ou un peu plus de la moitié n'en ont point éprouvé les funestes atteintes.

portante sans contredit. Au reste, le lecteur qui voudra transporter les dates russes dans le calendrier moderne, le fera facilement, puisqu'il suffit de leur ajouter douze jours pour les faire passer d'une chronologie dans l'autre. Dorénavant toutes les dates que nous citerons seront conformes au calendrier grégorien, et lorsqu'il nous arrivera de rappeler une date russe, nous aurons le soin de mettre à côté, comme nous le faisons en ce moment, la date correspondante dans le style moderne.

Nous observerons encore que dans notre première carte la même erreur a été commise pour toutes les dates inscrites à côté des villes faisant partie de l'empire russe ; mais nous prévenons le lecteur que ce défaut d'uniformité a été évité dans notre seconde carte où toutes les dates sont conformes au nouveau style.

On voit par ce qui précède que toutes les parties d'un pays traversé par le choléra ne sont pas nécessairement infestées. Mais on ne peut pas en déduire un rapport satisfaisant entre les terres envahies et celles qui ne le sont pas ; car les parties inhabitées et forcément inaccessibles à la maladie sont trop étendues dans le cas actuel, pour qu'on puisse le généraliser. Tout ce qu'il est permis d'en conclure, c'est que la portion du sol épargnée est assez considérable.

Peut-être pourrait-on parvenir à préciser davantage ce rapport par le procédé artificiel suivant :

Des recherches minutieuses nous ont appris que la vitesse moyenne avec laquelle le choléra s'est propagé dans la Russie, depuis Kizliar près des bouches du Térèk jusqu'à Kasan, Moskou, Kiew et Witebsk, a été de deux lieues par jour en ligne droite. Si nous appliquons cette vitesse à une force expansive qui rayonnerait d'un point central et se propagerait en tous sens pendant soixante-seize jours, nous trouverons, en fin de compte, que cette force aura envahi une surface de 72,546 lieues carrées. Or, nous savons que le choléra a procédé en Russie du sud vers le nord, l'est et l'ouest avec une vitesse moyenne de deux lieues pendant 152 jours. La région qu'il a parcourue peut donc être représentée par un cercle dont le diamètre serait 152 multiplié par 2 ou 304 lieues, et qui aurait une superficie de 72,546 lieues carrées. Ce dernier chiffre ne représenterait-il pas l'étendue réelle du pays qu'a parcouru le fléau durant cinq mois ? S'il en était ainsi, on trouverait que dix-huit à dix-neuf mille lieues carrées, ou le quart de la superficie totale, n'ont point été ravagées ; on pourrait aussi en conclure que le rapport entre les parties envahies et celles qui ne le sont pas, est de trois à un.

Les 54,000 lieues carrées dont nous avons parlé plus haut sont comprises dans trente et un gouvernemens de la Russie. La population absolue de ces provinces était au mois de juin 1847 de 40,879,000 âmes. Mais de même qu'une partie seulement de ces gouvernemens a été envahie par le fléau, de même il n'y eut guère que la moitié de la population totale qui fut soumise à l'influence épidémique. Suivant nos recherches, cette portion de la population s'éleverait au chiffre considérable de 21,676,000 âmes. (1)

Notre point de départ est le district de Stavro-

(1) N'ayant pu nous procurer un recensement récent de la population en Russie, nous avons dû supposer nous-même la population des diverses localités qui nous intéressaient, au moyen des élémens que fournit aujourd'hui la statistique. M. Ch. Dupin admet dans son traité *des forces productives*, que l'accroissement annuel de la population dans la Russie d'Europe est de 1,05 pour 100. D'un autre côté, M. Ad. Balbi a donné dans son excellent *abrégé de Géographie*, un état détaillé de la population dans l'Empire russe à la fin de 1826. Prenant donc ces chiffres pour base de nos calculs, nous avons trouvé que le nombre 215,25 représentait l'accroissement qu'a subi un millier d'habitants au bout de vingt ans et demi, c'est-à-dire depuis la fin de 1826 jusqu'au mois de juillet 1847, époque à laquelle le choléra a commencé à envahir la Russie Méridionale. Mais comme, en général, la population s'accroît plus rapidement dans les villes que dans les campagnes, nous n'avons admis ce premier nombre que pour évaluer la population générale des provinces; quant à la population des villes et des villages, nous l'avons obtenue en ajoutant à chaque millier d'habitans indiqué par M. Balbi, les chiffres 220 dans le premiers cas et 210,5 dans le second. Nous comprenons tout ce qu'a de defectueux un pareil procédé de recensement ; car si l'accroissement de la population est assez régulier dans les campagnes, il n'en est pas de même pour les citées où une foule de causes peuvent faire augmenter ou diminuer rapidement le nombre des habitans. Mais ces causes d'erreur, sensibles dans les détails, exercent peu d'influence sur la population entière d'une

pol que traverse le 45me degré de latitude, et la rivière Kouma sur la limite méridionale du gouvernement d'Astrakhan. Le choléra y parut vers le 3/15 juillet ; de là, se dirigeant au nord et à l'ouest, il gagna successivement les autres gouvernemens.

Les trente et un gouvernemens furent envahis dans l'ordre suivant :

En juillet : ceux du Caucase (sous ce nom nous ne comprenons que le district de Stavropol et les Kozaks de la Mer-Noire) d'Astrakan, du Don et d'Ekaterinoslav.

ou plusieurs provinces, de sorte que nos chiffres pris en masse ne s'éloignent pas beaucoup de la vérité.

Telles sont les données d'après lesquelles nous avons pu établir quelques rapports entre le chiffre de la population et celui des malades ou des morts du choléra. Quant à ces derniers nombres, nous les avons puisés à des sources diverses, mais qui méritent autant de confiance que des recherches de ce genre le comportent. En Russie, il nous ont été fournis par la *Gazette de St Pétersbourg* qui, elle-même, les a publiés d'après des rapports officiels transmis au ministère de l'intérieur. Il y a des personnes qui mettent en doute la véracité de ces chiffres et qui vont jusqu'à supposer qu'on a pu les altérer avec intention. Nous ne partageons point cette opinion. Ces chiffres, il est vrai, ne peuvent être qu'approximatifs ; mais nous avons des raisons pour croire à leur sincérité, et nous ne pouvons point admettre qu'un gouvernement aussi éclairé que celui de la Russie s'amuse à faire du mystère là où le mystère est impossible et sans utilité. Pour ce qui concerne la Turquie, nous avons puisé nos renseignements dans des lettres particulières, dans des correspondances consulaires, dans les rapports des médecins sanitaires des lieux où le fléau est apparu. Nous profitons de l'occasion qui se présente de remercier publiquement MM. les docteurs Leval et Marchand, intendans généraux du service de santé, pour l'extrême obligeance avec laquelle il ont bien voulu mettre à notre disposition les nombreux documents qui nous intéressaient.

En août : ceux de Voronèje, Kharkov, Saratov, Koursk, Orel et Poltava:

En septembre : ceux de Tchernigov, Tambov, Penza, Kazan, Simbirsk, Nijni-Novgorod, Moskou, Toula, Riazan, Orenbourg et Kalouga.

En octobre : ceux de Tauride, Kherson, Kiew, Podolie et Twer.

En novembre : ceux de Minsk, Mohilew, Volhynie et Wiatka.

En décembre : celui de Vitebsk.

L'épidémie séjourna plus ou moins long-temps dans chacun de ces gouvernemens ; de sorte qu'elle n'y cessa pas régulièrement dans l'ordre suivant lequel elle y était entrée. Ainsi elle s'éteignit dans la province du Caucase à la mi-septembre, un mois plus tard dans le gouvernement d'Astrakhan ; dans ceux du Don et de Voronèje, elle disparut en novembre ; le mois suivant elle abandonna successivement les huit gouvernemens de Kharkov, Wiatka, Riazan, Penza, Tambov, Saratov, Tauride et Volhynie. Ceux de Podolie, Kherson, Minsk, Nijni-Novgorod, Twer, Kazan, Ekaterinoslav, Simbirsk, Poltava, Kalouga et Kiew ne la virent s'éloigner que dans le courant de janvier. Le même résultat eut lieu en février pour les six gouvernemens de Witebsk, Mohilew, Toula, Moskou, Orel et Tchernigov. Enfin au commencement de mars, l'épidémie ne sévissait plus que faiblement dans quelques districts des deux gouvernemens de Koursk et d'Orenbourg. Cependant, il faut le reconnaître, dans beaucoup d'autres localités, les germes de la maladie étaient plutôt engourdis qu'entièrement éteints.

L'épidémie ne se propagea pas avec la même rapidité dans tous les gouvernemens. Nous avons cherché l'époque de son plus grand développement dans chacun d'eux. Elle a été :

Au mois d'août pour les gouvernemens du Caucase, d'Astrakhan, et du Don.

En septembre, pour ceux de Kharkhov, Voronèje, Saratov et Penza.

En octobre, pour ceux de Ekaterinoslav, Tambov, Riazan, Orel, Tauride et Kalouga.

En novembre, pour ceux de Kazan, Moskou, Toula, Simbirsk, Nijni-Novgorod, Minsk et Podolie.

En décembre, pour ceux de Twer, Koursk, Poltava, Mohilew, Wiatka, Kherson, Tchernigov, Volhynie, Orenbourg et Kiew.

Un seul gouvernement eut cette époque au mois de janvier, c'est celui de Witebsk qui avait été envahi le dernier et dans lequel la maladie pénétra peu profondément.

La durée moyenne de l'épidémie dans les trente-un gouvernemens a été de 113 jours dont 48 appartiennent à la phase d'expansion et 65 à celle de retraite. Ainsi le temps que l'épidémie employa pour atteindre son maximum de développement fut les trois quarts de celui qu'elle mit à décroître. C'est à très peu de chose près le rapport moyen que nous avons trouvé entre ces deux phases dans les villes où le choléra a régné.

Ces faits généraux sur l'extension du choléra sont rendus plus saillants par le tableau suivant dans lequel nous avons simplement indiqué pour chaque mois : I. le nombre de gouvernemens qui ont été envahis ; II. le nombre de gouvernemens dans lesquels l'épidémie acquit son maximum de développement ; III. le nombre de gouvernemens dont la maladie se retira ; IV. combien enfin de gouvernemens se trouvèrent ravagés simultanément.

	I	II	III	IV
Juillet	4	0	0	4
Août.	6	3	0	10
Septembre	11	4	1	21
Octobre	5	6	1	25
Novembre	4	7	2	28
Décembre	1	10	8	27
Janvier	0	1	11	19
Février	0	0	6	8
Mars.	0	0	2	2

Ce tableau montre que la puissance de propagation du choléra alla en augmentant jusqu'au commencement du mois d'octobre; puis elle diminua peu-à-peu pour cesser presque complètement au solstice d'hiver. Il montre aussi que la plus grande extension de l'épidémie fut au mois de novembre où 28 gouvernemens sur 31 se trouvèrent simultanément infestés. Mais si les mois de juillet, août et septembre ont été ceux pendant lesquels la maladie acquit sa plus grande force d'expansion, d'un autre côté les mois de janvier et de février furent ceux où cette force se trouva réduite à son minimum d'énergie. Le mois de décembre offre surtout une époque remarquable. Vers la moitié de ce mois, l'épidémie, épuisée en quelque sorte, suspendit sa marche envahissante et aussitôt commença à s'éteindre rapidement sur un grand nombre de points à la fois. D'où on peut affirmer que l'hiver a une influence très prononcée sur la cause qui engendre le choléra, influence dont l'effet est d'engourdir, sinon d'éteindre ce principe délétère que certains savans attribuent à l'électricité du globe, d'autres à des miasmes fermentescibles suspendus dans l'air, d'autres encore à des migrations d'insectes microscopiques et vénéneux. Le fait que nous venons de constater d'une manière si positive s'accorde malheureusement avec l'une ou l'autre de ces trois hypothèses. En effet, le froid a pour résultat commun, et de diminuer l'électricité atmosphérique par le sommeil de la vie végétale, et d'arrêter la fermentation des matières putrescibles, et de paralyser l'activité de presque tous les insectes. Aussi, quoique l'ensemble des phénomènes relatifs au choléra nous porte plutôt à admettre la dernière hypothèse, nous ne pouvons invoquer exclusivement en sa faveur le témoignage du fait précédent.

L'épidémie, avons-nous dit, ne dépasssa pas en 1847 le 57me degré de latitude ; encore ne parvint-elle à ce degré que dans deux directions. Tandis que le choléra s'avançait sur le méridien d'Astrakhan jusqu'à Iaransk dans la partie sud du gouvernement de Wiatka, il atteignit la même hauteur dans le gouvernement de Twer, au nord-ouest de Moskou, et d'autre part encore il remontait le long du Dnieper, jusqu'à quelques lieues au-dessus de Witebsk , ville située sur le 55' de latitude. Entre ces trois points les plus septentrionaux et éloignés l'un de l'autre par les espaces qui séparent les 27°, 32° et 46° de longitude , c'est-à-dire des espaces de cinq et de quatorze degrés, le fléau laissa intactes deux vastes échancrures formées, l'une par les gouvernemens de Vladimir et de Riazan, l'autre par le gouvernement de Smolensk. La limite inférieure de ces deux échancrures fut entre le 53° et le 54° de latitude , ce qui leur donne une profondeur d'environ quatre degrés.

Par quelles causes l'épidémie s'arrêta-t-elle ainsi sur le seuil de certaines provinces, tandis qu'elle ravageait leurs alentours ? Pourquoi des contrées plus méridionales que d'autres furent-elles épargnées, bien que leur climat et la saison semblassent plus propices au développement de la maladie ? Une personne qui aurait fait une étude approfondie et comparée de ces diverses localités, pourrait peut-être répondre à ces questions. Nous croyons qu'une semblable étude, en nous faisant connaître certaines conditions spéciales du sol, de la végétation et de la population qui augmentent, diminuent et même neutralisent l'activité du principe toxique, nous croyons que des recherches de ce genre pourraient jeter un grand jour sur le mystère qui entoure encore l'origine et le mode de propagation du choléra.

Pour le moment nous devons nous borner à exposer les faits que nous possédons et à les grouper dans l'ordre de leur importance relative.

La population des 54,000 lieues carrées envahies par le choléra, s'élève, avons-nous dit, à environ 21,676,000 âmes. Pour des motifs que nous exposerons bientôt, ce nombre doit être réduit à 21,333,000. Dans l'espace de 240 jours que cette masse considérable demeura soumise à l'influence épidémique, 197,302 individus furent atteints par la maladie et 80,346 succombèrent.

On peut donc conclure d'une manière générale, que sur mille individus exposés dans un milieu cholérique, il y en eut à peu-près dix d'atteints et quatre qui succombèrent, ce qui fait un malade sur cent habitans, un mort sur cent cinquante, ou encore deux décès sur cinq malades.

Comme on le voit, les effets du choléra, considérés sous ce point de vue, paraissent peu désastreux et ne devraient pas inspirer de grandes craintes.

Cependant, presque partout une frayeur panique a précédé le choléra. Très souvent, à son approche, les populations s'enfuirent et se dispersèrent au loin. C'est surtout parmi les habitans des villes que ce genre d'émigration se fit remarquer.

On peut même assurer qu'elle n'eut lieu d'une manière sensible que dans ces localités, soit parce que la peur y trouve plus facilement accès et y prend rapidement des proportions gigantesques, soit parce que la maladie y fait réellement des ravages plus grands qu'ailleurs. Toutefois, l'émigration dont nous parlons n'offrit pas le même degré d'importance dans toutes les villes. Généralement elle était en rapport avec la violence de l'épidémie et avec la saison dans laquelle celle-ci apparaissait. Aussi le nombre des fuyards fut-il plus considérable dans les villes du midi et de l'est de la Russie que dans celles du centre et de l'ouest où le fléau ne pénétra que beaucoup plus tard. Ainsi le tiers, la moitié, et quelquefois beaucoup plus, des habitans des premières villes, se réfugièrent au sein des campagnes, tandis que dans les secondes, cette fuite fut très restreinte.

En tenant compte des diverses circonstances qui ont pu accroître ou diminuer le chiffre des personnes que la frayeur a fait fuir, nous avons estimé que celui-ci s'élevait en moyenne au tiers de la population urbaine prise en masse. Peut-être l'avons-nous un peu exagéré.

Quant aux habitans des campagnes, moins libres de leurs mouvemens que ceux des villes dont la portion émigrante était en grande partie fournie par la classe aisée et indépendante, ils ne se déplacèrent pas d'une manière notable. Cependant comme il a dû arriver qu'un certain nombre d'individus tant urbains que villageois aient passé des contrées envahies par le fléau dans d'autres où celui-ci n'a point pénétré, nous avons tenu compte de ce déficit. C'est pourquoi nous avons réduit à 21,333,000 le chiffre de la population qui sert de base à nos calculs.

Cette population se divise donc naturellement en deux classes, celle des villes et celle des campagnes.

Il n'est pas sans intérêt d'établir cette distinction afin de pouvoir comparer les effets de l'épidémie sur l'une et sur l'autre population.

Les trente et un gouvernemens dont nous avons précédemment parlé, renferment environ deux cents villes dans lesquelles le choléra s'est montré avec plus ou moins d'énergie. Dans ce nombre nous comptons une quarantaine de bourgs de trois à quatre mille âmes. La population réunie de ces deux cents villes n'est pas moindre de 2,030,000. Nous possédons des renseignemens suffisamment exacts sur quarante villes les unes grandes, les autres petites, situées sous des latitudes très variées et présentant un tableau complet de toutes les nuances d'intensité de l'épidémie, depuis Vornèje où dans moins d'un mois il mourut un habitant sur dix, jusqu'à Toula où dans le même laps de temps il n'y eut qu'un décès sur plus de 3,900 habitans.

La population de ces quarante villes est juste d'un million. L'épidémie y a régné depuis le 16 juillet 1847 jusqu'au 5 février 1848. Le maximum de durée a été 140 jours (Moskou), le minimum 22 jours (Olkhovatka) et la moyenne 57 jours. Pendant tout ce temps on a compté 35,963 individus atteints du choléra et 17,874 morts.

Maintenant, si nous doublons la population absolue des quarante villes précédentes, nous obtiendrons précisément la population de 152 autres villes. Deux millions représenteront donc la population absolue de 192 villes ou gros bourgs, c'est-à-dire, de toutes les villes où le choléra s'est montré.

D'un autre côté, si l'on admet, comme tout semble l'indiquer, que les effets de l'épidémie ont été les mêmes dans les 152 villes sur lesquelles nous n'avons pas de renseignemens, que dans les quarante qui nous sont connues, on trouvera pour résultats :

Population des villes réduite au deux tiers
par l'émigration 1,333,000
   Cholériques 71,926
   Morts 25,748

Avec ces données il sera facile de restituer aux
campagnes leur population réelle pendant toute
la durée de l'épidémie. C'est ce que nous avons
fait dans le tableau suivant :

	POPULATION	MALADES	MORTS	MORTS SUR 100 MALADES
En général	21,333,000	197,300	80,346	40,72
Villes . .	1,333,000	71,926	35,748	49,70
Campagnes	20,000,000	126,374	44,598	35,57

Pour rendre plus évidente la signification des
chiffres qui précèdent, nous calculerons les effets
de l'épidémie dans les villes et dans les campagnes sur un même nombre d'habitants, un million,
par exemple. De cette manière nous aurons :

SUR 1 MILLION	VILLES	CAMPAGNES	VILLES ET CAMPAG. RÉUNIES.
Épargnés.	946,042	993,731	990,284
Atteints .	53,958	6,269	9,716
Guéris . .	27,140	4,039	5,945
Morts . .	26,818	2,230	3,771

En d'autres termes il y eut :

Dans les villes { 1 cholérique sur 18 1/2 habit.
{ 1 mort sur . . . 37 »

Dans les campagnes { 1 cholérique sur 159 1/2 »
{ 1 mort sur . . . 448 1/2 »

Ainsi le nombre des individus atteints fut huit fois
et demi plus considérable dans une localité que

dans l'autre, et celui des morts douze fois plus élevé.

Lors même qu'on admettrait que la population urbaine n'a subi aucun déplacement par l'effet de la peur, on trouverait encore cinq fois et demi plus de cholériques dans les villes que dans les campagnes, et huit fois plus de morts.

Est-il un langage plus expressif ? Quels raisonnemens démontreront mieux que ces quelques chiffres combien, en temps d'épidémie, le séjour concentré des villes est plus funeste à la santé publique que la vie spacieuse et aérée des champs, combien en un mot, l'agglomération d'un grand nombre d'individus dans un espace resserré, est une cause puissante pour engendrer ou, au moins, pour développer le choléra-morbus.

En effet, si nous estimons à quatre vingt-dix lieues carrées, ce qui est beaucoup, la surface des 192 villes qui ont fourni tant de victimes au fléau, on verra que chacune de ces lieues carrées contenait plus de 16,800 habitants, tandis qu'il n'y en avait que 370 pour une même surface dans les campagnes, soit quarante fois moins. Une disproportion aussi considérable dans la répartition des hommes peut-elle être sans influence sur leur existence physique et morale ? N'est-ce pas à elle qu'on doit attribuer la misère et la dégradation dans laquelle végète la partie la plus nombreuse des habitants des villes, classe infortunée et prédestinée à servir d'aliment aux épidémies, mais plus particulièrement au choléra-morbus ! C'est ce qui a été observé dans tous les lieux ; c'est aussi ce que nous avons plus d'une fois eu l'occasion de faire remarquer dans le cours de notre récit. (1)

(1) M. Boulay (de la Meurthe) a calculé que les décès cholériques de la *classe indigente* étaient *deux fois* plus nombreux que ceux de la *classe voisine de l'indigence*, *quatre fois* plus que ceux de la classe *moyennement aisée*, et *sept fois* supérieurs à ceux de la *classe aisée*.

Après avoir constaté que l'agglomération d'un trop grand nombre d'individus sur un même point est peut-être la cause la plus active pour prédisposer l'homme à l'invasion du choléra, nous avons recherché quelles autres modifications pouvaient éprouver cet agent destructeur.

On a déjà vu que le froid diminuait réellement l'énergie du fléau. Pour rendre ce fait plus évident nous avons groupé les quarante villes dont nous avons déjà parlé, selon le mois où le choléra y sévit avec le plus d'intensité.

MOIS.	EN 1 JOUR MOYEN SUR 1,000 HABIT.		MORTS SUR 100 MALADES	DURÉE DE L'ÉPIDÉMIE EN JOURS.
	MALADÉS	MORTS		
Juillet . . .	79	47	59	56
Août	108	58	54	49
Septembre .	98	46	47	60
Octobre. . .	23	12	52	66
Novembre. .	28	9	32	57
Décembre. .	14	3	21	50
Moyenne . .	54	27	50	56

Ainsi les trois rapports au moyen desquels on peut déterminer les divers degrés de violence d'une épidémie, c'est-à-dire le nombre des malades et des morts sur une population donnée , et le nombre des morts relatif à celui des malades, s'accordent tous pour montrer que le mois d'août est celui dans lequel les effets du choléra sont le plus prononcés, que ces effets ont ensuite diminué progressivement dans les mois suivans jusqu'en décembre où ils furent à leur minimum.

Quant à la durée plus ou moins longue de la maladie, on pourrait dire également qu'elle est en

rapport avec les saisons de l'année. En effet, le mois
où l'épidémie dura le moins fut celui d'août; conformément à ce que nous avons déjà dit, que le
cours du choléra était d'autant plus rapide que sa
violence était plus grande. (1) Pendant les deux
mois qui suivent celui d'août, la durée moyenne
de l'épidémie a été en augmentant; mais plus tard,
au lieu de continuer cette marche ascendante, nous
la voyons, au contraire, décroître rapidement.
Cette anomalie apparente ne pourrait-elle pas s'expliquer en disant que deux causes diamétralement
opposées, le grand froid, comme la grande chaleur,
produisent sur le choléra un effet identique (2) relativement à sa durée, c'est-à-dire que, dans ces
deux cas, le génie épidémique s'épuise avec la même
rapidité, d'un côté par excès, de l'autre côté par
manque d'énergie. Cette interprétation du fait le
rendrait plus concluant en faveur de notre thèse.

Au reste nous avouons que, pour le moment, nous
ne pouvons démontrer qu'en termes généraux la relation qui paraît évidemment exister entre la température des saisons et l'activité du principe cholérique; car lorsqu'on descend dans les détails, on rencontre une foule de faits contradictoires et excep-

(1) On a remarqué généralement que les cas de choléra foudroyant sont beaucoup plus fréquens en été qu'à
toute autre époque. L'action de la chaleur est si prononcée
que l'esprit du peuple en a été frappé. Sa grosse expérience a constaté que l'exposition à un soleil ardent était
funeste en temps de choléra. Cette conviction fut même
si profonde, que dans beaucoup de lieux de la Perse et de
la Turquie, les habitans évitaient de sortir pendant le
jour.

(2) Le froid et le chaud déterminent aussi sur le principe de la peste un effet non pas semblable, mais analogue. On sait que cette maladie suspend ordinairement ses
ravages pendant les fortes chaleurs des mois de juillet et
d'août, ainsi que pendant l'hiver.

tionnels. Mais il est probable que beaucoup de ces
déviations de la loi dépendent de circonstances purement locales, circonstances qui, étant mieux connues, feraient cesser l'anomalie et confirmeraient
la règle.

En effet, tout le monde sait que l'élévation plus
ou moins considérable du sol, que l'absence de
grands végétaux, le voisinage de hautes montagnes, de vastes nappes d'eau, de plaines immenses,
sources de vents plus ou moins rigoureux , on sait
que chacune de ces conditions particulières exerce
une action notable sur la température des lieux où
elle se rencontre, en même temps qu'elle lui imprime
une physionomie toute spéciale.

C'est ainsi que nous concevons comment le
choléra peut présenter un même caractère à des
latitudes et à des époques de l'année différentes,
ou *vice versâ*.

En parcourant les divers tableaux qui résument
le cours et les produits de l'épidémie dans un certain nombre de villes, le lecteur a dû remarquer
la grande différence que présente le rapport entre
les morts et les malades , non seulement d'une
ville à l'autre, mais aussi entre les diverses phases
de la maladie elle-même. Si nous classons sous ce
point de vue les 24 chef-lieux de gouvernemens
qui ont été visités par le choléra , nous aurons :

NOMBRE DE MORTS
SUR 100 MALADES.

20 à 25	Mohilew, Witebsk.
25 à 30	Ekaterinoslav, Kherson , Symphé-ropol.
30 à 35	Tchernigov, Kharkov, Poltava, Novo-Tcherkask.
35 à 40	Voronèje.
40 à 45	Toula.
45 à 50	Kalouga, Moskou , Nijni-Novgorod.

5o à 55 Kazan, Astrakhan, Ouralsk, Penza,
Tambov.
55 à 6o Kiew, Orel.
6o à 65 Simbirsk, Koursk.
75 à 70 Saratov.

Sur ces 24 villes principales, 12 ont donné en moyenne 59 morts sur 100 malades, et les 12 autres 35 pour 100. Dans les campagnes, ces variations n'ont pas été moins grandes; mais la moyenne générale a été d'un dixième plus faible.

Si l'on compare ce résultat avec celui qu'on a trouvé lors de la première irruption du choléra en Russie, il demeurera évident que la mortalité relative a été bien moins forte cette fois que précédemment. Le docteur Lombard rapporte dans ses *notes historiques* qu'en 1831, le nombre des morts du choléra dans toute la Russie a été de 55 pour 100 malades ; ce rapport est donc de près d'un tiers plus élevé que celui que nous venons de constater ; il dépasse même d'un vingtième la mortalité moyenne dans les villes. Nous avions déja montré en parlant de Moskou que l'épidémie avait été presque moitié moins violente en 1847 qu'en 1831.

Ces faits sont trop intéressans pour que nous ne les ayons pas rappelés. Ils doivent rassurer sur l'avenir en nous donnant le consolant espoir que le choléra tend à devenir de moins en moins meurtrier.

Nous avons fait beaucoup de recherches pour apprécier aussi exactement que possible le temps employé par l'épidémie dans ses diverses phases aussi bien que dans son cours entier. Nous avons encore cherché à connaître les variations de son intensité. Dans l'étude d'une maladie aussi extraordinaire que le choléra, rien ne doit être négligé. C'est en l'envisageant sous tous ses aspects qu'on parviendra à déchirer le voile qui enveloppe encore son origine.

Comme toutes les épidémies, le choléra a offert constamment deux phases bien tranchées ; l'une pendant laquelle le nombre des malades et des morts va chaque jour croissant, l'autre pendant laquelle se produit le phénomène inverse.

Ces deux phases ont varié d'une manière notable dans 26 villes. Pour la première la différence a été de 12 jours (Vononèje) à 47 jours (Toula), pour la seconde elle a été de 15 jours (Voronèje), à 106 jours (Moskou). La durée moyenne de la première phase a été de 23 jours et celle de la seconde de 34 ; en somme 57 jours. Généralement la phase descendante a exigé beaucoup plus de temps que la phase ascendante. Dans quelques localités l'inverse a eu lieu. La différence de durée qui existe entre les deux phases dépend de ce que la maladie, après avoir atteint le maximum de son développement et avant de commencer à décroître rapidement, reste pendant un certain temps presque stationnaire ; de sorte que si l'on retranchait ce temps que l'on pourrait appeler le *solstice de l'épidémie*, on trouverait que la durée de la phase descendante est à-peu-près la même que celle de la phase ascendante.

Chacune des deux phases précédentes se divise elle-même en deux périodes secondaires. La phase ascendante comprend une période d'invasion ou d'incubation, temps pendant lequel la maladie ne se manifeste encore que par des accidens rares et isolés, sous une forme en quelque sorte sporadique, et une période d'augment caractérisée par la vigueur et l'extension rapide de la maladie. Les deux périodes de la phase descendante sont, comme nous venons de le dire, le moment où l'épidémie , parvenue à son plus fort point de dilatation, y conserve pendant plusieurs jours une intensité à peu près égale, puis le moment où elle commence à décroître d'une manière graduelle et quelquefois très rapide. Cette division secondaire du cours de l'épidémie est moins absolue que la première ; car il arrive de temps en temps, quoiqu'assez rarement, que la période d'invasion ou celle de station viennent à manquer. Toutefois ces quatre périodes sont autant variables et irrégulières dans leur durée que les grandes phases elles-mêmes; ainsi la première a varié entre 3 jours (Voronèje) et 38 jours (Toula); la deuxième entre 7 jours (Astrakhan) et 27 (Moskou); la troisième entre 3 jours (Konrsk) et 46 (Moskou) : enfin la quatrième a duré depuis 4 jours (Voronèje) jusqu'à 60 jours (Moskou).

En définitive , la moyenne du cours complet de l'épidémie dans 54 villes peut être présentée sous cette forme :

A. Phase ascendante 23 jours
    1° Période d'invasion   7   jours
    2° Période d'augment   16   »
B. Phase descendante 33 jours.
    3° Période stationnaire   10   »
    4° Période de déclin   23   »
Durée totale 56 jours.
Le maximum de durée a été 140 j. (Moskou)
Le minimum 13 j. (Alexandrie).

Tout le monde sait que le choléra est beaucoup plus violent dans sa phase ascendante que dans la suivante. Ce n'est cependant qu'avec bien de la peine que nous sommes parvenu à acquérir une notion tant soit peu exacte sur ce point important ; car dans toutes les relations où nous avons puisé nos renseignemens , on a confondu dans le tableau quotidien des décès, des individus dont la maladie datait de jours différents. Malgré cette difficulté, nous avons obtenu par la comparaison minutieuse d'un grand nombre de faits, un résultat qui, s'il n'est pas rigoureusement exact, nous paraît être cependant très voisin de la vérité.

Dans treize grandes villes, chefs-lieux de gouvernemens, le cours et les effets de l'épidémie
ont été en moyenne tels qu'ils sont représentés
dans le tableau suivant. Nous avons calculé le nombre des malades et des morts pour un jour moyen
et sur une population uniforme de 10,000 âmes.

PHASES	JOURS	MALADES	MORTS	RAPPORTS
Phase ascendante	21	13,48	9,88	73,29
Phase descendante	44	8,31	2,84	34,16
Épidémie entière	65	9,98	5,13	51,43

Comme on voit, les différences d'intensité de l'é-
pidémie sont fortement accusées. Dans la phase
ascendante le nombre des malades est de plus d'un
tiers, et celui des morts de plus des deux tiers supérieurs aux nombres correspondans de la phase
descendante. Le rapport des morts aux malades est
aussi très différent, car il est une fois plus élevé
dans le premier que dans le second cas. Ainsi, dans
la période d'accroissement les trois quarts des malades succombent, tandis que les deux tiers se sauvent dans la période suivante. Heureusement, la
durée de cette dernière phase est la plus longue des
deux, de sorte qu'en moyenne générale il n'est
mort que la moitié des malades. En effet, sur 1,000
individus atteints pendant le cours entier de l'épidémie on trouverait :

	MALADES.	MORTS.
Phase ascendante . .	436	321
Phase descendante. .	564	193
	1,000	514

Ceci démontré que la phase décroissante offré par rapport à celle qui précède, une durée double avec une violence moitié plus faible, et un huitième de malades en plus, avec un huitième de morts en moins.

Nous terminons ces considérations générales par quelques mots sur la vitesse de propagation du choléra.

La direction par rapport au méridien ne paraît pas avoir eu d'influence bien sensible sur la vitesse de l'épidémie. Sur un parcours de 2,634 lieues dans les trois principales directions, nous avons trouvé pour vitesses moyennes :

Du Nord au sud . . . . 2,91 lieues par jour.
Du Sud au Nord. . . . 2,71 » »
De l'Est à l'Ouest. . . 1,54 » »

Les causes qui modifient le plus la vitesse du fléau sont probablement la température et la nature physique des contrées qu'il parcourt. Le tableau suivant montre que si nous connaissions le degré de chaleur qui régnait dans chaque lieu au moment du passage du choléra, cette influence de la température deviendrait très manifeste.

VITESSE MOYENNE.

En juin . . . . 1,75 lieues par jour.
En juillet. . . . . . . 5,69 « »
En août. . . . . 3,00 » »
En septembre. . . . . 1,75 » »
En octobre . . . . . . 1,23 » »

Nous avons divisé la vaste surface sillonnée par le choléra en régions naturelles. Nous avons trouvé que sa vitesse y fut ainsi :

VITESSE EN LIEUES
PAR JOUR

Bassin de l'Oural inférieur. 3,48

Bassin du Volga et de ses affluens. . 2,76
    Volga proprement dit . . 3,96
    Oka. 2,10
    Soura. 1,75
Bassin du Don et de ses affluens . . 1,95
Bassin du Dnieper et de ses affluens. 1,53
Bassin du Kouban et du Térek.. . . 2,50
Bassin du Phase ou Rion. 1,68
Bassin du Kour ou Cyrus. 1,34
Bassin de l'Aras ou Araxe. 1,30

La rapidité avec laquelle le choléra s'est répandu, a été notablement différente dans les contrées au nord ou au sud du Caucase. Cependant la maladie y régna pendant les mêmes époques de l'année. Dans la première région la vitesse moyenne a été de deux lieues par jour ; elle ne fut que d'une lieue et tiers dans les vallées de la Géorgie, de l'Adherbijan et du pachalik d'Erzeroum. Cette différence dépend probablement de la nature différente du sol, qui, dans la Russie, s'étend en vastes plaines, tandis que la Géorgie et l'Arménie sont coupées de hautes montagnes qui gênent et modifient sans cesse l'extension du principe cholérigène.

Après avoir décrit les nombreuses pérégrinations du choléra-morbus dans les provinces de la
Russie situées au nord du Caucase, il nous reste
à indiquer la voie qu'il a suivie, en 1847, au sud
de cette chaîne de montagnes. Mais, comme les
renseignemens que nous avons pu nous procurer
sur sa marche dans ces contrées encore fermées
pour la plupart à la civilisation, sont peu nombreux,
nous nous contenterons de jalonner la route en
citant seulement les principales étapes.

A la fin de mars 1847, avons-nous dit précédemment, le choléra sortit de l'état de langueur dans
lequel les rigueurs de l'hiver l'avaient plongé.
Parti des plaines fièvreuses de Salian, il remonta
le Kour en se dirigeant vers la capitale de la Géorgie. D'abord lent, son mouvement devint ensuite
plus accéléré. En moins de deux mois il franchit
un espace de cent lieues et parvint à Tiflis le 17/29
mai, malgré les cordons sanitaires et autres obs-
tacles par lesquels on essaya d'arrêter sa course.
Nous ignorons les ravages qu'il fit dans cette ville
importante. Nous savons seulement qu'il y séjourna
pendant 97 jours et s'y montra rigoureux.

Nous noterons en passant que dans la matinée du 2 août, c'est-à-dire à l'époque où l'épidémie sévissait le plus, on ressentit à Tiflis un assez fort tremblement de terre précédé par un mugissement souterrain. Plusieurs jours auparavant, la température avait été très élevée ; car le thermomètre centigrade marquait à l'ombre 34° à 36° et au soleil, jusqu'à 57°.

Peu de temps après son apparition à Tiflis, le choléra se divisa en trois branches principales, suivant les routes qui conduiseut à Kotaïs, Alexandropöl et Erivan. Par la première, il escalada les hautes montagnes qui séparent la Géorgie de l'Iméritie, pénétra dans le bassin du Phase et parvint à Redout-Kaleh, sur la Mer-Noire, le 5/17 août. Au lieu de s'arrêter, il poursuivit sa route vers le nord-ouest en cotoyant les bords de la mer et en se ramifiant dans les gorges profondes de l'Abkhasie. Son passage sur la rade de Soukoum-Kaleh fut signalé par plusieurs victimes à bord de la flotte russe qui y était en station. A mi-chemin de cette côte, il rencontra une branche du courant pestilentiel que nous avons décrit précédemment au nord du Caucase. Cette branche était celle qui suivit les rives du Kouban à travers le pays des Kozaks Tchernomorsk, et qui, après avoir atteint les marais de Taman, le 7 août, contourna la pointe nord-ouest du Caucase et se dirigea au sud-est, le long de la mer, depuis Anapa (2 septemb.) jusqu'à Novo-Troïsk (20 sept.) où les deux courants opposés se rencontrèrent.

Ce n'est que le 30 août qu'on sut positivement à Trébisonde l'apparition du choléra à Redout-Kaleh. Aussitôt le directeur et le médecin de l'office sanitaire de Trébisonde prirent les mesures préventives qui étaient en leur pouvoir. La ville fut nétoyée ; on plaça des gardes de santé sur les principaux points du littoral, et toutes les prove-

nances des lieux infestés furent soumises à une
quarantaine de trois jours. Vaines précautions ! On
pouvait même prévoir le malheur qni allait fondre
sur Trébisonde ; car dès le milieu du mois d'août,
les affections gastro-intestinales devenaient chaque
jour plus nombreuses et offraient parfois des
symptômes tout-à-fait insolites. Tel l'orage, avant
d'éclater, est annoncé par un lointain et sourd
grondement.

En effet, l'orage éclata bientôt. Son premier coup
frappa, dans la nuit du 8 au 9 septembre, un ma-
çon musulman âgé de 25 ans. Quelques heures plus
tard, ce malheureux expirait avec tous les signes
caractéristiques du choléra indien. Le lendemain,
20 autres personnes sont atteintes ; la moitié succombe. Cette nouvelle jette l'effroi dans la ville.
La population grecque et arménienne est la première à s'effrayer ; elle abandonne ses maisons et
fuit des murs qu'un ennemi sans pitié vient d'envahir. Vingt mille musulmans, la masse de la population, restent d'abord, selon leur coutume, im-
passibles devant le danger ; mais, le fléau redou-
blant ses coups, la peur finit par les gagner. Alors
la ville de Trébisonde offrit l'aspect d'une ville
prise d'assaut ; les rues sont désertes, les boutiques
se ferment ; à peine trouve-t-on un boulanger
qui consente a nourrir le petit nombre d'individus
que la frayeur n'a pas dispersé. Le gouverneur
lui-même partage l'effroi commun ; il s'enferme
dans son palais et abandonne la noble cité à son
malheureux sort. Sur trente-cinq mille habitans
que contenait Trébisonde, il n'en était resté que le
quart environ, tous Musulmans de la basse classe, à
l'exception d'une centaine de familles arméniennes
et de quelques européens. Tous les autres avaient
fui dans les campagnes environnantes.

Durant les six premiers jours de l'épidémie, le
nombre des décès alla croissant ; puis il diminua

pendant deux jours ; mais le 18 septembre, la maladie acquit une nouvelle énergie, et elle la conserva jusqu'au 23, jour le plus néfaste et dans lequel on compta au moins 3oo attaques et plus de 120 morts. A partir de ce moment la violence du génie épidémique diminua rapidement de jour en jour; le dernier accident eut lieu le 14 octobre.

Ainsi le fléau régna, en tout, pendant trente-six jours. Quinze appartiennent à la phase ascendante et vingt-un à celle de déclin. Dans la première de ces périodes il y eut environ 1,5oo attaques et 653 décès ; dans la seconde 160 malades et 180 morts ; ce qui fait pour la durée entière de l'épidémie, 1,66o cholériques et 833 victimes. Ces chiffres comparés à celui de la population restée en ville donnent les rapports suivans :

1 attaque sur 5 habitans.

1 mort sur 10 id.

La moitié des individus atteints succomba.

Selon l'ordinaire, la phase ascendante fut beaucoup plus meurtrière que la phase descendante. Dans celle-ci les symptômes graves étaient presque toujours précédés par un ou plusieurs jours de diarrhée. Le patient prévenu à temps du danger qui le menaçait, pouvait le conjurer. Aussi très peu des individus atteints dans cette seconde période succombèrent ; ceux-là même chez lesquels le choléra s'était complètement développé, guérissaient avec plus de facilité qu'auparavant.

On rapporte que des familles entières disparurent. Les enfans tombaient malades près des cadavres de leurs parents et toute la famille s'éteignait, sans que les voisins et la police s'en occupassent. Est-il étonnant, écrit M. Clairambault, consul de France, qui, pendant l'épidémie, a déployé la plus noble et la plus active charité, est-il étonnant qu'au milieu d'une atmosphère empoisonnée de cette sorte, le choléra paraisse devenir contagieux !

L'épidémie de Trébisonde a été suivie par les Drs Borg et Sassy, médecins instruits, dont la conduite dans ces tristes circonstances est au-dessus de tout éloge. Tous deux avaient déjà eu l'occasion d'observer le choléra, lors de sa première apparition en Europe. Quelque violent qu'il ait été cette fois à Trébisonde, le fléau leur sembla beaucoup moins meurtrier que celui de Malte en 1837. Les cas foudroyans étaient plus rares. Les malades qui ne mouraient pas dans les 48 premières heures, avaient de très grandes chances d'échapper ; et presque tous ceux qui recevaient à temps les secours de la médecine, guérissaient.

On a cherché, mais sans succès, la voie par laquelle le choléra s'était introduit à Trébisonde. Les premiers accidens eurent lieu dans des quartiers de la ville différens, sur des individus inconnus les uns aux autres et qui n'avaient eu aucune communication avec des personnes ou des choses provenant du dehors. Le 9 septembre, le choléra régnait en même temps et à une distance à peu près égale de Trébisonde, en Mingrélie au nord-est, dans le district d'Oltou à l'est, et dans celui d'Erzeroum au sud, c'est-à-dire sur le quart d'une circonférence dont le rayon aurait 40 à 50 lieues. Or, l'épidémie s'étendit fort peu à l'ouest d'Oltou et au nord d'Erzeroum ; il ne dépassa sur aucun point la longue chaine de montagnes du sommet de laquelle les dix mille Grecs contemplèrent avec ravissement l'azur du Pont-Euxin, chaine qui forme autour du pachalik de Trébisonde une ceinture colossale de 2000 mètres d'élévation. Il est donc naturel que les habitans de Trébisonde aient cru que le choléra leur avait été apporté du côté de Redout-Kaleh par des vents d'est et du nord-est qui soufflèrent peu de temps avant le jour de son explosion parmi eux. Pendant la première partie du cours de l'épidémie, le ciel fut constamment pur et la température se maintint très élevée. La période décroissante commença immédiatement après un violent orage qui humecta le sol et rafraîchit considérablement l'atmosphère jusque là étouffante.

Ainsi que cela a lieu généralement, les maladies ordinaires disparurent pendant le fort de l'épidémie ; elles ne se montrèrent de nouveau qu'au déclin de celle-ci.

Le choléra sévit plus particulièrement sur les vieillards, les femmes, les enfans et sur les personnes d'une forte corpulence. Selon l'habitude, la classe pauvre alimenta presque seule le fléau ; les musulmans, étant les plus nombreux et les moins prudens, furent aussi plus maltraités. Sur cent-trois victimes constatées pendant la première semaine de l'epidémie, on compta soixante-huit Musulmans, vingt Grecs, douze Arméniens non-unis et trois Arméniens catholiques. Parmi les trente à trente cinq personnes qui composent la colonie européenne et qui presque toutes restèrent en ville, il n'y eut, dans le cours entier de l'épidémie, que deux cas de choléra, l'un sur une personne déjà malade, l'autre sur un misérable adonné à l'ivrognerie. Ce dernier seul mourut.

La maladie se propagea de la ville dans plusieurs villages voisins où la population s'était accrue tout-à-coup dans une proportion considérable. Toutefois elle s'y montra peu rigoureuse, car on estime qu'elle n'atteignit guère qu'une centaine de personnes.

Parmi les points du littoral où le choléra se déclara, on ne cite guère que Kerasoun, la patrie du cerisier. Il y parut vers le 20 septembre et n'y séjourna que peu de jours.

Nous ajouterons encore comme un fait à noter, que jusqu'à cette dernière époque, Trébisonde n'avait point éte visité par le choléra. En 1831, celui-ci sévit à Samsoum, Gumuch-Hanè, Batoum et autres lieux circonvoisins, mais sans pénétrer au chef-lieu du pachalik.

Nous terminerons ce que nous avons à dire sur Trébisonde, en traçant rapidement le tableau de la maladie, d'après les observations des docteurs Borg et Sassy, et en indiquant le traitement qui leur a le mieux réussi.

Au milieu de la santé la plus parfaite, l'individu éprouvait tout-a-coup un malaise général suivi bientôt d'envies de vomir, d'étourdissemens passagers et de diarrhée. Les évacuations qui, d'abord n'offraient rien d'extraordinaire, devenaient promptement caratéristiques par leur excessive abondance et par la présence exclusive d'un liquide aqueux et blanchâtre. En même temps, la sécrétion urinaire cessait complètement; le malade était inquiété par des borborymes et des coliques ordinairement peu fortes, mais sa plus grande souffrance était une chaleur brûlante dans la région épigastique et une soif qu'aucune boisson ne pouvait calmer. Le malade ressentait aussi une faiblesse extrême, poussée quelquefois jusqu'à la syncope.

La voix devenait rauque ou éteinte.

Des crampes s'emparaient ordinairement des muscles des jambes et des gros orteils; rarement elles devinrent générales.

Bien que les muscles de l'abdomen fussent violemment rétractés, la respiration était généralement peu altérée dans son rythme. Mais il n'en fut pas de même de la circulation; celle-ci s'arrêtait presque complètement. La pouls devenait filiforme, puis imperceptible. Le sang tiré de la veine était noir, visqueux et se coagulait à mesure qu'il sortait.

La peau perdait sa couleur et son élasticité naturelles; elle devenait violacée, rougeâtre; les ongles prenaient une teinte bleue plus ou moins foncée; la peau des doigts était ridée comme si elle eut été macérée dans l'eau.

Les traits de la face, profondément altérés, exprimaient une immense douleur. Les yeux disparaissaient au fond de l'orbite et étaient entourés d'un cercle obscur et livide.

Enfin, au milieu des ruines générales de l'organisme, et comme pour rendre le tableau plus effrayant encore, l'intelligence demeurait intacte jusqu'à la fin.

Au début de la maladie, avant que celle-ci eut atteint la période algide, une saignée proportionnée à la force du sujet favorisait singulièrement la réaction. Immédiatement après, on entourait le malade de briques chauffées ou de bouteilles remplies d'eau bouillante, on lui faisait boire une infusion chaude de chamomille, de thé ou de tilleul, de manière à déterminer une prompte et forte transpiration.

On a renoncé à l'emploi des frictions, parce qu'elles avaient l'inconvénient de faire perdre un temps précieux et de laisser les membres trop long-temps découverts. Les sinapismes appliqués largement sur les parties où siégeaient les crampes, calmaient celles-ci beaucoup plus sûrement.

En général, la médication employée par les docteurs Borg et Sassy fut symptômatique, c'est-à-dire qu'au lieu d'attaquer le mal dans son principe, ils combattaient séparément les symptômes les plus saillans à mesure qu'ils se produisaient. Ainsi ils prescrivaient la liqueur éthérée d'Hoffman contre les défaillances ; les sangsues à l'épigastre contre l'ardeur dont les malades se plaignaient ; la potion anti-émétique de Rivière pour arrêter les vomissemens ; les lavemens amidonnés et laudanisés pour suspendre la diarrhée.

Mais de tous ces agens thérapeutiques, ceux dont ils se louent le plus, sont les préparations opia-

cées administrées à hautes doses, et parmi ces préparations, ils donnent la préférence à la morphine.

Quelquefois, mais rarement , le brusque retour
du sang déterminait une inflammation de la plèvre,
du foie ou autre organe important ; plus souvent
les symptômes propres au choléra faisaient place
à un état typhoïde particulier. Dans ce dernier cas,
le quinquina donné concurremment avec le tamarin
et le nitre produisit d'excellens effets ; le calomel
administré à fortes doses rendit aussi de grands
services.

———

Pendant que le choléra s'étendait au nord-ouest
de Tiflis, à travers les contrées qui passent pour
offrir le type le plus beau de l'espèce humaine,
il se dirigeait également vers le sud. En peu de
temps , il franchit les montagnes qui séparent le
bassin du Kour de celui de l'Aras, et atteignit, vers
le milieu du mois de juillet, les vastes prairies arrosées par ce dernier fleuve. Le 7 juillet, le fléau
parut à Erivan dont presque tous les habitans
avaient pris la fuite, et quelques jours plus tard à
Etchmiadzin, foyer de la religion arménienne. Traversant l'Aras, il vint jusqu'aux pieds du mont
célèbre dont la cime toujours couverte de neige
recéla pendant trois mille ans, au dire de l'his-
torien Jean de Damas, les vestiges de l'arche dans
laquelle les destinées du genre humain flottèrent
au gré des vents 164 jours durant. Un grand
nombre d'habitans d'Erivan s'étaient réfugiés à
Nakhtchévan, mais le fléau s'élança sur leurs trous-
ses et arriva presqu'aussitôt qu'eux dans cette
dernière ville. De là il passa la frontière russe et
vint visiter de nouveau la province persane d'A-
dherbidjan qu'il avait déjà traitée si cruellement,
l'année précédente. Le 15 août, il était à Khoï, et
six jours après à Tébriz. Mais depuis près d'un

mois, les Tébrizis avaient reconnu les signes avant-coureurs de sa venue prochaine. Toutefois le nombre des émigrans fut moitié moindre cette fois qu'en 1846; malgré cela, il y eut un tiers de moins de victimes. En général, l'épidémie parcourut les mêmes lieux qu'elle avait précédemment dévastés ; mais partout elle se montra moins meurtrière qu'en 1846.

De ces contrées alpines et centrales, le choléra rayonna dans plusieurs directions. Il s'avança dans l'ouest jusqu'aux bords du lac où le chaldéen Haïg jeta, il y a de cela trente siècles, les premiers fondemens de la nation arménienne. Du côté du sud-est, il reprit en sens inverse la route par laquelle il était venu de Téhéran, l'année précédente, et parvint, dit-on, jusqu'à Miana.

Un phénomène semblable à celui que nous venons de signaler dans les hautes vallées de l'ancienne Médie, se passait en même temps dans les plaines brûlantes de la Mésopotamie. Nous voulons dire que le choléra y revint également sur ses pas et sévit deux fois dans les mêmes lieux à une année d'intervalle.

En effet, on se souvient qu'en 1846 le fléau était descendu le long du Tigre, depuis Bagdad jusqu'au golfe persique. Après avoir passé l'hiver sur ces plages chaudes et humides, il remonta, en 1847, la rive droite de l'Euphrate et vint de nouveau jeter l'effroi dans l'ancienne capitale des Khalifes Abassides. A la fin de juillet, l'épidémie était à Basrah. Quelques jours après, elle parut à Souk-el-Chéïouk, puis à Sémawa où elle enleva le cheikh des Arabes Khézaïls, puissante tribu des Madams. De là elle visita Diwanieh et traversa les vastes marais dits mer de Khézaïl, renommés, comme la Camargue en France, par la culture du riz et par le grand nombre de buffles qu'on y élève. Bientôt elle eut atteint Kerbela, place forte où affluent les pèlerins Schyïles, Méched-Ali, Méched-Hussein, lieux non moins vénérés pour leurs tombeaux, Hillah bâti avec les ruines de Babylone, puis Bagdad. — Au lieu de s'élancer vers la Mecque, comme il avait fait précédemment, le fléau continua à refluer vers le nord, d'un côté sur les bords de l'Euphrate habités par les Arabes Dieus, de l'autre côté, le long du Tigre et de ses affluens jusqu'à Kerkouk (5 octobre), Souléïmanieh (8 oct.), Mossoul (fin oct.), etc., c'est-à-dire au cœur du Kurdistan.

Le choléra parut à Bagdad vers le 25 août. Mais l'influence générale qui le précède, était déjà sensible depuis plus de vingt jours. On a noté que le *Sam* ou vent brûlant du désert, souffla presque constamment pendant la phase ascendante de l'épidémie, et que celle-ci ne commença à diminuer, pour cesser bientôt, que lorsque l'atmosphère fut devenue plus fraîche et plus agréable. Le tableau suivant montre qu'à Bagdad, comme à Tébriz, la maladie fut moins maligne en 1847 qu'en 1846.

Bagdad	1846		1847
Phase ascendante	20	jours	15
Phase descendante	35	»	25
Durée totale	55	»	40
Malades	10,100		920
Morts	5,400		425
Morts sur 100			
Malades	50,4		46,1

Le docteur Droz, médecin distingué de la faculté de Paris, que le gouvernement ottoman avait envoyé dans le midi de l'empire, pour y étudier le choléra, se trouvait à Bagdad au moment de l'épidémie. Tout le monde s'accorde à louer l'activité et le désintéressement de cet habile praticien. Bagdad, Mossoul, Diarbekir et bien d'autres lieux qu'il a visités, conserveront long-temps le souvenir du bien qu'il y a fait. Lui-même faillit devenir la victime de son zèle ; car il fut atteint du choléra. Cette

circonstance lui fournit l'occasion de connaître
plus exactement les souffrances qui accompagnent
cette terrible maladie ; et dans le tableau qu'il en
a tracé, nous avons remarqué un détail nouveau, ou
du moins qui n'avait été signalé par aucun auteur.
Ce symptôme est un des premiers qu'éprouve l'individu frappé fortement, et il est en quelque sorte
l'indice caractéristique de l'invasion du mal. Il
consiste en la sensation d'une espèce de vibration,
ou mieux, de fluctuation dans tout le corps, comme
si le mouvement du sang qui, à l'état normal, s'opère sans que l'individu en ait conscience, devenait
tout-à-coup perceptible et senti. Il semble que les
parties internes se liquifient et ruissellent. Cette
sensation qui, du reste, n'est pas douloureuse, ne se-
rait-elle pas l'expression du retrait brusque et rapide des liquides si remarquable dans le choléra,
retrait par lequel le sang et les fluides blancs aban-
donnent les gros vaisseaux pour s'accumuler dans
les capillaires de la peau et de la muqueuse intestinale où ils déterminent d'un côté la teinte cyanosique, de l'autre côté une excrétion surabon-
dante? Quoi qu'il en soit, nous avons cru devoir signaler ce fait curieux à l'attention des observateurs.

Nous dirons aussi quelques mots sur le traitement employé avec le plus de succès par le docteur
Droz. -- Une saignée du bras pratiquée tout-à-fait
au début de la maladie fut souvent très efficace.
Ce premier et important moment étant passé, il
administrait, toutes les demi-heures jusqu'à ce que
la réaction s'établit, une grande cuillerée de la
potion suivante :

Laudanum de Sydenham, deux drachmes.
Eau gommeuse, soixante quatre drachmes.
Eau de fleurs d'oranger, quatre drachmes.
Sirop simple, deux drachmes.
En même temps on enveloppait le malade de
couvertures chaudes, on frictionnait tout son corps

avec de l'eau-de-vie camphrée et on lui faisait boire, de temps en temps, une infusion chaude de menthe poivrée, de tilleul ou de sureau.

Si la maladie n'est pas trop avancée, ces moyens suffisent ordinairement pour déterminer une crise favorable. Dans le cas contraire, ils sont complètement inutiles ; car dans cette maladie, ajoute le docteur Droz, une heure de retard condamne à mort sans rémission.

Il paraît certain que le choléra se propagea de nouveau en 1847 tout autour du Golfe persique, car au mois d'août, il était signalé à Bender-Bouchir sur sa rive gauche, et sur sa rive droit à Elkatif, ainsi qu'aux îles Bahrein. Il remonta même le cours des rivières du Khouzistan et se trouvait vers la fin de juillet à Chouster sur le Karoun.

On dit encore que le fléau qui était venu en 1846 de Téhéran a Chiras, avait reparu au mois d'août 1847 dans cette dernière ville, d'où il aurait rétrogradé jusqu'à Ispahan et même jusqu'à Koum, ville située à trente lieues au sud de la capitale. Mais ces derniers renseignemens méritent confirmation.

Des trois directions principales que suivit le choléra à partir de Tiflis, nous en avons décrit deux, celle du Nord-Ouest et celle du Sud. Il nous reste à parler de la troisième par laquelle l'épidémie pénétra dans l'Arménie turque.

Au commencement de juillet, le choléra menaçait le sandjak de Kars au nord et à l'est, sur toute la frontière occidentale de la Russie transcaucasienne. Le 10 juillet il était à Akhiska, ville de 8,000 âmes où existe un poste sanitaire russe. Mais il est remarquable que le fléau contourna en quelque sorte les districts septentrionaux du pachalik de Kars et n'envahit celui-ci que du côté de l'Orient. En effet, le véritable courant par lequel la maladie s'introduisit dans cette partie de l'empire ottoman fut celui qui longea la grande route de Tiflis à Erzeroum.

Peu de jours après son apparition à Alexandropol ou Gumri, l'épidémie traversa l'Arpatchaï, rivière qui forme sur ce point la limite des deux empires, et se déclara dans plusieurs villages du district de Choureguel. Les premiers lieux atteints furent ceux qui se trouvaient les plus voisins de la ville russe. De proche en proche la maladie gagna la plupart des villages qui bordent la route de Gumri à Kars ; elle se manifesta au chef-lieu dix à douze jours après son entrée dans le pachalik.

Le 23 juillet au matin, une famille arménienne composée de trois hommes, deux femmes et deux enfans, vint d'Alexandropol à Kars. A peine arrivée, la femme tombe malade avec tous les symptômes du choléra. Deux heures après les enfans éprouvent le même sort. L'une mourut le 25 et les deux autres le 29. Le soir même du 23 six habitans de la ville étaient atteints du choléra, et depuis ce jour l'épidémie continua ses ravages. Pendant 25 jours elle alla croissant; elle atteignit son apogée le 17 août, jour où il y eut 105 malades et 26 morts. Six jours après on ne comptait plus que huit malades et trois morts ; mais le 24 août, à la suite d'une pluie tombée la veille , seulement pendant une heure , la maladie reparut dans plusieurs quartiers qu'elle avait abandonnés et acquit une nouvelle énergie , au point que pendant les six jours suivans le nombre des accidens s'éleva de 18 à 37. Ensuite l'épidémie reprit sa marche décroissante. Le dernier cas de choléra eut lieu le 26 septembre.

Ainsi le fléau régna à Kars pendant 65 jours dont 25 appartiennent à la phase ascendante et 40 à celle de déclin. Dans la première on a calculé approximativement 1770 attaques et 394 décès , et dans la seconde 530 malades et 156 morts.

La frayeur causée par la maladie fut si grande
que, dès les premiers jours, les étrangers et la plus
grande partie de la population chrétienne abandonnèrent la ville. Au plus fort de l'épidémie les
Musulmans eux-mêmes s'émurent ; le gouverneur
et les troupes de la garnison se retirèrent à quelques
lieues de Kars. Plus du tiers des habitans s'enfuit
ainsi, et la famine s'ajouta bientôt à la maladie par
la mort ou la désertion de tous les boulangers. Sur
huit mille âmes environ qui restèrent en ville, il y
eut donc 2,300 malades et 550 décès, soit un cholérique pour 3 1/2 habitans et un mort pour 14
1/2. La mortalité, comme on voit, fut beaucoup
plus forte relativement à la population que par
rapport au nombre des malades, car le quart seulement de ceux-ci succomba.

Les Musulmans se sont trouvés à Kars à peu près
dans les mêmes conditions que nous avons dit en
parlant de Trébisonde. On a calculé que sur 100
décès, 86 furent musulmans, 12 arméniens non-
unis et 2 arméniens catholiques. La garnison, forte
de 500 hommes, fournit à elle seule 258 malades
et 35 morts.

Pendant le cours de l'épidémie, les maladies ordinaires ne cessèrent pas complètement. L'époque
la plus désastreuse coïncida avec la première semaine du Ramazan, c'est-à-dire avec le moment
où les Musulmans passèrent d'un régime habituel à
un genre de vie tout différent.

Le docteur Berganson, médecin de l'office sanitaire de Kars, rapporte que dans presque tous les
lieux où le choléra parut, son début coïncida avec
l'arrivée d'une ou plusieurs personnes provenant de
localités infestées; presque toujours ces individus
étaient les premiers atteints. Il ajoute que les villages assez nombreux dont les habitans se mirent
en quarantaine vis-à-vis des autres villages où l'é-
pidémie régnait, furent préservés; et il attribue à

cette cause l'innocuité dont jouit le district de Sa—richat, tandis que ceux de Choureguel et de Tchildir qui lui sont contigus, l'un au sud et l'autre au nord, furent maltraités.

Mais nous nous permettrons d'observer que cette coïncidence de l'explosion épidémique avec l'arrivée de personnes malades ou provenant de lieux infestés, n'implique pas rigoureusement entre ces deux faits un rapport de causalité. Il est certain que le choléra avait déjà étendu son influence dans un rayon plus éloigné que celui de Kars, lorsqu'il éclata dans cette ville. La coïncidence dont nous venons de parler, ne pourrait servir de preuve en faveur de la contagionabilité du choléra que si elle avait lieu dans tous les cas ; ce qui n'est pas, comme l'on sait. De même, les mesures quarantenaires prises par les habitans de certaines localités ne doivent pas être considérées comme étant la véritable cause de la non apparition du fléau parmi eux, car l'expérience a démontré jusqu'à ce jour que ces mesures sont inefficaces ; au reste n'avons-nous pas vu maintes fois la maladie éviter des villages, des villes, des provinces même, bien que les relations entre les lieux ravagés et les lieux épargnés fussent continuelles, et qu'on ne prit aucune précaution pour empêcher l'introduction du mal.

L'aspect des individus morts du choléra était affreux à voir, écrit le docteur Berganson. La peau avait généralement une couleur rougeâtre, semblable à la canelle. Les ongles des pieds et des mains, ainsi que la région épigastrique étaient d'un bleu foncé. Les doigts étaient fortement contractés, et les côtes comprimées comme si le thorax avait été serré dans un étau ; les yeux disparaissaient au fond de l'orbite ; la plupart des cadavres exhalaient une odeur particulière. Chez plusieurs, ont vit pendant plus d'une heure après la mort les doigts

des mains remuer et la chair frémir comme celle
d'un animal récemment écorché.

La maladie présentait les mêmes symptômes que
ceux observés à Trébisonde; sa durée variait entre
5 et 20 heures, et même entre un et dix jours.
Lorsque le malade résistait plus de trois jours, il
était rare qu'il ne guérît pas.

Dans le pachalik de Kars ainsi que dans les
contrées voisines en Russie et en Perse, on employa généralement le traitement populaire suivant. Aux premiers signes de la maladie, le barbier
de l'endroit pratiquait une large saignée; aussitôt
après on plongeait le malade dans un bassin d'eau,
ou bien on lui jetait sur le corps cinq à six seaux
d'eau froide; puis on lui faisait boire un grand
verre de rhum et on l'enveloppait dans d'épaisses
couvertures. Il paraît que ce traitement rapide
et énergique compta de très nombreux succès.
Il produisait l'effet d'un puissant sudorifique.
Mais on a observé qu'il ne réussissait qu'au début
de la maladie; lorsque celle-ci avait atteint sa
seconde période, il n'y avait plus d'espoir de
guérison que par les seuls efforts de la nature.

Pendant qu'il sévissait à Kars, le choléra se répandait dans les districts circonvoisins. Il parut à
peu d'intervalle et dans le courant du mois d'août à
Tchildir, Ardahan, Pénèk, Bardès, Oltou, Olior,
Nariman, Id, Chékèrli et autres localités moins
considérables. Sa direction principale était de l'est
à l'ouest. Il se propagea fort peu au nord du parallèle de Kars, et à partir de la fin d'août il ten-
dit constamment à s'avancer vers le sud et le sud-
ouest, plutôt que vers l'ouest. Il ne parvint même
pas jusqu'au Tchorokh inférieur, car dans tout le
Lazistan on ne cite qu'un seul cas de choléra arrivé à Artwin, chef-lieu du Kaza ou district de Livaneh. Cette ville de six à sept mille âmes est située
à mi-côte d'une montagne abrupte, au pied de la

quelle coule l'Acampsis des anciens. Toute la population est arménienne, à l'exception d'une soi-
xantaine de familles musulmanes qui habitent le bas
de la ville, sur la rive même du fleuve. Des rixes
fréquentes s'élevaient entre ces deux nations séparées seulement par quelques jardins ; car les arméniens observaient chez eux une sévère quarantaine,
et interdisaient l'entrée de leurs murs aux musulmans chez lesquels aucune mesure sanitaire n'é-
tait prise. Malgré cette difference de régime, il n'y
eut, avons-nous dit, qu'un seul cas de choléra.
La victime fut un arménien, nommé Bédros, qui
tenait le café placé à la tête du pont sous lequel
coule le Tchorokh. Ce malheur arriva le 23 septembre.

Si le fléau fit encore quelques victimes dans les
districts de Livaneh, d'Ardanoutch, d'Adchara, etc.
elles furent comme celle que nous venons de nommer, isolées et sans caractère épidémique. C'étaient
en quelque sorte les sentinelles perdues du gros
de l'armée qui franchissait non loin de là la région
culminante dont les eaux se déversent en même
temps dans trois mers différentes, au nord, à
l'est et au sud , région remarquable où le savant
bénédictin Don Calmet crut reconnaître l'emplacement de l'Eden décrit par Moïse. Les conditions météorologiques de ces contrées dont la
hauteur moyenne est de 2,200 mètres au-dessus du
niveau de la Mer Noire, ont dû certainement exercer une influence notable sur la marche et l'intensité du choléra. Leur climat est dans la catégorie
des climats que Buffon nomme *excessifs* et que
M. Al. de Humbolt appelle *continentaux*, c'est-à-
dire de ceux qui offrent une grande différence
entre la température de l'été et celle d'hiver.
Ainsi pour citer un exemple :

A Érzeroum, la température moyenne du mois
de janvier est de 9° 6 au dessous du point de con-

gélation, et celle du mois d'août de 20° 47 du
thermomètre centigrade, ce qui établit entre ces
deux températures moyennes une différence d'environ trente degrés. Mais la disproportion devient
bien plus grande encore si l'on compare les extrêmes de la chaleur et de froid dans les deux
mois que nous avons nommés ; dans ce cas ou trouve que le mercure du thermomètre a oscillé exactement de 28° 89 soit au dessus, soit au dessous du
zéro de l'échelle , c'est-à-dire qu'il a marqué
entre le *minimum* et le *maximum* de température
la différence énorme de 57° 78. Ainsi à certaines
époques de l'année le froid est aussi vif à Erzeroum qu'à la Nouvelle Zemble, tandis qu'à d'autres momens la chaleur y égale celle de Calcutta.
Il arrive même souvent que ces fortes variations
de température se succèdent brusquement, et on
comprend l'étonnement de Tournefort lorsqu'en
passant à Erzeroum le 2 juillet 1701, il vit la
campagne se couvrir tout-à-coup de neige.

A Trébisonde qui n'est qu'à un degré plus au
nord qu'Erzeroum, mais où le voisinage de la mer
tend à rendre la température uniforme, celle-ci
est en moyenne de 7° 87 au-dessus de zéro pour
le mois de janvier et de 25° 26 pour le mois
d'août. Le plus grand froid a été de 3° 89 au-dessous de zéro et la plus forte chaleur de 27° 22.
Dans le premier cas la différence entre la température des deux mois est de 17° 39, et dans le second de 31°, d'où l'on voit que cette différence est
presque la moitié de celle qui existe à Erzeroum.

On conçoit facilement que si l'hiver est plus
précoce et plus rigoureux sur le plateau d'Erzeroum
élevé de 1,900 mètres au-dessus de Trébisonde, le
choléra dût également s'y engourdir de meilleure
heure que dans d'autres contrées plus basses ou
plus méridionales.

En effet, après avoir atteint Erzeroum à la mi-août, l'épidémie s'étendit fort peu au nord et à l'ouest de cette ville. Il gagna seulement Tortoum, Baibourt, et vint expirer de ce côté à Gumuch-Hané vers la fin de septembre. Mais semblable à un torrent dont les eaux contenues trouveraient tout à-coup une issue facile, le fléau, gêné dans sa course du côté du nord et de l'ouest, s'infléchit vers le sud et s'avança rapidement sur la route de Mouch et de Bitlis. A la fin de septembre il franchit les fameux Mont-Carduques dont le passage donna tant de mal à la petit armée de Xénophon. Des hauteurs où le Tigre s'alimente, le choléra descendit dans la plaine jusqu'à Mossoul où il rencontra le courant qui venait de Bagdad. Il arriva sur l'emplacement de l'ancienne Ninive vers le milieu d'octobre, à une époque de l'année où la température moyenne est encore de 22°·72 et oscille entre 13° 33 et 30° 56.

Dins le même temps le génie de la mort suivait le chemin qui mène de Bitlis à Diarbékir. Il arriva dans cette dernière ville le 17 novembre. On prétend que le choléra y débuta par deux jeunes kurdes arrivés le même jour. Sur ces entrefaites s'ouvrirent les fêtes du Courban-Baïram; depuis ce moment l'épidémie alla croissant jusqu'au 1ᵉʳ décembre, jour le plus néfaste et où l'on compta 52 attaques; ensuite elle diminua et cessa le 25 décembre. Ainsi la période d'augment dura 14 jours et celle de déclin 23; en tout 37 jours. Dans cet espace de temps, on calcula approximativement sur une population de 20,000 âmes tout au plus, mille malades et 100 morts, soit : un cholérique sur 20 habitans et un décès sur 200. La dixième partie seulement des malades succomba; proportion qui se rapproche beaucoup de celle que nous avons observée à la même époque en Russie, sur les bords de la Bérésina.

Parmi ces 100 victimes il y en eut 70 du sexe

masculin et 3o du sexe feminin ; si on considère la
nationalité, on trouve 76 musulmans et 24 arméniens. La plus grande mortalité eut lieu chez les
kurdes indigènes qui habitent en grand nombre à
l'extérieur et tout près des murs de la ville.

Le froid était déjà rigoureux à Diarbékir lorsque le choléra y éclata. Aussi s'arrêta-t-il peu
dans les environs ; mais, cherchant une atmosphère
moins âpre, il piqua de nouveau vers le sud-Ouest.
Il s'élança sur la route d'Orfa, visita l'antique
patrie d'Abraham, et atteignit Biredjik sur l'Euphrate, passage important où affluent toutes les
caravanes qui circulent entre la Syrie et l'Arménie.
Il parut dans ces divers lieux vers le milieu de
décembre. Toutefois son séjour y fut de courte
durée, car l'heure du repos et du sommeil avait
sonné pour lui aussi bien sur le 37° que sur le 57°
degré de latitude.

Avant de terminer ce court exposé de la marche du choléra dans les provinces de l'empire
ottoman, nous reviendrons sur nos pas, afin de
donner sur Oltou et sur Erzeroum quelques détails intéressans que la rapidité de notre récit
nous a fait négliger.

Oltou est un bourg d'environ 2,200 habitans,
chef-lieu de Kaza ou district, situé sur les bords
encaissés de l'Oltou-Sou et au pied de l'Akmeser
dagh dont la cime s'élance à 6,000 mètres de hauteur au-dessus de la Mer-Noire. Le fléau y vint du
côté de Kars ; il annonça son arrivée le 5 août
par la mort de 2 personnes, puis il suspendit ses
coups pendant les trois jours suivants ; mais le 9
trois individus furent de nouveau atteints et depuis
ce moment l'épidémie acquit chaque jour plus
de développement. Du 9 au 14 il y eut 37 attaques et 23 décès. Quoique la population fût peu
considérable, le désordre causé par la frayeur fut
tel que le médecin sanitaire du lieu ne put con-

n.ître ensuite que le nombre des décès et seulement estimer approximativement celui des malades. La phase ascendante de l'épidémie dura dix jours en y comprenant les quatre jours que l'on pourrait appeler d'incubation ; la phase décroissante fut également très courte, car elle ne dépassa la première que de trois jours. Mais si la maladie régna peu de temps, elle n'en sévit qu'avec plus de force. En effet, on estime que sur une population réduite à environ mille âmes, la moitié à peu près fut atteinte par le fléau ; le nombre des victimes s'éleva à 280 ; ce qui fait deux morts sur sept habitans et 56 décès pour 100 malades.

Les maladies qui règnent ordinairement à Oltou pendant l'été sont la fièvre typhoïde et les fièvres bilieuses. La présence du génie épidémique les fit disparaître. Il n'y eut dans toute la saison qu'un seul cas de fièvre typhoïde, le 25 juillet, c'est-à-dire 10 jours avant le premier accident cholérique confirmé. L'individu qui en était atteint contracta en même temps le choléra. Alors on vit la première affection s'arrêter, puis reprendre son cours après que les symptômes du choléra eurent disparu. Nous devons ce fait intéressant au docteur Weingartschofer, médecin de l'office sanitaire ; il montre que le choléra et la fièvre typhoïde peuvent exister simultanément sur un individu.

Au début de l'épidémie, la plupart des malades étaient des hommes de 20 à 60 ans; mais vers la fin les femmes et les enfans furent attaqués de préférence. Les individus qui vivaient renfermés chez eux étaient moins exposés que ceux que leurs affaires forçaient à sortir et à s'exposer aux ardeurs du soleil.

Le choléra présenta à Oltou les mêmes caractères que le docteur Weingartschofer lui avait reconnus lors de sa première apparition en Europe. Seule-

ment il trouva que le cours de la maladie était plus
rapide cette fois. Ordinairement le malade était
moribond quatre ou cinq heures après l'apparition
des premiers symptômes. Ce même médecin observa que la maladie était beaucoup plus grave lorsqu'elle éclatait pendant la nuit que lorsqu'elle commençait dans le jour. Les individus qui étaient
atteints après le coucher de soleil, succombaient
presque toujours avant l'aurore ; les secours de
l'art les plus prompts étaient complètement inefficaces. Au contraire , ceux chez lesquels le mal se
déclarait le matin avaient plus de chances de salut.
La marche de la maladie était moins rapide ; lorsque la réaction faisait défaut , la cyanose n'apparaissait que le soir et la mort survenait plus tard
encore.

La maladie se terminait d'une des cinq manières
suivantes :

1° Par la guérison immédiate.

2° Par un gonflement des glandes parotides.

3° Par un etat typhoïde particulier.

4° Par une encephalite presque toujours suivie
d'apoplexie mortelle.

5° Par l'absence de toute réaction et par l'ex-
tinction complète des forces vitales.

Le docteur Weingartschofer estime qu'il y eut
sur cent décès :

64 morts dans la période cyanosique.

20   »   d'encéphalite.

11   »   de gastro-entérite.

4   »   d'entérite typhoïde.

1   »   de fièvre pernicieuse.

On peut donc dire que dans un tiers des individus atteints du choléra, l'organisme dompté par la
violence du mal n'a tenté aucun effort pour lui
résister. Dans les deux autres tiers la force vitale
a pu lutter avec énergie ; encore n'a-t-elle triom-
phé, même dans ce cas, que 44 fois sur 100.

La mortalité considérée par rapport à la nationalité, au sexe et à l'âge fut répartie de la manière
suivante sur un millier d'individus.

NATION	ADULTES DES 2 SEXES	HOMMES	FEMMES
Turque	775	494	28r
Arménienne	225	167	58
Total	1,000	66r	33g

Pour 1,000 décès classés selon les âges, il y eut :

AGES	DE DEUX SEXES	HOMMES	FEMMES
de 0 à 5 ans	148,6	»	»
de 5 à 10 »	128,5	»	»
de 10 à 20 »	44,2	28,1	16,r
de 20 à 30 »	140,6	80,4	60,2
de 30 à 40 »	200,7	140,5	6o,2
de 40 à 50 »	136,6	100,4	36,2
de 50 à 60 »	68,3	48,2	20,1
de 60 à 70 »	88,3	56,2	32,1
de 70 à 80 »	44,2	24,1	20,1
	1,000	477,9	245

Ces deux tableaux montrent que sur 4 décès on

compta 3 turcs et 1 arménien, ou 2 hommes, 1 femme et 1 enfant; ou bien encore 2 individus dans la force de l'âge, 1 vieillard et 1 enfant. Mais si l'on tient compte de la population correspondante à chaque âge, on voit que la mortalité la plus forte a été d'abord parmi les vieillards, puis chez les plus jeunes eufants, eufin sur les adultes de 3o à 5o ans.

Si les femmes ont fourni moitié moins de décès que les hommes, cela dépend sans doute de leur infériorité numérique beaucoup plus sensible dans ces contrées qu'en Europe, mais plus encore de leur genre de vie plus retiré, plus sobre, moins exposé aux intempéries des saisons. Car on a remarqué à Oltou qu'une très grande partie des cholériques avaient été frappés au milieu des champs; et le médecin sanitaire observe judicieusement que les deux causes qui ont le plus contribué à multiplier les décès ont été la malheureuse coïncidence de l'épidémie avec l'époque de la récolte et avec le jeûne du Ramazan.

Nous observerons encore que la plus grande différence entre la mortalité des deux sexes se rencontre ici dans la décade de 4o à 5o ans; le rapport est de 1 à 3, comme si à cette époque de la vie l'homme était beaucoup plus prédisposé que la femme à contracter le choléra. Il n'est pas moins remarquable qu'au dessus comme au dessous de cet âge, et à mesure qu'on s'en éloigne, la différence entre les deux mortalités diminue dans les mêmes termes.

A Erzeroum, le premier cas de choléra confirmé eut lieu le 16 août. Déjà depuis cinq à six jours la population était tenue en émoi par la mort de plusieurs personnes dont la maladie avait paru fortement suspecte. Mais lorsque le doute ne fut plus permis, la terreur devint si grande que les Grecs et les Arméniens commencèrent à fuir.

Cependant l'épidémie se montra beaucoup plus
bénigne à Erzeroum que dans les lieux circonvoisins. Il est vrai que presque tout le monde en
ressentit l'influence; mais les cas graves furent
clairsemés dans les divers quartiers.

Aussi l'épidémie prolongea-t-elle son cours. Elle
ne suivit pas comme d'habitude une progression
franche et rapide; elle se jetait tantôt sur un quartier tantôt sur un autre, augmentant ou diminuant selon les variations météorologiques. Ordinairement après chaque pluie, le nombre des malades était plus considérable. Cet état stationnaire
persista pendant 57 jours, après quoi la maladie
commença à décroître pendant 34 autres jours.
Le cours entier de l'épidémie fut donc de 91
jours; depuis le 16 août jusqu'au 15 novembre.

Au milieu du désordre général causé par la
frayeur, on ne put pas savoir exactement le nombre des décès et à plus forte raison celui des malades. Le médecin sanitaire de l'endroit estime que
le premier chiffre s'éleva à environ 900 et le second à 1700; ce qui, pour une population de
40,000 âmes, y compris la garnison et les étrangers, fait 1 cholérique sur 23 1/2 habitans et 1
mort sur 44 1/2 habitans, ou encore 55 décès sur
100 malades.

Les tableaux nécrologiques recueillis par les
officiers sanitaires, montrent que la mortalité relative aux nationalités, aux sexes et aux âges a été,
à très peu de chose près, la même à Erzeroum
qu'à Oltou.

Peut-être désire-t-on connaître, au moins approximativement, la manière dont le choléra a
sévi sur chaque âge dans ces contrées encore inar-
bordées par la statistique. Pour obtenir ce résultat,
nous avons combiné les chiffres nécrologiques
d'Oltou et d'Erzeroum. Ensuite nous avons cal-

t::lé la population correspondante à chaque âge,
d'après la loi de la mortalité dans la ville de Paris.
Nous prévénons cependant que nous avons dû
faire subir quelques modifications à cette loi, afin
de la rendre plus appropriée au pays qui nous
occupe; car dans ces contrées où l'hygiène publique est complètement inconnue, l'enfance et la
vieillesse font des pertes beaucoup plus grandes
qu'en Europe.

Le tableau suivant est donc un simple essai. La
deuxième colonne représente la population entière d'Erzeroum, classée par intervalles d'âges;
dans la quatrième nous avons calculé le nombre
des décès pour mille habitans de chaque âge;
enfin, la cinquième exprime les mêmes rapports
que la précédente colonne, mais pour la ville de
Paris, pendant l'épidémie de 1832. Nous avons
ajouté cette dernière colonne afin qu'on pût comparer les effets du choléra dans les deux villes.

AGES	POPULATION D'ERZEROUM	DÉCÈS	DÉCÈS SUR 1,000 HABITANS	
			ERZEROUM	PARIS
de 0 à 5 ans	2,520	115	45,62	24,68
de 5 à 10 »	2,400	63	28,75	7,83
de 10 à 20 »	6,720	29	4,31	4,33
de 20 à 30 »	8,520	86	10,09	13,71
de 30 à 40 »	6,680	167	25,00	22,13
de 40 à 50 »	5,200	140	26,92	27,96
de 50 à 60 »	4,160	78	18,74	35,77
de 60 à 70 »	2,800	103	36,78	53,24
de 70 à 80 »	920	103	111,95	87,87
de 80 à 90 »	80	10	125,00	77,41
Totaux	40,000	900	22,50	23,42

Ainsi les âges qui ont donné le plus de prises au

fléau sont l'extrème vieillesse et la première enfance. La plus faible mortalité a eu lieu parmi les adolescens ; mais à partir de vingt ans le nombre des décès va sans cesse croissant, excepté entre 5o et 6o ans où il offre une dépression dont nous ne nous rendons pas compte ; car elle a été observée à Oltou aussi bien qu'à Erzeroum.

On voit donc que la mortalité dépendante du choléra suit, en général, la loi de la mortalité ordinaire. Les mêmes âges qui habituellement sont le plus exposés aux maladies graves , sont également ceux qui cèdent le plus facilement à l'action délétère du principe cholérique.

On a dû remarquer encore dans le tableau précédent que par rapport à la population d'Erzeroum, le choléra fit dans cette ville presqu'autant de victimes qu'à Paris. Cependant tous les médecins d'Erzeroum s'accordent à dire que l'épidémie y fut bénigne; mais cette bénignité n'était, comme on voit, que relative à ce qui se passait dans les lieux circonvoisins. Il paraît en effet que la région comprise entre les méridiens d'Erzeroum et d'Erivan fut cruellement traitée par le fléau. Non seulement le génie de la mort décima le genre humain, il moissonnait également les autres espèces animales. Parmi ces dernières les chevaux et les bestiaux étaient attaqués plus particulièrement. Nous tenons d'un voyageur qui parcourut ces contrées au moment où l'épidémie était dans toute sa force, que les routes étaient couvertes de cadavres d'animaux au point que l'air en était vicié à une grande distance. Cette épizootie régna dans toutes les parties de l'Arménie visitée par le choléra ; elle avait la plus grande analogie avec cette dernière maladie; ses symptômes caractéristiques étaient un anéantissement subit des forces accompagné d'évacuations excessivement abondantes d'un liquide verdâtre mélé de flocons blancs semblables à de la graisse.

Le voyageur qui nous a rapporté ces faits vit un cheval qui, en moins d'une heure eut jusqu'à trente de ces évacuations alvines. Chez certains animaux la violence du mal déterminait aussi des vomissemens. Généralement la mort survenait dans les quatre ou cinq premières heures ; rarement elle dépassait vingt-quatre heures. Le nombre des animaux perdus de cette manière fut très considéra-
bl..

HISTOIRE DU CHOLÉRA-MORBUS ÉPIDÉMIQUE
A CONSTANTINOPLE EN 1838.

Lorsque nous avons commencé notre travail sur
la marche de l'épidémie qui fait en ce moment le
tour du globe, notre intention fut simplement de
suivre le choléra-morbus dans les profondeurs de
l'Orient, depuis les lieux de son origine jusqu'aux
portes du monde civilisé, et de fournir ainsi pour
l'histoire de ce redoutable fléau du genre humain
quelques renseignemens nouveaux ou difficilement
connus en Europe. Le lecteur est juge de nos
efforts; l'ennui que nous lui avons causé quelquefois par la multiplicité et l'aridité des détails
dans lesquels nous sommes entré, a dû lui prouver
cependant le soin que nous avons apporté à nos
recherches. Nul doute que nous n'ayons commis
plus d'une erreur; mais dans l'impossibilité où nous
sommes de les rectifier, nous laissons cette peine
aux personnes mieux renseignées et plus capables
que nous.

Nous avons tracé l'itinéraire du choléra depuis
l'Indoustan jusqu'aux confins de la Pologne. Nous
avons suivi le fléau dans ses courses vagabondes
à travers les montagnes des Afghans, les plaines de

Samarkand et de Boukhara, les provinces persanes de Khorassan, de Mazendéran, de Ghilan, d'Adherbaidjan, d'Irak et de Fars, dans les vallées sauvages du Khouzistan et du Kurdistan, au milieu des sables de l'Arabie et jusque sur les côtes de la Mer-Rouge ; nous l'avons poursuivi à travers les pachaliks turcs de Bagdad, Diarbèkir, Erzeroum, Kars et Trébisonde, sur les deux versans du Caucase, enfin dans les gouvernemens russes compris entre les bassins de l'Oural, du Volga, du Don et du Dnieper. Ce n'est pas sans un pénible sentiment que le lecteur a dû faire ce voyage immense, guidé par une traînée de sang. Plus d'un million d'êtres humains ont succombé dans cette lutte fatale avec un ennemi invisible et sans entrailles.

Dans nos derniers articles, nous nous sommes arrêté au moment où le génie dévastateur, dompté à son tour par l'influence du climat, s'arrêta lui-même d'un côté à Biredjik sur l'Euphrate, de l'autre côté au Nord de Witebsk, Moskou et Kazan. C'était la troisième fois depuis qu'il avait franchi l'Indus que nous le voyions ainsi suspendre sa marche aux approches de l'hiver.

Nous avons donc conduit le fléau jusqu'à la fin de l'année 1847 ; nous croyons avoir atteint notre but, et nous laissons à d'autres le soin d'accompagner l'épidémie dans ses pérégrinations ultérieures.

Cependant il y a un lieu considérable où le choléra parut encore en 1847 et dont nous n'avons point parlé. Ce lieu est Constantinople. Il est vrai que l'épidémie, pendant un séjour de quatorze mois, y sévit avec plus de violence en 1848, et on pourrait à la rigueur, considérer cette ville comme en dehors du cadre que nous nous sommes tracé ; mais l'importance de la localité et l'intérêt des renseignemens que nous avons été à même de nous procurer, nous engagent à ne point l'omettre et à en faire le sujet d'un travail spécial et supplémentaire.

On nous demandera peut-être pourquoi nous avons tant tardé à publier cette notice qui, nous l'avouons, eut été beaucoup plus opportune il y a quelques mois. Cela tient à deux raisons, le grand nombre et la difficulté des recherches que nous avons dû faire, le peu de temps que nous pouvions y consacrer. En effet, pour être traité convenablement, ce sujet exigeait une étude sérieuse et variée. Avant de décrire l'épidémie de Constantinople il fallait faire connaître cette ville sur laquelle on ne possède que des notions vagues ou erronées; à ces notions, il fallait en substituer d'autres plus exactes sur la topographie, la météorologie, la constitution médicale et les maladies régnantes, le chiffre et les élémens divers de la population, la mortalité par âges, par sexes et par nation, le régime et les habitudes des habitans, enfin il fallait donner un tableau aussi complet que possible des circonstances au milieu desquelles l'épidémie se développa. C'est ce que nous avons essayé de faire, en nous restreignant cependant dans d'étroites limites; mais pour cela nous avons dû nous donner beaucoup de peine, nous avons consommé beaucoup de temps.

Le travail que nous publions aujourd'hui se divise donc naturellement en deux parties distinctes, mais corrélatives. Dans la première nous exposerons les recherches que nous avons faites pour déterminer le chiffre de la population en 1848 et, à cette occasion, nous passerons en revue les principaux faits concernant la climatologie, l'hygiène et la nécrologie de ce pays; cette partie servira en quelque sorte d'introduction à la seconde qui sera consacrée spécialement à l'histoire de l'épidémie.

§ I.

Peu de personnes se doutent qu'il existe à Constantinople un bureau où sont enregistrés les décès qui ont lieu dans cette ville. Ce bureau dont l'origine remonte à la création des quarantaines en Turquie, n'est pas une des parties les moins importantes de cette institution. Il a pour but direct d'exercer un contrôle incessant sur la nature des décès et par conséquent des maladies. Par son moyen, l'intendance sanitaire est tenue, aussi exactement que possible et jour par jour, au courant de la santé publique ; et s'il y avait jamais quelqu'apparence de peste ou d'autre maladie contagieuse, elle en serait immédiatement prévenue. (1) En effet, on ne peut procéder à l'inhumation d'un individu sans un permis délivré par l'un des quatre offices établis à cet effet sur les points extrêmes de la vaste capitale. Or, ce permis ne se délivre qu'après la déclaration faite de la religion ou nationalité du défunt, du mahallé ou quartier qu'il habitait, de sa maladie, de son sexe et souvent même de son âge. Toutes ces déclarations sont soigneusement inscrites et réunies au bureau central de l'intendance sanitaire. S'il arrive qu'un décès soit accompagné de circonstances extraordinaires et suspectes, on envoie aussitôt un expert pour vérifier et constater la nature de la maladie ; souvent même ce sont les médecins de l'intendance qui procèdent à cet examen.

Nous tenions à donner ces détails sur la source où nous avons puisé une partie des faits et des

____

(1) Le même contrôle est exercé par tous les offices sanitaires distribués dans l'empire ottoman ; comme témoignage de leur exactitude, les médecins attachés à ces offices sont tenus d'envoyer tous les quinze jours à Constantinople un tableau détaillé et nominal des décès qui ont eu lieu dans leur circonscription.

chiffres que nous exposerons plus loin. Il nous a fallu plus de trois mois pour faire sur ces registres le dépouillement de la mortalité quotidienne pendant toute l'année 1848, la distinction de la nationalité, du sexe, de l'âge, et de la maladie des individus décédès. Car ces registres sont écrits en langue turque. Nous avouons que nous n'aurions pu mener à fin ce travail pénible et rebutant sans l'extrême complaisance que nous avons rencontrée dans les chefs de bureau Hadji-Osman effendi, Kiamil effendi et Soliman effendi. Ces messieurs ont parfaitement saisis le but que nous nous proposions dans ces recherches peu attrayantes et s'y sont associés de très bon cœur. Nous devons comprendre encore dans notre reconnaissance Ahmet effendi président du conseil supérieur de santé, ainsi que MM. les intendans Leval et Marchand pour l'appui moral qu'ils ont bien voulu nous donner; enfin, nous rappellerons comme dernier témoignage de notre gratitude, que si les archives de l'intendance sanitaire nous ont été ouvertes avec tant d'obligeance, l'autorisation nous en avait été donnée par le directeur général des quarantaines, son altesse Fethi-Ahmet pacha dont l'esprit éclairé et le caractère bienveillant sont toujours prêts à encourager la science.

Avant d'entrer en matière, nous irons au devant d'une objection que le lecteur pourrait nous faire. — Nous ne nous permettrons pas de juger l'administration turque en général, car nous ne la connaissons point. Nous ne pouvons donc affirmer ce qu'il y a de vrai ou de faux dans les reproches que nous lui entendons faire tous les jours au sujet de ses imperfections. Mais ce que nous sommes en droit d'assurer c'est que l'enregistrement des décès se fait avec un soin, une régularité dont nous avons été frappé. Prétendre qu'on n'y commet aucune faute, n'est point notre pensée; mais

nous avons pu nous convaincre que les chances
d'erreur diminuent chaque année, et nous admet-
tons avec confiance que la mortalité officielle en
1848 s'éloigne fort peu de la réalité.

En effet, le chiffre total des décès déclarés pour
la population civile et indigène seule (musulmans
et rayâs) s'élevait à 11,814 en 1847. L'année
suivante nous l'avons trouvé de 17,860. Or la
différence entre ces deux sommes dépend de deux
causes, 1° d'une augmentation dans la mortalité
produite en 1848 par l'épidémie régnante, 2°
de l'exactitude plus grande apportée dans les déclarations nécrologiques. Cette dernière amélioration doit être attribuée aux prescriptions sévè-
res et réitérées de l'autorité, ainsi qu'à la surveil-
lance plus active apportée par les agens du service sanitaire.

Ainsi, si nous retranchons des sommes précédentes, d'un côté 113, de l'autre côté 3,091 qui
représentent les décès cholériques déclarés dans
les deux années, (toujours pour la même partie
de la population) nous aurons d'une part 11,701 et
d'autre part 14,769 pour les chiffres de la mortalité ordinaire en 1847 et 1848. Ce simple rapprochement montre la conquête obtenue par l'esprit de réforme sur les préjugés du peuple. Car
le plus grand obstacle à la régularité du service
dont nous parlons, se trouve dans la répugnance
que les musulmans éprouvent à dévoiler le mystère de leur domicile et surtout à laisser voir leurs
morts par des chrétiens (les experts étant généralement de cette religion).

Nous ferons encore une réflexion préliminaire.
Il est probable que plusieurs décès cholériques
n'auront pas été déclarés comme tels, car souvent
le choléra se terminait par un état typhoïde plus
ou moins prolongé qui pouvait induire le vulgaire
en erreur. Mais il est non moins certain que par

suite de la même facilité à se tromper sur la nature des maladies, on a attribué au choléra des victimes dont il était innocent. Ce que nous disons ici
pour le choléra s'applique également aux autres
maladies. En effet, autant nous sommes porté à
admettre comme exact le chiffre de la mortalité
en 1848, autant nous doutons du nom donné à la
maladie dans les cas ordinaires. Sous ce rapport
le service du bureau nécrologique est défectueux
et réclame de notables améliorations. Le mal provient de ce qu'il n'y a pas de médecins spécialement affectés à la vérification de tous les décès.
Dans la grande majorité des cas on s'en rapporte
à la déclaration des imams des mosquées, des cu-
rés des paroisses et même, bien souvent, à celle des
parens ou voisins, tous gens peu versés dans la
diagnose des maladies. Ainsi que nous l'avons dit
plus haut, il n'y a que dans des circonstances particulières que l'on envoie des personnes ayant une
connaissance spéciale de la peste, ou même des
médecins lorsque le cas l'exige. Aussi qu'arrive-t-
il ? C'est que les décès sont classés à l'office sanitaire dans un cadre nosologique vague, arbitraire
et sans valeur. Excepté quelques affections que le
public distingue généralement d'une manière assez
exacte, telles que les fièvres exanthèmatiques, la
phthisie pulmonaire, la dyssenterie, la coqueluche,
les convulsions des enfans, etc., les autres maladies
déclarées sont tout-à-fait incertaines. Peut-être
pourrait-on faire exception pour la fièvre typhoïde
dont les formes variées et saisaissantes sont comprises sous un nom commun, *Kara Hhumma* (fièvre
noire) ou tout simplement *Hhumma* (fièvre(. Mais
comment reconnaître les affections mortelles désignées par les expressions vagues ou bizarres de
Seska (hydropisie), *Nuzoul* (paralysie) *Sarelek* (jau-
nisse) *Ikhtiarlck* (vieillesse), *Essiri firach* (long alli-
tement), *Issabét a'in* (mauvais œil) !

Quoi qu'il en soit, tout en faisant des vœux pour
que la vérification des décès soit améliorée et mise
en état de rendre plus de services à la justice et
à la science, nous nous estimons très heureux
d'avoir trouvé les choses telles qu'elles sont, surtout pour le but que nous nous proposons.

En effet les renseignemens que nous avons puisés dans les registres nécrologiques de l'office de
santé, nous mettent à même de présenter au lecteur le tableau suivant de la mortalité à Constantinople pendant l'année 1848 :

NATIONS.		HOMMES.	FEMMES.	TOTAL.
Musulmans	libres . .	4,612	3,571	7,873
	escl. no.	73	741	814
	» blan.	—	56	56
Grecs.		1,720	983	2,703
Arméniens.		1,651	919	2,570
Juifs		565	578	1,143
Catholiques (1). . .		146	143	289
Tchinganais.		21	19	40
Total . . s . .		8,778	7,010	15,798

Nous dirons en peu de mots comment nous
avons obtenu les nombres précédens qui nous représentent la mortalité normale pour la population *civile-indigène*, c'est à-dire , la mortalité en temps ordinaire et abstraction faite de l'é-
pidémie régnante. Pour cela nous avons soustrait
de la mortalité absolue (17.860), les morts-nés et
avortons déclarés (223) et les 3/5 des décès cholériques (1,651). Comme l'épidémie a été bénigne,

(1) Sous ce nom sont compris plusieurs peuples appartenant à des races différentes, tels que les Arméniens
Catholiques, les Alépins, les Grecs—unis etc. Voyez sur
ce sujet une notice ethnographique publiée dans l'*Alma-
nach de l'Empire Ottoman* pour 1849 (en français).

comparativement aux ravages qu'elle a produits dans d'autres villes, nous avons pensé que les 2/5 des victimes du choléra auraient succombé dans l'année sous l'influence d'autres causes morbides. On trouvera même que nous sommes modéré si l'on fait attention qu'un grand nombre des victimes de l'épidémie étaient des individus ou déjà gravement malades ou dans de mauvaises conditions de santé.

Nous n'avons pas compris dans le tableau précédent la mortalité des européens, non plus que celle des troupes de terre et de mer. Suivant l'estimation de notre savant ami le docteur Rigler inspecteur des hôpitaux militaires, les décès dans l'armée s'élèveraient à deux pour cent par an, ce qui ferait environ huit cents décès en 1848. Quant à la population civile-étrangère nous montrerons plus tard qu'elle dut donner environ trois-cent-quatre-vingt-huit décès ordinaires.

La mortalité étant trouvée, nous avons cherché la population qui lui correspond, problème des plus complexes par la foule de rapports sur lesquels il repose. C'est ici que nous ont particulièrement servi nos propres observations sur le tempérament, la manière de vivre, les coutumes, les qualités et les défauts des diverses nations qui habitent Constantinople. Mais il serait trop long et sans doute superflu d'entrer dans tous les détails de ce genre sur lesquels s'appuient nos calculs. Au reste chacun connaît l'influence qu'exercent sur le dévelopement d'une population, l'aisance ou la misère, le calme ou le tumulte des passions, la sobriété ou l'abus des jouissances, le choix des alimens, la disposition des habitations, etc., etc. Qui n'a été frappé comme nous du caractère doux, grave, résigné des turcs, comparé à l'agitation turbulente et bruyante des grecs ? Qui n'a gémi en traversant les quartiers juifs où pul-

lulent dans d'étroites chambres, au milieu d'un air
vicié, des êtres hâves, pusillanimes, énervés par des
mariages trop précoces? Qui n'a senti sa poitrine
se dilater en passant de ces vallons insalubres aux
mahallés spacieux, propres, verdoyants, habités par
les Musulmans? mais si cette partie la plus nombreuse
de la population présente des conditions de santé
et de viabilité incontestables, nous devons convenir
cependant que ces avantages sont altérés par plusieurs vices invétérés et auxquels il est bien difficile de porter remède. Nous voyons avec douleur
l'abus des liqueurs spiritueuses se répandre chaque
jour d'avantage dans la classe aisée du peuple
musulman, abus qui ne tend à rien moins qu'à
abrutir et dégrader une des plus belles et des
plus intelligentes races humaines. Nous avons dû
également tenir un compte spécialde la coupable lé-
gèreté avec laquelle l'avortement est provoqué
par les femmes de cette nation. Nous ne saurions
trop appeler l'attention sur un usage aussi immo-
ral qui ne compromet pas seulement l'existence
des malheureuses femmes, mais tend à tarir les
sources mêmes de la population.

Nous citerons à ce sujet quelques faits qui, sans
être rigoureusement exacts, pourront cependant
donner une idée du mal que cette pratique crimi-
nelle produit à la société en général. En analysant
nos tables de la population des diverses nations
de Constantinople, nous trouvons chez les Grecs,
les Arméniens et les Catholiques réunis ensemble
environ quarante-trois mille femmes comprises
entre les âges de quatorze à quarante ans. C'est
l'époque normale pour la fécondité et le mariage
des femmes. Retranchons de ce nombre vingt-
sept mille neuf-cents filles et six cents veuves, il res-
tera environ quatorze mille cinq cents femmes dans
l'état de mariage. Les naissances annuelles pour ces
trois nations peuvent s'évaluer approximativement

à six mille, ce qui donne quatre naissances pour onze femmes mariées de quatorze à quarante ans, (ou 1: 2,75). Le même procédé nous a fait trouver chez les musulmanes soixante-douze mille femmes âgées de quatorze à quarante ans (sans y comprendre les esclaves noires et blanches). Si on retranche de ce nombre les filles et les veuves, on aura vingt-quatre mille cinq-cents femmes mariées. Nous estimons les naissances annuelles à huit mille six-cents, ce qui fait sept naissances sur vingt femmes, (ou 1: 2,84). Si nous supposons que les femmes musulmanes sont dans les mêmes conditions de fécondité que celles des trois nations désignées ci-dessus, nous devrons également admettre que les naissances musulmanes auraient dû être de dix mille cent vingt-huit au lieu de huit mille six-cents; différence en moins, de mille cinq-cent-trente-huit que nous croyons pouvoir attribuer aux avortemens artificiels.

. Ainsi ce calcul rapide montrerait qu'il y a chez les Turcs un avortement volontaire pour seize femmes mariées de quatorze à quarante. En d'autres termes, la population musulmane de Constantinople éprouverait dans l'espace de vingt-six ans, le déficit énorme de quarante mille naissances, lesquelles représentent plus de quinze mille cinq-cents individus des deux sexes parvenus à l'âge de vingt ans. C'est, comme on voit, une armée de vingt-un mille hommes que cette coutume déplorable enlève à l'état dans le courant d'un siècle.

Nous continuerons à énumérer les causes qui modifient le plus la mortalité et parconséquent la population de ce pays. La variété des races et des nations qui se trouvent ici réunies sur un même point, donne lieu à des rapprochemens pleins d'intérêt. Elle permet de mieux distinguer les causes indépendantes de l'homme, de celles qui sont le résultat de ses propres habitudes. Tandis

que célles-ci varient selon le caractère de chaque
nation, celles-là sont constantes et uniformes pour
tous.

S'il est vrai que le but providentiel de la civilisation soit d'élever l'homme, par son intelligence,
à la domination du globe, de lui faire acquérir
une prépondérance de plus en plus grande sur le
monde matériel et de le soustraire ainsi à l'action
capricieuse et déprimante des élémens; s'il est
vrai que par la civilisation l'homme tend sans
cesse à modifier à son profit le monde ambiant et
à perfectionner chaque jour sa propre nature, il
faut convenir que les peuples que nous étudions
en ce moment sont encore peu avancés dans cette
échelle du perfectionnement. Tout ici présente la
simplicité des temps primitifs. L'homme y vit encore par l'instinct plus que par l'intelligence.
N'était la religion qui, seule, a puissance de modifier ses goûts et ses actes, on pourrait le comparer aux animaux dont l'existence se dilate ou se
resserre, s'accélère ou se ralentit, s'anime ou s'é-
teint, selon les exigences impérieuses de la nature
brute. Semblable à l'hirondelle qui revient chaque
printemps sous le même toit, à la cigogne qui
chaque été construit son nid sur la même chemi-
née, à l'ours qui s'engourdit invariablement
chaque hiver, semblable à l'alcyon du Bosphore
qui disparait en été, forcé de suivre dans leurs
pérégrinations les poissons dont il se nourrit, semblable encore à ces gros goëlands que nous voyons tous les jours au lever et au coucher du soleil passer au dessus de Constantinople; le matin,
se dirigeant vers les côtes de Kila et de Domouz-
Déré où les attirent les abondantes déjections de
la Mer-Noire; le soir retournant au gîte paternel,
dans les rochers de Boz-Bournou et de Kalolimni,
faisant ainsi quarante lieues chaque jour plutôt
que d'abandonner le roc natal, plutôt que de rap-

.,...... leur domicile du lieu de leurs approvi-
sionnemens ; semblable à tous ces êtres purement
instinctifs, le peuple de ces contrées est non moins
machinal dans ses habitudes, non moins esclave
des lois du monde physique. Au lieu de corriger
les imperfections de son climat, de combattre les
élémens nuisibles, de forcer le sol à lui donner des
produits meilleurs, plus abondans et plus constans,
au lieu de créer, de manifester autour de lui l'é-
nergie de sa volonté, la puissance de son génie,
l'homme attend tout de la nature et se laisse non-
chalemment entretenir par elle ; véritable lazza-
roni, il vit au jour le jour, gai ou triste suivant
qu'il est traité bien ou mal. Aussi l'existence du
peuple dans ce pays est-elle essentiellement périodique. Chaque saison, chaque jour détermine invariablement ses jouissances comme ses maladies.
L'hiver, il grelotte dans des maisons de planches
mal-jointes, patauge côte à côte avec les animaux
dans des rues sombres et fangeuses, vit presqu'exclusivement de beurre et de poisson salé, de
viande, de pain, de riz et de fruits secs. Mais
arrivent les beaux jours, ils s'envole à la campagne, se disperse sur les riants côteaux du Bosphore, dans les îles voisines ou dans les villages
de l'intérieur. Ce besoin de déplacement, cet
instinct de l'homme primitivement condamné à la
vie nomade, est tellement impérieux que les plus
pauvres s'endettent pour le satisfaire.

Alors commence une existence, c'est-à-dire
une alimentation toute différente. De carnassier
l'homme devient herbivore, c'est à qui consom-
mera le plus d'herbages et de fruits. La nature, il
est vrai, pourvoit libéralement à ces appétits nouveaux ; mais comme l'horticulture est ici à l'état
d'enfance, les alimens végétaux ne durent que le
temps strictement fixé par les lois propres à la
croissance de chacun, et ils se succèdent avec une

rapidité extrême. Cette brève durée de la saison de chaque fruit fait que l'homme, impatient de jouir, les cueille avant leur maturité et s'en gorge outre mesure.

On peut donc dire que les causes qui influent le plus sur les maladies et sur la mortalité dans ce pays, sont, en première ligne, les grands phénomènes météorologiques d'où dépendent la variation des saisons et le développement de la vie végétale.

A l'appui de ce que nous venons de dire, nous donnerons un tableau de la mortalité par mois, comparée avec les principaux phénomènes de l'atmosphère correspondans :

MOIS.	DÉCÈS.	THERMO-MÈTRE. centi-grade.	VENTS.			PLUIE. milli-mètres	BARO-MÈTRE milli-mètres
			NORD. jours.	SUD. jours.	CALME. jours.		
Août . . .	52,5	24,4	22,5	4,5	4	39	755 ?
Juillet. . .	46,7	24,3	22	3,5	5,5	41	755
Février . .	39,5	5,9	17,5	9	1,5	81	759
Janvier . .	38,9	5,0	17	12,5	1,5	155	758
Mars . . .	36,1	7,4	19	8	4	103	755
Avril . . .	35,3	11,9	17	10	4	102	756
Septembre	34,5	21,1	16	11	3	126	757 ?
Mai. . . .	32,7	16,7	17	10	4	17	756
Juin. . . .	32,1	21,3	19	5	6	33	757
Décembre.	31,6	6,2	19	7	4	183	756 ?
Novembre	29,1	12,6	14,5	12	3,5	131	757 ?
Octobre. .	28.4	16,7	17,5	10	3,5	149	756 ?
Moyenne et totaux.	36,4	14,4	2:8	102,5	44,5	1,160	756

La colonne des décès représente la mortalité moyenne des années 1846, 1847 et 1848 (abstraction faite de l'influence épidémique); pour rendre les rapports plus apparents, nous avons pris la mortalité d'un jour moyen de chaque mois.

La colonne thermométrique présente, en degrés centésimaux , la température moyenne d'à peu près sept années d'observations faites trois fois par jour tant à Péra qu'à Bébèk, village situé au milieu du Bosphore ; celles des années 1840 à 1845 ont été recueillies par plusieurs missionnaires américains auxquels la science est autant redevable que la religion ; (1) celles de 1847 par M. Noé, conservateur du musée de l'école impériale de médecine, et celles de 1848 et 1849 (jusqu'à la fin d'août) par l'abbé Régnier, professeur de physique au collège français de Bébèk.

Les vents sont réduits aux deux directions qu'ils affectent le plus fréqnemment. La première comprend les vents du nord, nord-ouest et nordest, la seconde celles du sud, sud-est et sud-ouest. Les chiffres expriment le nombre de jours pendant lesquels le vent a soufflé dans l'une ou l'autre direction. Ce tableau nous a été communiqué comme étant le résultat de dix années. Nous ajouterons, toutefois sans indiscrétion , qu'il est l'œuvre d'une dame aussi aimable qu'instruite appartenant à l'une des premières familles arméniennes-catholiques de ce pays.

Nous devons la connaissance de la quantité de pluie tombée, au révérend M. Hamelin, directeur du collége américain de Bébèk et physicien des plus distingués. Les chiffres expriment en millimètres la quantité moyenne de pluie tombée

______

(1) Nous avons extrait ces observations du *the american journal of science and arts ; second series, vol. II, novembre 1846. Nev Haven.*

pendant les trois années 1846, 1847 et 1848. Le vase destiné à recueillir la pluie était placé dans une cour très ouverte, élevée d'environ quarante mètres au-dessus de la mer.

Enfin les observations barométriques appartiennent au savant et consciencieux professeur du collége français dont nous avons déjà fait mention. Elles ont été faites trois fois par jour à quatre heures du matin, à midi et à huit heures du soir, avec un baromètre de Gaylussac situé à trente mètres au-dessus du niveau de la mer ; elles ne concernent que l'année 1848. La température de la colonne de mercure a été constamment réduite à zéro degré. Un accident éprouvé par l'instrument fit suspendre les observations pendant plusieurs mois ; les chiffres accompagnés d'un point d'interrogation indiquent cette lacune et ne sont, en conséquence, que le produit d'un calcul approximatif basé sur les rapports observés entre la température de l'atmosphère, l'état du ciel et la direction des vents en 1848.

Nous devions au lecteur l'indication des sources où nous avons puisé les élémens du tableau ci-dessus. Ce tableau est intéressant sous plus d'un rapport.

On voit tout d'abord que les mois où il y a le plus de décès sont ceux précisément où s'observent les extrêmes de la température, tandis que la plus faible mortalité a lieu dans les mois où le thermomètre se rapproche le plus de la moyenne annuelle.

A ce point de vue le climat médical de Constantinople peut se diviser de la manière admise par les météorologistes :

1° décembre, janvier, *février* — saison froide et humide, oscillations brusques de la température;

2° *mars*, avril, mai— saison de transition de l'humidité à la sécheresse ; bourrasques.

3° juin, juillet, *août*— saison chaude et sèche. Prédominance des vents du Nord ; fruits aigres et cucurbitacés ; *maximum des décès.*

4° *septembre*, octobre, novembre— saison tempérée ; orages, pluies tièdes ; fruits sucrés ; *minimum des décès.*

Nous avons souligné dans chaque saison, le mois qui donne le plus de décès afin que l'on saisisse mieux la marche alternativement croissante ou décroissante de la mortalité.

Les rapports que nous venons de signaler entre la température et la mortalité sont réels ; mais on doit reconnaître qu'ils sont encore modifiés en plus ou en moins par la manière de vivre des habitans suivant les saisons. Nul doute que l'abus des légumes crus, des fruits acerbes ou aqueux ne contribue à accroître la mortalité dans les mois de juillet et d'août. Aussi la dyssenterie et les affections graves du tube digestif y sont-elles plus fréquentes qu'à toute autre époque de l'année. Sur cinq cent quarante décès annuels par la dyssenterie, deux cent quarante ou près de la moitié ont lieu dans ces deux mois seulement. On y observe également le tiers des fièvres typhoïdes et des gastro-entérites déclarées dans l'année. Presque toutes les maladies qui surviennent dans cette saison, tendent à une terminaison fâcheuse. C'est l'époque où la plupart des affections chroniques, où les phthisiques et les vieillards arrivent au terme fatal. Les avortemens y sont plus nombreux et, si on peut le dire, plus prématurés. Beaucoup d'enfans sont enlevés par les convulsions ; l'apoplexie atteint spécialement les adultes. La rougeole et la scarlatine règnent particulièrement au mois de juin ; mais les décès sont enregistrés dans le mois suivant. Cependant nous remarquerons qu'au milieu de tant de maladies qui surgissent en cette saison, le choléra-morbus est à peu près inconnu, même à l'état sporadique. Depuis huit ans que nous habitons Constantinople nous n'avons rencontré aucun cas de cette maladie, jusqu'à l'apparition de l'épidémie, et nous tenons de notre vénérable et docte confrère M. Mac Guffock, qu'aucun fait de ce genre ne s'est non plus présenté à son observation depuis trente ans qu'il exerce dans ce pays.

La seconde époque nécrologique (janvier et fevrier) se distingue surtout par la fréquence des affections catarrhales, par les inflammations des bronches et du parenchyme pulmonaire. Le coryza, la grippe, la coqueluche et la variole y prennent fréquemment la forme épidémique, mais avec beaucoup moins de malignité que dans les autres pays. Les convulsions font périr presqu'autant d'enfans que dans le mois d'août.

Il paraîtrait que le plus grand nombre des naissances aurait lieu dans cette saison, car nous trouvons au mois de février la coïncidence remarqnable du triple *maximum* des décès de femmes en couches, des décès de nouveaux nés et des morts-nés. Ce rapprochement indiquerait que le plus grand nombre des conceptions datent du mois de mai. On retrouve ici une influence directe des saisons; car c'est à la mi-mai seulement que le beau temps commence à paraître à Constantinople. N'oublions pas cependant que le mois de mai suit de très près l'abstinence du carême et les réjouissances de Pâques, et que les chrétiens forment une grande partie de la population.

Les autres mois, après celui de février, où il y aurait le plus de naissances, sont ceux de septembre, novembre et mars.

Nous avons dit précédemment que parmi les chrétiens-râyàs il naissait annuellement six mille enfans. Les registres de l'office sanitaire portent à soixante le nombre des femmes de cette classe qui ont succombé dans l'œuvre de la parturition;

çela ferait un décès sur cent accouchées. En ap-
pliquant ce procédé aux diverses nations qui
composent la population de Constantinople nous
avons trouvé.

Chez les Juives 1 décès sur 90 accouchées.
  » Grecques 1 » » 92 »
  » Armén. 1 » » 111 »
  » Cathol. 1 » » 120 »
  » Musul. 1 » » 123 »

Ainsi les nations juive et grecque sont celles
qui perdent le plus de femmes en couches; c'est
le contraire pour les musulmans et les catholiques.
Certainement ces différences n'ont pas leur cause
dans la constitution physique de ces peuples; mais
elle dépendent très probablement du régime , du
caractère, des préjugés et des usages propres à
chacun d'eux. (1)

L'ordre dans lequel nous avons classé les décès
mensuels s'applique à la totalité de la population
civile-indigène. Mais si on examine en détail la
mortalité dans chacune des cinq grandes nations
qui composent cette population on trouvera quelques variantes dans la distribution des mois donnée ci-dessus. Nous les indiquons ici en commen-

(1) Pour montrer encore combien la manière de soi-
gner les accouchées influe sur la terminaison heureuse
ou fatale de leur état , nous rapportons quelques faits
observés dans les hospices des principales villes d'Europe.

A Londres en 1750 il mourait 1 accouchée sur 42
  » » 1826 » 1 » » 70
A Paris en 1790 » 1 » » 15
  » » 1822 « 1 » » 30
A Berlin en 1770 » 1 » » 82
  « » 1822 « 1 » » 152

On ne peut rendre plus évidente l'heureuse influence
des soins mieux entendus dont on entoure les femmes
en couches, à mesure que la civilisation progresse.
  (Voyez l'*Essai de physique sociale* par A. Quetelet ;
édit. de Bruxelles, T, 1. p. 138.)

çant par les mois les plus riches en décès et finissant par ceux qui en contiennent le moins.

Musulmans	Armeniens	Grecs	Catholiques	Juifs
Août.	Août.	Août.	Août.	Août
Juilllet.	Juillet.	Juillet.	Juillet.	Sept.
Février.	Février.	Janvier	Février.	Juil.
Janvier.	Janvier.	Septem	Juin.	Mai.
Mars.	Septembre	Février	Mai.	Avril
Avril.	Mars.	Mars.	Mars.	Janv.
Décembre.	Avril.	Mai.	Septembre.	Fév.
Juin.	Mai.	Avril.	Avril.	Déc.
Septembre	Juin.	Juin.	Novembre.	Nov.
Mai.	Décembre	Décem.	Octobre.	Oct.
Novembre.	Novembre	Novem.	Janvier.	Juin,
Octobre.	Octobre.	Octobr.	Décembre.	Mars.

Il nous serait difficile de déterminer toutes les
causes auxquelles on peut attribuer ces différences, par fois, notables , dans la mortalité des diverses nations. Nous croyons qu'elles dépendent
en grande partie des pratiques religieuses et des
habitudes propres à chacun de ces peuples. Ainsi,
il est digne de remarque que les Arméniens dont le
genre de vie (excepté la religion) se rapproche le
plus de celui des musulmans, ont également la
plus grande analogie avec ceux-ci sous le rapport
des décès mensuels. L'époque des vendanges,
le temps des fêtes et des jeûnes paraissent avoir une
influence réelle, surtout chez les Grecs où nous
avons vu constamment la mortalité augmenter
après les bruyantes réjouissances de Pâques. Remarquons encore que beaucoup de décès du mois
de septembre doivent être attribués aux maladies
du mois d'août ; de même, la faible mortalité du
mois de décembre dépend en grande partie de la
salubrité des deux mois précédens.

Puisque le sujet nous a conduit a comparer la mortalité des diverses nations il ne sera pas sans intérêt d'indiquer brièvement la manière dont certaines maladies sévissent sur chacune d'elles. Les chiffres suivans expriment le nombre de décès pour mille individus de chaque nation.

MALADIES.	JUIFS	GRECS	MUSULM.	ARMÉN.	CATHOL.	POPULATION ENTIERE.
Hydropisies	7,8	3,8	5,	3,7	3,3	4,7
Fièvres graves.. . . .	5,6	3,1	2,9	2,7	1,9	3
Broncho-pneumonies.	4,7	2,6	3,1	2,6	2,5	3
Marasme.	1,5	2,3	2,6	2,	2,2	2,4
Phthisie pulmonaire. .	2,5	1,5	2,0	1,6	1,2	1,8
Convulsions des enfans	2	1	1,5	0,7	0,9	1,3
Dysenterie	0,2	0,8	0,8	0,9	0,1	0,7
Variole.	1,4	0,6	0,6	0,4	0,1	0,6
Rougeole.	0,1	0,3	0,1	0,3	0,3	0,2
Folie.	0	0,01	0,05	0,03	0,03	0,04
Scarlatine..	0,03	0,02	0,02	0,02	0,26	0,03
Maladies en général .	31,8	21,8	21,6	20,6	19,3	21,9

Les décès varioleux offrent la moyenne des deux années 1847 et 1848. Dans la première il y eut un décès sur 1,031 habitans en général, et seulement un sur 3,448 dans la seconde année. Ces proportions ne sont pas fortes si on les compare à ce qui se passe à Paris où l'on compte encore un décès de variole sur 2,500 habitans. Autrefois la petite vérole faisait des ravages bien plus considérables à Constantinople si nous en jugeons par le grand nombre d'adultes que l'on rencontre portant encore les signes indélébiles de cette maladie; mais depuis quelques années le gouvernement fait tous ses efforts pour propager la vaccine, et l'influence de cette salutaire pratique se fait déjà sentir dans les provinces de l'empire aussi bien que dans la capitale.

Nous terminerons ces détails de pathologie comparée par une petite digression sur les maladies qui font périr le plus d'esclaves, principalement d'esclaves noires.

En 1848, sept-cent soixante-huit négresses sont mortes des maladies suivantes :

	DÉCÈS.
Hydropisies.	285
Phthisie pulmonaire	217
Marasme	108
Fièvres graves	48
Choléra–morbus.	44
Dyssenterie.	20
Catarrhes et pneumonies chroniques .	10
Eclampsie	10
Bronchite et coqueluche des enfans. .	8
Etat puerpéral	4
Scrofules	4
Rhumatisme articulaire	2
Paralysies centrales. . . . . . , . . .	2

	762
Rougeole	2
Variole	1
Epilepsie	1
Esquinancie	1
Folie	1
	768

La phthisie pulmonaire mérite une mention spéciale. Elle montre pour la race nègre une prédilection toute particulière. Depuis long-temps on a reconnu que les poumons destinés à respirer l'air chaud et humide de l'Afrique centrale résistaient difficilement à l'action destructrice de l'atmosphère plus dense et plus oxigénée des climats septentrionaux ; joignez à cette cause puissante et toute physique l'influence des passions tristes, de la nostalgie et l'on comprendra facilement pourquoi la tuberculose s'engendre aussi fréquemment chez ces êtres infortunés. Est-il rien de plus significatif que les simples rapports suivants par lesquels nous montrons le nombre de phthisiques qui meurent dans chaque classe de la population :

1	décès sur	123	négresses.
1	»	250	nègres.
1	»	400	juifs.
1	»	500	esclaves blanches.
1	»	659	arméniens.
1	»	673	grecs.
1	»	684	musulmans libres.
1	»	833	catholiques.
1	»	850	tchinganais.

Mais on voit en même temps que la phthisie est une maladie moins fréquente à Constantinople que dans toutes les autres grandes villes de l'Europe (1).

Si l'on réunit ensemble toutes les affections con-

(1) Comme points de comparaison nous rapproche-

somptíves auxquels les négresses succombent, on voit qu'elles forment plus des quatre cinquièmes de la mortalité. Les affections des voies aëriennes seules entrent pour un tiers, c'est-à-dire qu'elles enlèvent un individu sur quatre vingt, tandis qu'elles ne font périr qu'un juif sur trois cent vingt-quatre, un grec ou un arménien sur cent quatre vingt-trois, un musulman libre sur quatre cent quarante sept, et un catholique sur quatre cent cinquante quatre; autrement dit, quatre à huit fois moins selon la race. Nous noterons en passant que le *maximum* et le *minimum* des décès par consomption pulmonaire ont lieu le premier au mois d'août, le second au mois d'octobre; d'où on peut conclure que la saison froide est celle où les maladies de ce genre se contractent le plus; eu effet nous voyons que le *maximum* des décès par affections aiguës de la poitrine a lieu précisément dans les trois premiers mois de l'année. (1)

rons les faits suivans. Il meurt un phthisique sur habitans :

18S	à	Paris.
220	à	Vienne.
230	à	Londres.
257	à	Naples.
437	à	Berlin.
512	à	Rome.
556	à	Constantinople.

(1) Mille décès phthisiques pris dans la population civile-indigène se sont répartis dans l'ordre suivant en 1848.

Août	139	Juillet	80
Avril	94	Septembre	78
Mai	93	Mars	71
Juin	88	Janvier	68
Février	84	Novembre	63
Décembre	82	Octobre	60
	580		420

Quel que soit le nombre des causes plus ou moins actives qui tendent à altérer la santé publique, il n'en est pas moins vrai que celle-ci est plus florissante à Constantinople que dans aucune des grandes villes de l'Europe. Tout nous porte à croire qu'il n'y meurt annuellement qu'un individu sur quarante-six pour la population entière, civile et militaire ; c'est juste la moitié de ce qu'on observe à Vienne, et les deux tiers de la mortalité moyenne des villes méditerranéennes de Naples, Palerme, Livourne et Barcelonne.

Cette faible mortalité relative a pour causes : 1° la salubrité du climat ; 2° la dissémination de la population sur une vaste surface ; 3° la vigoureuse constitution des habitans ; 4° le grand nombre de *béhiars* ou célibataires venus du dehors ; 5° un régime simple, accompagné d'une grande sobriété ; 6° l'absence des passions vives et des fortes préoccupations intellectuelles ; 7° la non-existence de cette classe misérable, épuisée par les vices et l'excès du travail, race abâtardie qu'engendrent tous les grands centres industriels.

Le climat du Bosphore appartient à celui du bassin méditerrannéen compris entre le 31me et le 46me degrés de latitude, depuis Alexandrie jusqu'à Trieste. La température moyenne de ce bassin est 16°, 8 pour l'année entière, 9, 9 pour l'hiver, 15, 1 pour le printemps, 24, 2 pour l'été et 18, 2 pour l'automne ; c'est, à très peu de chose près, la température moyenne de Naples.

Il y aurait peu de climats aussi salubres que celui de Constantinople, si l'homme s'appliquait à en corriger les imperfections. La nature a tout fait pour rendre cette ville un des points les plus beaux, les plus sains et les plus importants du globe. Sans parler de son vaste port à l'abri de tous les vents, de son magnifique canal qui relie deux mers et charrie les produits des plus riches

contrées, quoi de plus pittoresque et de plus
avantageux à la santé que les nombreuses ondu-
lations de son sol schisteux dont les pentes, couvertes de maisons, favorisent l'écoulement des
eaux ; quoi de plus pur que son atmosphère sans
cesse balayée par les vents , rafraîchie en été par
le souffle impétueux de Börée, adoucie en hiver
par les tièdes brises du sud? Les nombreux colons
que Venise, au temps de son opulence, envoyait
à Constantinople, avaient retrouvé sur les rives
du Bosphore le doux et voluptueux climat des
lagunes. La température moyenne de l'année est
la même dans les deux villes (1). L'hiver de Constantinople est aussi chaud que celui d'Avignon,
plus doux lui-même que ceux de Trieste et de
Venise. La température du printemps flotte entre
celle de Turin, Padoue et Constantine au pied de
l'Atlas; le soleil est aussi brûlant pendant l'été
qu'à Madrid et à Jérusalem ; mais ces fortes cha-

(1) M. Guill. Mahlmann, cité par M. Aléx. de Humboldt (ASIE CENTRALE, *tableaux isothermes* du Tom. III)
fixe la température de Venise et de Constantinople à
13°7 du therm. centigrade. Ce chiffre représente, pour le
Bosphore , la moyenne de trois années, antérieures probablement à 1840. Il est comme on voit un peu plus
faible que celui que nous avons donné précédemment.
Notre chiffre doit être plus exact ; car il est le produit
d'un plus grand nombre d'observations et il comprend
des années très différentes sous le rapport de la chaleur,
telles que l'année 1840 où la moyenne ne fut que de
13° 2 et l'année 1847 où elle s'éleva jusqu'à 15°7. Pour
arriver à une connaissance aussi complète que possible
de ce sujet, nous avons mesuré avec un thermométographe
de *Bunsen* , la température de trois puits profonds, situés l'un dans l'hôpital français, au sommet de la colline
de Péra et les deux autres sur la hauteur de Kandili. La
bouche de ces puits se trouvait ainsi élevée de 100 à 110
mètres au-dessus du Bosphore. La température du premier puits a été prise le 10 juillet et le 23 septembre;

leurs durent peu et sont rendues très supportables
par des courants d'air périodiques. L'automne
surtout est admirable dans ce pays. Aussitôt après
les premières pluies de septembre, la nature
altérée par quatre mois de sécheresse semble revenir à la vie. La campagne se couvre d'une nouvelle végétation ; la température surpasse celle de
Florence et représente le climat de Toulon, de
Rome et de Naples dans cette même saison. La
plus grande étendue que le mercure du thermomètre ait parcourue dans l'espace de dix ans
(1839-1849) a été de quarante-sept degrés centésimaux. Mais ces cas extrêmes sont fort rares.
Trois fois seulement (en décembre 1839, janvier

elle s'est trouvée identiquement la même aux deux époques ; celle des deux autres puits fut mesurée à la mi-
septembre.

	Profondeur.	Tempér. de l'eau.	Tempér. de l'air extér.
1er puits	22 mètres	14°	26° et 20°
2e »	24 »	13°9	19°
3e »	25 »	13°7	19°
Moyenne	23.3	13°86	21°

Il ne faut pas oublier, pour apprécier ces trois observations à leur juste valeur, que la température générale
de la surface du sol a baissé de trois degrés à la suite
des deux hivers froids et humides compris entre le mois
d'août 1847 et celui de 1849 ; il est probable que ce
refroidissement se sera fait sentir jusqu'aux profondeurs
indiquées ci-dessus.

En résumé, la moyenne générale de toutes les observations faites jusqu'à ce jour, donne 14°,36 pour la
température moyenne annuelle de Constantinople, température qui se partage ainsi selon les saisons :

Hiver 5,6
Printemps 11,9
Eté. 23,3
Automne. 16,4

1840 et février 1845), la colonne mercurielle est descendue jusqu'à 7° 8 au-dessous du zéro de l'échelle et sa plus haute ascension a été 39° le 7 août 1847. Ordinairement elle oscille dans le courant de l'année, entre-2° et + 32°.

A titre de renseignemens dont le lecteur comprendra plus tard l'utilité, nous donnerons ici la température mensuelle des années 1840, 1847 et 1848. Les observations ont été faites à Péra pour les deux premières années et à Bébek pour la troisième. Nous recommanderons au lecteur de comparer la température de ces années exceptionnelles avec la moyenne des sept années que nous avons donnée précédemment.

	1840	1847	1848
Janvier.	4,3	5,4	4,3
Février	3,8	8,6	7,2
Mars.	4,3	8,3	8,9
Avril.	7,7	15,5	14,0
Mai	16,6	19,4	15,9
Juin	18,9	23,2	23,2
Juillet	24,6	25,2	24,2
Août.	22,7	26,8	24,3
Septembre	20,3.	23,4	19,6
Octobre	15,7	15,3	18,6
Novembre	12,6	11,2	12,5
Decembre	6,9	5,8	6,8
Moyenne.	13,2	15,7	15,0

Les seuls défauts propres au climat de Constantinople sont, pendant l'été, une aridité extrême et pendant l'hiver une très grande humidité avec des variations de température trop fréquentes et trop brusques. Il arrive souvent dans l'espace de quelques heures que le vent, passant rapidement du sud au nord, détermine des oscillations thermométriques de 10 à 15 degrés.

À ce point de vue, le climat du Bosphore se divise en deux saisons bien tranchées. Le lecteur connait déjà l'énorme quantité de pluie qui tombe annuellement à la surface de ce pays ; elle est supérieure à celle de Paris (508 millimèt.), de Londres (633), de Venise et Trieste (870), elle surpasse même celle des côtes occidentales de l'Angleterre (950) qui sont les plus humides de tout ce royaume. — Hâtons-nous d'ajouter que la quantité de pluie recueillie à Bébek est le produit d'un trop petit nombre d'années et surtout d'années trop exceptionnelles pour qu'on puisse lui accorder une valeur définitive. Toutefois les notions de ce genre sont assez précieuses et elles se rattachent trop directement à notre sujet principal, l'épidémie de 1848, pour que nous ne leur prêtions pas l'attention qu'elles méritent. C'est ce qui nous engage à donner ici le tableau complet des trois dernières années, tel qu'il résulte des observations faites par le savant missionnaire qui a bien voulu nous les communiquer :

	1846 m. m.	1847 m. m.	1848 m. m.
Janvier.	130	81	254
Février	76	114	53
Mars.	76	131	102
Avril.	91	86	129
Mai	28	18	5
Juin	51	40	8
Juillet	38	73	12
Août	58	60	0
Septembre	53	222	104
Octobre	66	369	14
Novembre	152	178	64
Décembre	66	330	155
	885	1,702	900

La saison sèche comprend quatre mois , mai, juin, juillet et août ; la saison pluvieuse se divise en deux périodes également de quatre mois, l'une de janvier à avril, l'autre de septembre à décembre. Sur dix parties d'eau, une seule tombe dans la première époque, quatre dans la seconde et cinq , ou la moitié, dans la troisième. Mais si l'on recherche, à l'instar des météorologistes, la quantité de pluie tombée dans chacune des saisons ordinaires , on trouve que pour une quantité exprimée par 1,000, elle se partage ainsi :

361 en hiver.

350 en automne.

191 au printemps.

98 en été.

Cette distribution se rapproche de celle que M. Bravais (1) a signalée dans la vallée inférieure du Rhône, et montre que Constantinople appartient réellement au bassin de la Méditerranée.

Nous ferons encore remarquer au lecteur l'énorme différence entre la pluie tombée dans les quatre derniers mois de 1847 et celle des mois correspondans dans les deux autres années ; il notera aussi l'extrême sécheresse qui a succédé à cet hiver pluvieux.

Il semblerait, en voyant la masse d'eau qui tombe annuellement sur les rives du Bosphore, que le ciel y est constamment chargé de nuages. Il n'en est rien cependant. On peut même assurer que les beaux jours y sont plus nombreux que dans un grand nombre de localités où il tombe moins de pluie.

Nous avons compté pendant les quinze mois qu'a duré l'épidémie.

(1) Cours complet de météorologie par KAEMTZ, traduit en français et annoté par *Ch. Martins*. Paris 1843. P. 142.)

| | JOURS. | | |
	Pluvieux.	Nuageux.	Clairs.
Octobre 1847 . .	5	14	12
Novembre. . . .	9	18	3
Décembre	9	17	5
Janvier 1848 . .	8	20	3
Février	3	13	13
Mars	5	16	10
Avril	3	15	12
Mai	1	17	13
Juin.	1	8	21
Juillet.	1	13	17
Août.	0	5	26
Septembre. . . .	4	10	16
Octobre.	1	18	12
Novembre. . . .	2	15	13
Décembre	3	24	4
Total de 1848. .	32	174	160

On voit donc que pendant presque la moitié
de l'année, le ciel est complètement pur ; et les
jours où il est tombé de la pluie en quantité notable ne comptent que pour un douzième réparti
ainsi : quatorze jours en hiver, neuf au printemps,
sept en automne et deux seulement en été.

Cette disproportion entre la quantité de pluie
tombée et le nombre de jours pluvieux dépend de
circonstances tout-à-fait locales que nous ne devons pas entièrement passer sous silence.

Il ne pleut à Constantinople qu'après un abaissement rapide et considérable de la température,
ou dans les temps calmes, car le calme de l'atmosphère est ici toujours le résultat d'une lutte entre
deux vents d'égale force. — Peu de pays sont aussi
bien placés que celui-ci pour observer l'effet, ou

peut dire instantané de ces transitions brusques
du chaud au froid. Pendant la saison des temps
variables, on voit souvent les nuages se former et
disparaître alternativement, plusieurs fois dans la
même journée. Ordinairement le ciel s'obscurcit
chaque fois que le vent du nord s'élève contre celui du sud ; la pluie tombe au point de rencontre.
La météorologie de ce pays repose presque tout
entière sur la prédominance de l'un ou de l'autre
de ces deux vents ; elle se réduit à un simple phénomène de distillation. Le sol africain est le foyer
de chaleur, la mer Méditerranée fournit la vapeur,
le vent du nord fait l'office de condensateur, le
Bosphore est le récipient. En effet Constantinople
se trouve placé précisément sur la limite la plus
fréquente des deux vents. Même en été, à l'époque
des *meltém* ou vents frais du nord on observe une
différence sensible entre la température des deux
zônes atmosphériques situées l'une au dessus l'autre au dessous de la latitude de Ste-Sophie. Presque tous les jours dans l'après-midi, le vent de
nord-nord-est charrie quelques nuages globuleux
et disposés à la suite les uns des autres comme les
grains d'un chapelet ; arrivés au dessus de la
Corne-d'Or on les voit peu-à-peu diminuer de
volume et s'évanouir ; ils paraissent littéralement
se fondre, comme le ferait un morceau de glace
jeté dans un bassin d'eau chaude.

Ainsi la cause directe de la pluie est dans l'al-
ternance des vents du sud au nord. Mais la phénomène s'accomplit diversement selon qu'il a lieu
dans une saison ou dans l'autre. En été, la différence de température des deux vents étant
moins grande qu'en hiver, la condensation de la
vapeur d'eau suspendue dans l'air se fait plus lentement et commence par les couches supérieures
de l'atmosphère où elle détermine la formation
de ces légers nuages striés et floconneux nommés

cirrhus par les météorologistes. Si la condensation continue, elle descend rapidement de couche en couche et finit par se résoudre en orages avec tonnerre et pluie. En hiver les choses se passent autrement. La condensation de la vapeur se fait en quelque sorte à la surface du sol. Le vent du nord succède à celui du sud avec la violence et la vitesse d'une masse de plomb tombant dans le vide. En même temps accourent de la Mer-Noire des cohortes pressées de nuages bas et chargés de pluie. Quelquefois le refroidissement de l'air s'opère si brusquement, qu'un brouillard épais couvre tout-à-coup le Bosphore. Nous avons vu en moins d'une heure une neige battante succéder au ciel le plus doux et le plus brillant, c'est-à-dire le mercure du thermomètre descendre de quinze degrés dans un aussi court espace de temps.

On s'explique maintenant comment il pleut beaucoup dans un temps très court. Rarement la pluie tombe pendant plus d'un jour, même pendant plus de quelques heures sans discontinuer. Aussi tombe-t-elle par averses pour ne pas dire par torrents. C'est ce qui est arrivé au mois de mai dernier où dans une seule nuit il tomba plus de trente centimètres d'eau.

Le vent qui donne le plus de pluie est celui du nord-ouest nommé avec raison *kara-ycl* (vent noir) par les Turcs. En hiver il est le messager des tempêtes atmosphériques ; il apporte avec lu la neige et les frimats des Balkans.

Le climat de Constantinople reçoit, comme on voit, sa principale physionomie de la direction des vents qui y dominent. Nous avons offert plus haut un tableau dans lequel tous les vents sont réunis en deux groupes. Cette division est en effet la plus naturelle pour ce pays ; elle résulte de la situation de Stamboul assis entre deux vastes nappes d'eaux qui font à son égard l'office de

soufflets agissant soit alternativement soit simultanément ; elle résulte encore de la configuration
du canal aux extrêmités duquel s'engouffre comme
dans un entonnoir le vent impétueux des deux
mers. On peut dire qu'il n'y a que deux vents
à Constantinople l'un venant du Nord-nord-est,
l'autre du Sud-sud-ouest. Ceux qui soufflent dans
d'autres directions sont le produit momentané de
la lutte inégale des deux grands courants.

Les phénomènes météorologiques de ce genre
importent trop à notre sujet pour que nous ne
donnions pas au lecteur le moyen de les mieux
connaître. Les chiffres expriment dans le tableau
suivant le nombre de jours que chaque vent a
soufflé dans telle ou telle direction pendant la
durée entière de l'épidémie.

MOIS.	N.	N.O.	O.	S.O.	S.	S.E.	E.	N.E.
Octobre 1847	7	10	2	2	10	0	0	0
Novembre . .	9	8	5	4	4	0	0	0
Décembre . .	10	11	5	1	4	0	0	0
Janvier 1848.	16	1	0	3	9	0	0	2
Février. . . .	13	2	0	5	9	0	0	0
Mars.	12	2	1	7	4	0	0	5
Avril.	3	7	2	7	11	0	0	0
Mai	20	1	0	2	3	0	0	5
Juin	25	0	0	4	0	0	0	1
Juillet	7	1	0	0	2	0	0	21
Août.	29	0	0	0	0	0	0	2
Septembre . .	18	2	6	0	1	3	0	0
Octobre . . .	19	0	0	0	9	1	0	2
Novembre . .	1	13	0	1	6	0	1	8
Décembre . ,	4	13	2	1	9	1	0	1
Total de 1848	167	42	11	30	63	5	1	47

Ce tableau montre que pendant l'année 1848

les vents du nord ont été à ceux du sud comme
26 est à 6. Dans toutes les saisons les premiers ont
conservé la supériorité mais dans des proportions
différentes. En hiver ils l'emportèrent seulement
d'un tiers et au printemps de trois cinquièmes ; en
automne ils furent trois fois plus fréquents et en
été quatorze fois ! Toute proportion gardée, les
vents du nord dominent presqu'exclusivement en
été et les vents du sud soufflent plus souvent en
hiver que dans toute autre saison.

On peut déduire encore du tableau précédent
que les vents d'ouest l'ont emporté sur ceux de
l'est dans le rapport de huit à cinq de sorte que
la direction moyenne de tous les vents a été du
nord 10° ouest, direction dans laquelle ce vent
moyen aurait soufflé pendant cent cinquante sept
jours.

Maintenant si le lecteur rapproche pour les comparer, les notions que nous venons de lui donner
sur les divers élémens du climat de ce pays, il demeurera convaincu que la pluie ne provient pas
d'un vent plutôt que d'un autre, que les vents du
nord déterminent le beau temps aussi bien que
ceux du midi lorsqu'ils soufflent avec persévérance ; mais il verra que le ciel ne se couvre de nuages et n'engendre la pluie que dans le passage rapide d'un vent à l'autre; en été, lorsque le vent de
sud vient jusqu'à la latitude de Stamboul, en hiver
lorque le vent du nord succède à celui du midi ;
(1) il verra encore que la quantité de pluie tombée
est d'autant plus considérable que ces changemens
sont plus fréquens et plus brusques.

Pour plus de facilité nous réunissons ici ces divers élémens concernant l'année 1848.

(1) C'est pourquoi le beau temps règne en hiver avec
le vent du sud et en été avec le vent du nord ; c'est pourquoi encore, l'ascension du baromètre marque le beau
temps en été et le mauvais temps en hiver.

	Hiver.	Printemps.	Été.	Automne.
Vents du nord	51	55	86	64 j.
» du sud	37	34	6	21 »
Jours clairs	19	35	66	41 »
» nuageux	57	48	26	43 »
» pluvieux	14	9	2	7 »
Pluie tombée	462	236	20	182 m.m.

Après ce que nous venons de dire sur les principaux phénomènes du climat de Constantinople, il est facile de prévoir le résultat de leur action simultanée sur l'organisme humain, autrement dit, la constitution médicale de ce pays. Nous avons montré que les affections *catarrhales* étaient celles qui dominaient pendant la saison humide, saison qui embrasse les deux tiers de l'année. Mais ce type fondamental ne règne pas exclusivement; souvent il revêt, selon la saison, un caractère inflammatoire et même nerveux tellement prononcé, qu'il devient à peine reconnaissable. Il paraît même, comme cela a été observé dans d'autres pays, que ces altérations de la constitution dominante peuvent devenir quelquefois assez profondes pour persister pendant plusieurs années de suite. Au dire des vieux praticiens de ce pays l'élement phlegmasique aurait été plus prononcé il y a quinze à vingt ans que de nos jours. Nous même, nous avons pu constater depuis huit ans un changement notable sous ce rapport. De 1840 à 1847 la constitution médicale devenait chaque année plus inflammatoire. Les fièvres intermittentes et les épidémies catarrhales diminuaient sensiblement lorsqu'elles reparurent subitement à la fin de 1847. Depuis lors le type catarrhal n'a pas cessé d'être l'élément fondamental de la constitution régnante.

Nous croyons trouver une raison de ces changements dans ceux qu'éprouvait corrélativement

le milieu ambiant. En effet, il est positif qu'à partir de 1840 la température générale a été sans-
cesse s'élevant. En même temps les jours pluvieux
diminuaient. Nous nous rappelons les cinq hivers
doux et agréables qui se succédèrent alors ; nous
n'avons pas oublié, non plus, les craintes de la population et les prières publiques que l'on fit pour
demander la pluie, craintes bien légitimes dans un
pays où l'on ne boit que l'eau du ciel recueillie
dans des citernes ou dans d'immenses réservoirs
nommés *bend*.

Nous ne saurions mieux prouver notre assertion
qu'en donnant la température moyenne des six
premiers mois des années suivantes :

       1840 — 9°, 3
       1841 — 10, 5
       1844 — 11, 0
       1845 — 12, 7
       1847 — 13, 4

Ces chiffres indiquent une progression notable
dans l'élévation de la chaleur atmosphérique. Mais
depuis la fin de septembre cette ascension s'arrêta. Nous avons vu qu'à cette époque il tomba en
moins de quatre mois plus d'un mètre d'eau à la
surface du sol ; cette quantité de pluie bien supérieure à celle qui tombe habituellement produisit
un refroidissement tel que la température moyenne des six premiers mois de 1848 descendit à
12°,2. Cette décroissance du calorique se continue même encore aujourd'hui, car la moyenne
du premier semestre de 1849 n'a atteint que 10° 6,
et la température du mois d'août dernier est inférieure de plus de trois degrés à celle du même
mois en 1847.

Remarquons en passant que le choléra a dé-
buté à Constantinople précisément au moment où
s'opérait une modification aussi profonde dans les
conditions de l'atmosphère, et, sans attribuer aux

fajts de ce genre une importance plus grande qu'ils.
ne méritent, on peut croire qu'ils ont contribué.
au moins à accélérer l'apparition de l'épidémie.
sur les rives du Bosphore.

Nous dirons aussi quelques mots sur la distribution topographique de la population.

On entend généralement ici par Constantinople
et ses faubourgs les deux rives du Bosphore depuis l'entrée de la mer noire jusqu'à celle de la
Propontide, c'est-à-dire depuis les îles Cyanées jusqu'aux îles des Princes d'un côté et jusqu'au château des Sept-Tours de l'autre côté. Ce vaste plan,
ne pourrait être mieux comparé qu'à celui de
l'antique Ninive qui, au dire des prophètes hé-
breux s'étendait l'espace de vingt lieues sur les
bords du Tigre. En effet les nombreuses sinuosi-
tés du canal se déroulent sur une longeur de quatre vingt onze kilomètres (20 1/2 lieues) et ne
comprennent pas moins de deux villes, six gros
bourgs et quarante villages. Tel est l'espace occupé par la capitale de l'empire ottoman.

Cette répartition de la population en plusieurs
groupes sur une aussi grande superficie est une
des causes qui ont le plus fait varier les calculs approximatifs des voyageurs. Ainsi Jacob Spon éva-
luait la population générale à sept cent mille âmes
en 1675. Plus d'un siècle après, Olivier ne l'esti-
mait qu'à cinq cent mille âmes. Ce dernier chiffre
était encore admis en 1809 par M. Tancoigne,
alors attaché à l'ambassade du général Gardane,
mais seulement pour la population de Stamboul
et des deux faubourgs de Péra et Galata. (1) Enfin, sans nous arrêter aux estimations diverses
d'autres voyageurs, nous dirons que le général

(1) En 1809, la colonie européenne n'était que de mille.
à douze cents âmes ; aujourd'hui elle est quatorze fois
plus considérable.(*Lettres sur la Perse* par M. Tancoigne.)

Andréossy, ambassadeur de France près la Sublime Porte, admettait en 1815 que la population de la rive européenne du Bosphore comprise entre le château des Sept-Tours et le village de Thérapia, pouvait s'élever à cinq cent quatre vingt-dix-sept mille âmes. Ce calcul, basé sur la consommation annuelle de l'eau et de la farine à Constantinople nous paraît être très voisin de la vérité ; car nous avons trouvé, pour le même espace, six cent vingt six mille habitans en 1848, y compris les étrangers résidants.

Ainsi, lorsqu'on estime la population de la capitale de l'empire ottoman à cinq cent mille âmes, comme le font la plupart des géographes, on n'entend parler que de l'enceinte des murs de la ville et des seuls faubourgs qui entourent le port.

Pour nous, nous avons constamment pris Constantinople dans son acception la plus étendue.

La population de Constantinople est très inégalement répartie. Sa densité varie non seulement entre la ville, les bourgs et les villages, mais d'une rive du Bosphore à l'autre. La côte d'Asie est presque sept fois moins peuplée que celle d'Europe, et les deux cinquièmes de ses habitans sont ramassés à Scutari dont la superficie est d'environ cent quatre vingt six hectares ; le reste de la population asiatique se partage en dix-huit villages ayant en moyenne un peu plus de deux mille habitans. La grande masse de la population se trouve donc réunie sur la côte d'Europe, d'une part autour de la Corne d'Or, d'autre part dans vingt-deux villages échelonnés sur toute la longeur du canal. Le premier de ces groupes est de beaucoup le plus considérable ; il est en quelque sorte le cœur de la cité, en lui réside tout le mouvement industriel, commercial et administratif ; aussi le nombre de ses habitans forme-t-il à lui seul les sept dixièmes de la population générale. Ce groupe est lui-même

composé de sept parties distinctes, à savoir: Stamboul où la ville proprement dite, et les six faubourgs d'Eyoub, Khas-Keuï, Kassem-pacha, Péra
ou Bey-Oglou, Galata et Top-Hané.

La population de ces six faubourgs monte à
environ deux cent cinquante quatre mille âmes ;
mais sa densité et sa composition varient beaucoup.
Ainsi les habitans d'*Eyoub*, *Kassem-Pacha* et
Top-Hané sont presqu'exclusivement musulmans,
ceux de *Khas-Keui* sont Juifs, Arméniens, Grecs et
Musulmans ; *Péra* et *Galata* renferment les quartiers francs au milieu et autour desquels habitent
presque tous les catholiques et une grande quantité
de Grecs, d'Arméniens, de Musulmans et de Juifs.
Les maisons des quartiers musulmans sont espacées,
peu élevées, entourées de jardins; celles des rayas
sont entassées les unes sur les autres et offrent par
conséquent une population beaucoup plus serrée.
Mais les quartiers francs sont de tous le plus mal
disposés sous ce rapport. Les rues sont étroites,
les maisons très rapprochées, hautes et habitées
par un plus grnd nombre d'individus. Aussi,
tandis que l'habitant d'Eyoub et de Kassem-
Pacha occupe à lui seul, en moyenne, une superficie de trente à quarante mètres carrés, celui de
Péra et de Galata ne dispose plus que de douze
à dix-huit mètres carrés.

Les six faubourgs en question couvrent à peu
près les deux tiers de l'enceinte du port, la ville
proprement dite occupant le reste. Ils forment
autour de ce magnifique bassin un immense feston
de collines et de vallons; rien de plus pittoresque que le tableau de toutes ces maisons aux
mille formes et aux mille couleurs s'escaladant
les unes les autres, ou s'enfonçant à travers l'om-
brage des jardins.

La classe aisée habite de préférence le sommet
des collines. Elevées de cent à cent-dix mètres

au dessus de la mer, l'air y est plus sec et plus
pur, la vue y embrasse le panorama le plus splen-
dide. Mais la classe pauvre s'entasse au fond des
vallons, sur le bord des égouts où se rendent et
croupissent en plein air les immondices des quartiers supérieurs. Ces lieux suffisamment ventilés et
naturellement salubres deviennent souvent par
l'incurie des hommes, des foyers infects et homi-
cides. Nous ne traversons jamais sans éprouver
un serrement de cœur, ces quartiers malsains où
la scrofule et son hideux cortège de souffrances,
sont bien souvent l'unique héritage des familles.
Là règnent de compagnie la misère, la crapule
et la fièvre ; là rôde sans cesse la mort, sûre d'y
trouver une proie facile.

Les observations que nous venons de faire sur
les faubourgs s'appliquent aussi bien à la ville
elle-même. La population de Stamboul est également variée en qualité et en quantité. Ses habitans se divisent en deux grandes classes : la première formée par les *Musulmans* ; la seconde,
comprenant les *Râyâs*, c'est-à-dire, les sujets non
musulmans. Nous avons trouvé, d'après la mortalité, que la population musulmane s'élevait à deux
cent quarante cinq mille âmes, et celle des autres
nations prises ensemble à cent quinze mille. Cette
distinction entre musulmans et râyâs est importante
à faire sous plus d'un rapport. A chaque instant
nous en apprécierons l'utilité. Ainsi au point de
vue topographique, ces deux classes occupent des
régions différentes. Tandis que les Râyâs s'accu-
mulent presqu'exclusivement à la circonférence,
les Musulmans sont répandus dans la région centrale. Il semble que l'inégalité dans les rapports
politiques produise l'effet d'une force répulsive et
centrifuge. Cette cause de division est plus puissante
que toutes les autres. L'antipathie qui résulte de
la différence des croyances et des usages tend

bien à séparer les nations rayás les unes des autres
et à ⁕s confiner dans des quartiers distincts ;
mais l'énergie de ce dissolvant social fléchit sous
la compression du peuple dominateur.

Pour rendre plus sensible la division que nous
venons d'établir dans la population de Stamboul,
nous avons partagé en zônes la surface de cette
ville et indiqué le nombre des habitans contenus
dans chacune d'elles :

ZÔNES.	MUSUL- MANS.	ARMÈ- NIENS.	GRECS.	JUIFS.	CATHO- LIQUES	TOTAL
Zône septent.	57,000	11,330	19,000	11,370	260	98,960
Zône mérid..	31,800	29,000	12,000	⁏o	440	73,240
Zône moyen.	156,200	20,280	11,000	120	200	187,800
Total	245,000	60,610	42,000	11,490	900	360,000

La zône septentrionale comprend les quartiers

situés sur le port, la zône méridionale ceux que baigne la Mer de Marmara ; tous les autres quartiers contenus entre ces deux régions maritimes, depuis Ste-Sophie jusqu'à la porte d'Andrinople, appartieunent à la zône moyenne.

Les deux premières zônes forment une bande assez étroite ; le sol en est bas ou légèrement incliné et reçoit les eaux de tous les côteaux environnants ; les maisons sont d'autant plus serrées qu'elles sont plus voisines du rivage ; du côté de la Corne d'Or elles ont même franchi la muraille et s'avancent jusque dans la mer. Ces quartiers sont les plus humides et les plus sales.

La zône moyenne se divise en trois parties distinctes : 1° un long plateau parallèle au port vers lequel il projette six collines aux pentes plus ou moins raides ; 2° un second plateau deux fois moins étendu que le précédent, de forme elliptique et faisant l'angle sud-ouest de la ville ; 3° enfin une grande vallée centrale longue de trois kilomètres et large de huit à neuf cents mètres. La partie occidentale de cette vallée est occupée par de vastes jardins et par une jolie prairie au milieu de laquelle s'élève le magnifique hôpital civil que la sultane Validé y a fait construire dernièrement. C'est le seul établissement de ce genre que possède Constantinople.

Le tableau précédent montre que les Râyâs sont en nombre égal dans les deux zônes maritimes, seulement avec prédominance des Grecs et des Juifs sur le littoral septentrional, et prédominance des Arméniens sur le littoral opposé. Nous observerons encore que presque tous les Râyâs qui habitent la région moyenne, occupent des quartiers excentriques, le long de la grande muraille, tels que ceux *d'Edriné-Kapouçou, Sarmachek, Top-Kapouçou, Siliori-Kapouçou.* On en trouve aussi, mais en petit nombre, dans les mahallés un peu plus centraux de *Kara-Gumruk* et *Késmé-Kiaia* situés entre la mosquée de Sultan-Méhémet et la Porte d'Andrinople.

Quant aux Musulmans, un quart de leur population habite la zône septentrionale, et un huitième seulement celle du midi ; la grande masse occupe presqu'entièrement la zône moyenne où elle se trouve pour ainsi dire disséminée. En effet, la superficie de cette région est d'environ sept cent soixante huit hectares, et si on divise ce nombre par le chiffre de la population qui y correspond, on aura quarante et un mètres carrés par habitant. Mais cette région renferme d'immenses terrains inhabités , des prairies et des jardins de vingt à quarante hectares. Parmi les personnes qui n'ont pas leur domicile à Stamboul, bien peu ont parcouru la partie occidentale de la ville, ces quartiers silencieux où l'on se croirait à la campagne plutôt qu'au sein d'une cité populeuse. En retranchant ces terrains inhabités on trouve encore six cent soixante et un hectares occupés par la population, c'est-à-dire un habitant pour trente cinq mètres carrés. En recherchant de la même manière le rapport de la population à la surface qu'elle occupe dans les deux autres zônes, nous avons trouvé vingt et un mètres carrés par habitant sur le littoral septentrional et dix neuf seulement sur le littoral méridional.

Ainsi la densité de la population dans Stamboul est près d'un tiers plus considérable dans les quartiers maritimes que dans les quartiers centraux, parmi les râyâs que parmi les musulmans ; il paraît même que cette densité est d'un dixième plus forte sur les bords de la mer de Marmara que sur ceux de la Corne d'Or. Les quartiers où la population est le plus agglomérée sont : au Nord, *Balata, Fanar, Djoubale, Oun-Kapan,* etc.; au Sud, *Kouin-Kapouçou, Yéni-Kapou, Vlanga, Psama.*

thia, etc ; au centre, *Top-Kapouçou*, *Edirné-Ka-pouçou*, *Silivri-Kapouçou*, *Cara Gumruk*, *Mah-moud-pacha*, le *Bézéstein*, *Sultan-Méhmet*, *Sul-tan-Souléïman*, etc., etc. Remarquons en finissant que ces lieux sont ceux qui ont donné le plus de décès cholériques.

Nous dirons peu de choses sur les vingt-deux villages de la partie européenne du Bosphore. Il faudrait nous répéter. Leur population réunie monte à quatre-vingt-treize mille âmes dont trente-huit mille Musulmans et cinquante-cinq mille râ-yâs Grecs, Arméniens et Juifs. Les villages les plus populeux sont les plus rapprochés de la capitale. Béchiktach dont les maisons couvrent deux val-lons et les pentes de trois collines, compte environ vingt-quatre mille habitans, tandis que Thérapia et plusieurs autres villages n'en ont que trois mille à trois mille cinq cents.

On doit reconnaître combien la dispersion d'une nombreuse population sur une aussi grande sur-face, est avantageuse à la santé publique, et com-bien encore la mortalité doit varier selon les loca-lités. Ainsi les décès parmi les francs inscrits en 1845, 1846 et 1847 dans les trois paroisses de St. Pierre, de St. Marie et de St. Antoine ont été en moyenne, d'un sur quarante-deux habitans. Cependant cette partie de la population est une de celles qui offrent le plus de chances de mortalité. D'un autre côté les registres de la commune de Thérapia nous ont donné la preuve que, pendant les mêmes années, il n'y avait eu dans ce village qu'un décès sur cent dix-huit à cent-dix neuf ha-bitans.

Tels sont les élémens sur lesquels repose le pro-blème de la population. Les faits nombreux que nous avons réunis, les considérations dans les-quelles nous sommes entré, nous autorisent donc à admettre que la mortalité générale à Constantinople est d'un individu sur quarante-six, à peu près comme dans la ville de Londres. Cette mortalité serait répartie entre les diverses nations dans les proportions suivantes :

Catholiques..... 1 décès sur 51,9 habitans.
Arméniens...... 1 » 48,6 »
Musulmans...... 1 » 46,4 »
Grecs .... 1 » 45,9 »
Tchinganais .... 1 » 42,5 »
Francs.......... 1 » 42 »
Juifs .... 1 » 31,5 »

Avec ces rapports et le tableau des décès que nous avons donné au commencement de cette notice, il a été facile de construire le tableau de la population civile-indigène en 1848, tableau que nous offrons au lecteur avec une certaine confiance :

NATIONS.	HOMMES.	FEMMES.	TOTAL.
MUSULMANS békiars..	17,000		
» domiciliés	190,000	179,000	
» esclav. noi.	4,000	26,500	
» » blanch.		3,500	
	211,000	209,000	420,000
ARMÉNIENS békiars...	26,000		
» domiciliés	51,000	48,000	125,000
GRECS békiars.........	26,000		
» domiciliés	48,000	50,000	124,000
JUIFS	17,000	19,000	36,000
CATHOLIQUES.........	7,300	7,700	15,000
TCHINGANAIS	840	860	1,700
Total.............	387,140	334,560	721,700

Ajoutons, pour compléter ce tableau , que les sujets des diverses légations étrangères, composant la colonie européenne, étaient au nombre de 16,300 dont 8,000 domiciliés et 8,300 célibataires, voyageurs et marins. A la même époque la flotte impériale comptait environ 10,000 hommes et l'armée de terre était formée de 30,000 hommes , savoir :

34	bataillons	d'infanterie	20,800	effectif.
2	régimens	de cavalerie	1,600	»
4	«	d'artillerie	6,400	»
2	»	du génie	1,200	»

30,000

Ainsi, en 1848, pendant tout le cours de l'épidémie, la population générale de Constantinople était d'environ *sept cent soixante dix huit mille* âmes. La partie civile et indigène de cette population se trouvait à peu près distribuée ainsi qu'il suit sur les deux rives du Bosphore.

	POPULATION CIVILE INDIGÈNE.		
	MUSULMANS.	RAYAS.	MUSULMANS ET RAYAS.
Côte d'Europe;	—	—	—
Stamboul.	245,000	115,000	360,000
D'Eyoub à Dolma-Baghtchè.	95,800	82,700	178,500
De Béchiktach à Rouméli-Hissar . . .	24,700	32,300	57,000
De Balta-Liman à Fauaraki d'Europe..	11,500	22,000	33,500
Total de la côte d'Europe. .	377,000	252,000	629,000
Côte d'Asie.			
Scutari	30,000	25,000	55,000
Iles des Princes		4,100	4,100
De Kadi-keuï à Anadoli-Hissar . . .	6,400	12,900	19,300
De Kanlidjè à Fauaraki d'Asie.	7,800	6,500	14,300
Total de la côte d'Asie.. . .	44,200	48,500	92,700
Total des deux côtes. , ...	421,200	300,500	721,700

§ II.

Lorsque le choléra parut à Constantinople, les lieux infestés les plus voisins de cette ville étaient au nord-est, les ports méridionaux de la Crimée (136 à 190 lieues de 25 au degré) et à l'Est, les villes maritimes de Kérasoun et de Trébisonde (190 à 215 lieues).

Nous avons vu précédemment que l'épidémie éclata à Kertch et à Redout-Kalé le 20 août 1847, puis à Théodosie et à Trébisonde vers le 10 septembre, enfin à Symphéropol, chef-lieu de la Crimée, et à Aloutcha, port de cette dernière ville, vers le 10 octobre. Ainsi, dans l'espace de cinquante jours, presque toute la côte de la partie orientale de la Mer-Noire fut envahie par le fléau; et celui-ci n'aurait pas franchi en 1847 les points que nous venons de nommer, si, par un de ces bonds immenses qu'il fait quelquefois, il n'était venu tomber tout-à-coup à Constantinople.

Qui expliquera pourquoi le choléra parut à Stamboul de préférence à Odessa, Toultza, Varna, Samsoun, Sinope et d'autres villes plus rapprochées des foyers pestilentiels et ayant avec eux non moins de communications ?

On ne peut pas dire cependant que les mesures quarantainaires aient été plus négligées à Constantinople que dans les autres échelles de la mer noire. Dès les premiers jours de septembre l'entrée du Bosphore fut fermée aux provenances des lieux où la maladie régnait. Hommes et choses furent soumis à une observation de dix jours dans le lazaret d'Anadoli-Kawak situé à près de cinq lieues de la capitale. Peu confiant dans l'efficacité des mesures quarantainaires contre le choléra, mais obligé de tenir compte de l'obscurité qui enveloppe encore le mode de propagation de cette maladie, le conseil supérieur de santé crut, par un scrupule honorable, ne devoir négliger aucun

des moyens dont il pouvait disposer pour empêcher ou au moins pour retarder l'invasion du fléau.

Nous pouvons affirmer que les précautions en
usage dans les quarantaines ont été aussi régulièrement appliquées à Constantinople qu'elles eus-
sent pu l'être dans les lazarets les mieux disciplinés
de l'Europe. Ainsi toutes communications directes
tes entre cette ville et les lieux infestés furent sup-
pendues. Aucun navire à voile venu des ports
russes ne se présenta avec des cholériques à bord ;
mais deux fois, le 13 et le 21 septembre, les py-
roscaphes qui desservent la ligne de Trébisonde à
Constantinople apportèrent au lazaret de cette
dernière ville des passagers atteints du choléra.
Dans le premier cas il n'y eut qu'un malade, et
trois seulement dans le second, sur 256 passagers.
De ces derniers cholériques deux avaient succombé
pendant la traversée et le troisième mourut le
lendemain de son arrivée. Nous ajouterons que
sept jours après, la maladie se déclarat dans le
lazaret même sur quatre nouveaux passagers ; mais
il est digne de remarque que ces quatre individus
provenaient de Trébisonde et qu'aucune autre des
nombreuses personnes venues sur le même navire
ne contracta la maladie.

Cependant quel fut le résultat de toutes ces précautions ? Ce qu'il a été et ce qu'il sera probablement toujours. Juste un mois plus tard, au moment où l'on s'y attendait le moins, le choléra
faisait son apparition au sein de la populeuse cité.
Le premier cas officiellement constaté eut lieu
le 24 octobre.

Avant de dire la manière dont l'épidémie se
comporta à Constantinople, il est nécessaire de
remonter plus haut et de rappeler les circonstances locales qui en ont précédé l'explosion.

Nous avons déjà fait observer que les années
1845 et 1846 furent des années à climat excessif.

En même temps que la Perse, la Turquie et les provinces méridionales de la Russie jouissaient d'un été remarquable par sa chaleur et sa sécheresse, la Chine orientale et l'Europe occidentale éprouvaient un froid et une humidité tont-à-fait exceptionnels. A Paris et à Londres la mortalité fut considérablement augmentée par cet état de l'atmosphère et des cas de choléra plus nombreux que de coutume en cette saison, jetèrent même un instant l'alarme dans la population des deux villes.

Bien que les conditions de l'atmosphère ne fussent pas les mêmes à Constantinople qu'en France et qu'en Angleterre, nous constatâmes cependant à la même époque une susceptibilité plus grande qu'à l'ordinaire dans les organes de la digestion, des diarrhées plus fréquentes, plus persistantes et accompagnées de douleurs plus vives.

Depuis la moitié du mois d'août 1846, le ciel fut plus variable ; de temps en temps il survint des orages accompagnés de pluie ; mais généralement le temps fut beau et doux jusqu'à la fin de l'année.

C'est sans doute sous l'influence de cette tiède température que prirent naissance les nombreuses fièvres typhoïdes qu'on observa alors. La variole devint également fréquente. Nous n'avons pas oublié l'émotion pénible produite dans la colonie européenne par plusieurs décès de ce genre et surtout par la mort à jamais regrettable de M. Leleu, supérieur des Lazaristes et préfet apostolique, dont les hautes qualités lui avaient fait acquérir l'estime et les sympathies de tous. Cette affreuse maladie continua ses ravages jusqu'en 1847. Si nous consultons les registres nécrologiques de l'intendance sanitaire, nous trouvons qu'elle n'atteignit même son *maximum* d'expansion qu'en février, mois dans lequel 103 décès de variole furent déclarés parmi la population civile indigène. Le mois suivant eut encore 93 décès ; mais à partir de ce moment l'épidémie commença à décroître avec rapidité. En juillet, on ne constata que 34 décès, et 16 seulement à la fin de l'année.

Concurremment avec la variole, régnait une autre épidémie bien moins redoutée, la coqueluche. Nous avons constaté l'apparition de celle-ci dès le mois de juin 1846. Répandue d'abord dans les maisons les plus pauvres des quartiers grecs et musulmans, elle gagna pendant l'hiver les quartiers francs de Péra et de Galata où elle atteignit un grand nombre d'enfans et même des adultes. Cette maladie ne cessa qu'à la fin de mai 1847.

L'année 1847 fut toute différente de celle qui la précéda. Pendant les trois premiers mois il y eut trente jours pluvieux, cinq jours de neige et quatre tempêtes. Jusqu'à la fin de juin le vent fut très variable passant sans cesse du Nord au Sud et du Sud au Nord. Bien que la température moyenne de cette saison fut assez élevée, cependant l'inconstance du temps, l'humidité de l'atmosphère, le passage rapide du chaud au froid produisaient dans l'organisme des oscillations analogues à celles du thermomètre et du baromètre. Aussi l'année 1847 fut-elle éminemment catarrhale.

A la variole et à la coqueluche, produits de l'année précédente, s'ajouta la grippe. Cette affection régna sur toute la population pendant les mois de janvier, février, mars, avril et mai. Elle se montra tenace, rebelle aux traitements; mais elle n'eut pas cependant cette violence et cette malignité qui la rendirent si meurtrière dans les autres régions de l'Europe où elle sévit à la même époque. (1)

(1) Cette épidémie de grippe consistait en un violent catarrhe bronchique avec coryza, fièvre, angoisses et prostration des forces. Depuis la mi-février cette maladie se compliqua souvent d'embarras gastriques avec prédominance de symptômes bilieux. Elle offrait un caractère insidieux comparable à celui d'une fièvre intermittente larvée. Les émissions sanguines et les purgatifs échou-

En même temps que la grippe, la fièvre intermittente fut très fréquente à Constantinople, beaucoup plus fréquente que les années précédentes.
Cette affection se montra jusqu'au mois d'octobre,
c'est-à-dire jusqu'à l'apparition du choléra. Il est
vrai que sa disparition coïncida avec des pluies
abondantes; mais il n'est pas moins remarquable que
les fièvres intermittentes diminuèrent notablement
pendant toute la durée de l'épidémie pour reparaître ensuite plus nombreuses lorsque celle-ci eut
complètement cessé.

Ordinairement le ciel est constamment pur pendant les mois de juillet et d'août ; cette époque
de l'année se distingue par la constance des vents
du nord-nord-est que la Mer-Noire engendre
périodiquement chaque matin. En 1847 il n'en
fut pas ainsi. Les vents continuèrent à alterner du
nord au sud ; des orages rafraîchirent l'atmosphère de temps en temps. Aussi la grippe qui
aurait dû cesser au mois de juin, comme nous
l'avions observé quatre ans auparavant, persista pendant les mois les plus chauds de l'année.
Du moins nous croyons devoir considérer comme
une continuation de l'*influenza*, la laryngite qui
régna épidémiquement à cette époque (1).

sient également. Pendant les mois d'avril et mai on observa encore beaucoup de pleuro-pneumonies et de diarrhées; un grand nombre d'enfans eurent aussi la rougeole.

(1) Cette affection dont peu de personnes furent exem-
ptes était caractérisée par une fièvre ardente qui ne durait guère que 24 à 48 heures, puis par une angine la-
ryngée avec rougeur du pharynx, sans gonflement des
amygdales ; avec déglution douloureuse, voix rauque,
toux d'abord sèche et par quintes fréquentes, ensuite
humide et accompagnée d'une expectoration épaisse. La
toux persistait pendant deux à trois semaines ; rarement
la saignée fut nécessaire. Le remède le plus efficace était
l'ipécacuanha.

Comme de coutume les affections gastro-intestinales devinrent fréquentes aux mois de juillet et
août. Tous les ans à pareille époque nous sommes
habitué à traiter un grand nombre de diarrhées
plus ou moins graves. Cependant nous observâmes
cette année des particularités nouvelles. Nous
fumes surtout frappé de l'extrême facilité avec
laquelle les fonctions digestives étaient troublées.
Des personnes dont l'estomac était excellent, auxquelles la diarrhée était inconnue, éprouvaient
avec surprise des dérangemens d'entrailles et une
faiblesse de digestion tout à fait insolites. Dans le
courant du mois d'août nous avons eu à l'hôpital
français deux malades affectés de diarrhée chronique, chez lesquels cette maladie prit subitement
et sans cause appréciable une forme sur-aiguë
accompagnée de symptômes vraiment extraordinaires. Nous crûmes d'abord à une perforation
intestinale, tant la marche de la maladie fut rapidement mortelle ; mais un examen plus attentif
nous fit bientôt renoncer à cette opinion. Nous
avouons franchement que nous ne nous sommes
expliqué ces deux accidens qu'après l'apparition
du choléra dans notre ville.

Nous ajouterons que des faits analogues frap-
pèrent plusieurs de nos confrères. Nous nous rappelons particulièrement le cas d'une femme traitée
à Orta-Keui par les Docteurs Mac'Guffock et
Mellingen ; ces habiles praticiens hésitaient à qua-
lifier du nom de choléra une maladie qui leur en
offrait cependant les signes caractéristiques. Nous
avons encore appris que plusieurs enfans périrent
avec des symptômes cholériques, et nous savons
positivement que notre honorable confrère, le
Docteur Lago, a traité une petite fille atteinte du
choléra.

Quoiqu'au mois d'août personne à Constantinople ne pensât au choléra épidémique, les faits

précédens montrent cependant que déjà à cette époque une influence spéciale, cholérique, régnait sur les rives du Bosphore. Notre conviction personnelle est complète sur ce point, pour nous qui depuis huit années étudions avec un soin minutieux le caractère du climat et des maladies de ce pays

Mais nous remarquâmes que cette influence, très apparente au mois d'oût, cessa presque entierement le mois suivant. Aussitôt après les pluies abondantes qui tombèrent à la fin de septembre, la santé publique éprouva une amélioration notable. L'énergie vitale se réveilla, les fonctions digestives s'exécutèrent mieux, un sentiment de bien-être succéda à la faiblesse et au malaise des jours précédens.

Ce changement dans l'état de la santé générale dut provenir de celui qui avait lieu dans l'atmosphère. Les personnes qui ont assisté aux fêtes splendides que Sa Hautesse le Sultan donnait alors à Haïdar-pacha, pour célèbrer les noces de la princesse Adilé, doivent encore se rappeler la série d'orages, de pluies torrentielles qui arrivèrent si mal à propos.

Pendant le mois d'août le vent souffla vingt-un jours entre le Nord et le Nord-ouest et dix jours seulement entre le Sud et Sud-ouest. A partir de la fin de septembre la proportion des vents changea ; on ne compta dans le mois d'octobre que 17 jours de vent de Nord contre 14 jours de Sud et Sud-ouest. Cette simple différence dans la direction du vent apporta un trouble complet dans les autres conditions de l'atmosphère. Durant les six derniers jours de septembre, il tomba trois fois et en octobre sept fois plus d'eau que dans le mois d'août tout entier. Les variations du thermomètre ne furent pas moins grandes. Le sept

août cet instrument marquait 39 degrès de l'é-
chelle centigrade. La température du mois entier
avait eté de 26°, 8 c'est-à-dire supérieure de deux
degrés à celle du même mois depuis plusieurs années. Pendant les deux tiers du mois suivant la
température moyenne se maintient à 24°, 9 ; elle
était encore de 24°, 4 le 21 septembre. Mais avec
les pluies qui commencèrent le 22, le thermomètre descendit rapidement à 15°, 6 et la moyenne des neuf derniers jours de ce mois ne fut plus
que de 18°, 4. Ces temps variables et pluvieux se
continuérent jusqu'a la fin de janvier avec l'a-
baissement progressif de la température.

Toutefois, si l'influence particulière que nous
avons signalée cessa d'être appréciable aussitôt
que l'amosphère se fut refroidie, il paraît cependant que la cause occulte qui avait engendré les
cas de choléra du mois d'aoùt continuait à exister, puisquo le 23 septembre nous voyons une
dame de Péra prise tout-à-coup de symptômes
que les docteurs Léon, Rigler et Warthbuchler ont
reconnus pour être ceux du véritable choléra asiatique , symptômes que la malade elle-même con-
naissait fort bien, car elle les avait déjà éprouvés à
Vienne en 1831. Vingt-huit jours après, un fait semblable fut observé à Orta-Keuï sur une femme juive. Mais comme les deux malades recouvrèrent la
santé, les médecins, témoins de ces cas de choléra,
évitèrent d'en parler publiquement.

Telles furent les circonstances locales qui pré-
cédèrent et favorisèrent l'apparition du Choléra
morbus dans les murs de Constantinople.

Personne ne pensait encore à l'épidémie qui
nous menaçait lorsque le 24 octobre un jeune musulman attaché à l'office sanitaire de Galata succomba subitement après quelques heures de souffrances. Le rapport des médecins de l'intendance

et l'autopsie cadavérique faite en présence des membres du conseil supérieur de santé ne permirent aucun doute sur la nature de la maladie. (1).

Bientôt il ne fut bruit en ville que de cet évènement. Alors, comme toujours, les passions s'agitèrent en sens inverse. Les uns s'effrayèrent outre mesure, les autres trouvèrent plus commode de nier la réalité du fait et poussèrent le scepticisme jusqu'à accuser la bonne foi des médecins dont ils ne pouvaient contester les connaissances. En cette occasion nous acquîmes la triste preuve des égaremens où la peur, l'esprit de contradiction et de dénigrement peuvent pousser certains hommes. Bien des personnes, même de l'art, rougiraient sans doute aujourd'hui de leurs méprises et de la conduite blâmable qu'elles ont tenue à cette époque, si nous avions le courage de rappeler les attaques auxquelles le conseil supérieur de santé fut en but. Mais telle n'est point notre intention. Il y a des faiblesses humaines qu'il faut taire. Au reste, ces faiblesses sont propres à tous les temps et à tous les lieux ; elles n'ont rien de particulier à Constantinople.

(1) Les principaux symptômes observés par les médecins qui donnèrent leurs soins au malade furent : diarrhée et vomissemens très fréquens avec coliques, crampes dans les membres pelviens, enfoncement rapide des yeux, cyanose des ongles, frigidité du corps, langue molle, pâle, froide ; disparition du pouls, suppression de la sécrétion urinaire, voix éteinte, caverneuse ; intelligence libre. Sept heures après la mort la chaleur du corps était revenue à un degré tel qu'on hésita à faire la section cadavérique. Celle-ci fit voir l'estomac et l'intestin remplis d'un liquide blanc, floconneux, sans aucune apparence de phlegmasie. Les mâchoires et les membres étaient fortement contractés, les ongles bleus, les doigts crispés et la peau des mains flasque et ridée comme si elle avait été macérée dans l'eau.

Ce qui contribua le plus à rendre beaucoup de gens incrédules, c'est qne pendant une semaine on ne constata aucun nouveau cas de choléra. Les plus raisonnables pouvaient croire que l'accident arrivé le 24 resterait isolé. La saison d'ailleurs paraissait peu propice à l'éclosion de l'épidémie; bientôt les esprits les plus timorés reprirent courage.

On commençait donc à plaisanter sur la prétendue erreur des intendans sanitaires lorsque le dernier jour d'octobre un nouveau cas de choléra éclata comme une bombe au centre de Péra, on pourrait dire au milieu des rieurs. Un aubergiste italien, en proie, dit-on, à de graves chagrins, fut pris des premiers symptômes du mal à minuit. Pendant les 26 heures que dura son agonie il reçut la visite d'un grand nombre de médecins. Tous ceux qui avaient eu déjà l'occasion d'observer cette affreuse maladie ne purent la méconnaître.

Deux jours après, deux nouvelles attaques de choléra furent signalées à Galata, la première sur un marin anglais, la seconde sur un grec, *calfat* dans le port.

A partir de ce jour, les accidents cholériques allèrent se multipliant; mais non pas d'une manière régulière et par voie d'expansion progressive. Au contraire la maladie se jouait de tous les calculs, sautait d'un point à un autre sans ordre, sans motif appréciable. Après avoir sévi dans un endroit pendant plusieurs jours, elle disparaissait tout-à-coup, puis y revenait pour l'abandonner de nouveau.

Afin de donner une idée de cette irrégularité dans la propagation du choléra, nous indiquerons pour les deux premiers mois, les diverses localités où il fit des victimes et le nombre de ces victimes tant dans la population civile que parmi les troupes de terre et de mer. Ces lieux sont classés selon l'ordre que le fléau suivit pour les envahir.

DATE		LIEUX	DÉCÈS EN	
			NOVEMB.	DÉCEMB.
24 octobre		Galata.	14	15
31	»	Péra.	7	8
2 novemb.		Port marchand .	5	4
3	»	Top-Hana	2	6
4	»	Tatavla.	2	4
»	»	Kassem-Pacha . .	3	6
»	»	Sténia (port) . .	1	0
5	»	Balat.	1	1
»	»	Arnaout-Keuï . .	1	9
6	»	Yéni-Cheyr . . .	1	2
»	»	Fanar	2	2
11	»	Orta-Keuï. . . .	2	1
20	»	Hhas-Keuï. . . .	1	2
»	»	Yéni-Séraï. . . .	2	10
21	»	Scutari	2	3
22	»	Eski-Séraï	8	9
23	»	Port militaire . .	2	64
28	»	Haïdar-Pacha . .	6	14
7 décemb.		Kouléli	0	8
11	»	Maltépé	0	8
13	»	Djoubale.	0	3
14	»	Buyukdéré. . . .	0	2
16	»	Kousgoundjouk .	0	7
»	»	Prison de Stamboul	0	1
19	»	Thérapia	0	5
20	»	Alte-Mermer. . .	0	8
»	»	Daoud-Pacha . .	0	2
»	»	Iédi-Koulé . . .	0	10
21	»	Bésèstin	0	2
23	»	Édirné-Kapouçou	0	4
25	»	Silivri-Kapouçou	0	1
28	»	Psamatia.	0	2
31	»	Sultan-Méhémet .	0	1
			62	224

Ainsi le choléra fit des victimes dans 17 localités en novembre et dans 32 en décembre. Au début ses coups portèrent presqu'exclusivement sur la population grecque et franque de Péra et de Galata. Mais à la fin du premier mois il se jeta sur les hôpitaux militaires et paraît y avoir trouvé un aliment plus à sa convenance. En effet, sauf les deux bourgs que nous venons de nommer, où il se maintient au même degré, nous le voyons en décembre se propager avec rapidité parmi la garnison, mais surtout dans les hôpitaux.

Nous signalerons plus particulièrement la manière dont le choléra se déclara sur la flotte et au village de Kousgoudjouk près de Scutari.

Depuis le 23 novembre jusqu'à la mi-décembre, il n'y avait eu que neuf attaques de choléra et deux victimes dans le port militaire, lorsque quarante neuf marins sont atteints à la fois le 18 de ce dernier mois. En moins de 20 jours on compte deux-cent-quarante-quatre attaques et soixante-quinze décès. Puis du cinq au neuf janvier la maladie disparaît subitement; mais pour revenir bientôt, avec moins d'intensité toute fois, car du 10 au 22 janvier le nombre des individus atteints ne s'éleva qu'à vingt-un et celui des décès à huit seulement. — Nous ne dirons pas comment le choléra sévit sur telle ligne de navires plutôt que sur telle autre, comment il respecta les vaisseaux placés au centre d'une rangée dont il décimait les deux extrémités, frappant au hasard tantôt 15, 20, 22 individus sur un même bâtiment, tantôt 4, 3, 2 et même un seul. Ces caprices du fléau, bien qu'inexplicables jusqu'à ce jour, sont trop fréquens et trop connus pour que nous nous y arrétions. — Nous ajouterons cependant qu'à partir de la fin de janvier on ne vit plus sur la flotte impériale que quelques cas rares et à de longues distances, même pendant les grandes chaleurs, à l'époque de la plus forte expansion du génie épidémique.

A Kousgoundjouk le premier accident cholérique fut signalé le 16 décembre sur un batelier grec qui succomba après dix heures de souffrances. Jusqu'au 23, pas de nouveau cas ; mais le fléau éclate alors au milieu de la population juive de ce village, et dans l'espace de douze jours il atteint une trentaine d'individus de tout âge et de tout sexe parmi lesquels douze succombent. Effrayés par ces décès inusités, les habitans se dispersent et viennent en partie se réfugier à Balata où résident un grand nombre de leurs coréligionnaires. Presqu'aussitôt l'épidémie cesse à Kousgoundjouk, pour n'y plus revenir que quatre mois plus tard ; mais elle paraît, en quittant ce point, avoir suivi les fuyards, car le deux janvier huit juifs de Balata en sont atteints. On a remarqué qu'il n'y avait aucun émigrant du village asiatique parmi ces nouveaux malades. — Effrayés à leur tour, plusieurs des habitans de Balata se sauvent à Hhas-Keuï, sur la rive opposée du port. Nous ne pouvons assurer que l'arrivée de ces fuyards contribua à propager le choléra dans ce dernier village ; mais il est certain que la maladie y fit alors plus de progrès, car on y enregistra dix décès pendant le mois de janvier tandis qu'il n'y en eut que trois dans les deux mois précédens et un seul dans le mois suivant.

On voit de quelle manière le choléra se portait sans cesse d'un lieu à un autre, séjournant ordinairement peu de temps dans le même endroit. On ne saurait mieux comparer sa marche qu'au vol capricieux d'un essaim d'insectes s'abattant tantôt sur un point, tantôt sur un autre. Nous pourrions fournir à l'appui de cette comparaison une multitude de faits semblables à ceux que nous venons de rapporter.

Par exemple : le cinq novembre un matelot grec mourut du choléra dans le port d'Arnaout-Keuï.

Un mois seulement après cet accident, la maladie se déclara dans ce village populeux et presqu'entièrement grec. Du cinq décembre à la fin de janvier elle y enleva dix-neuf individus ; puis elle disparut en février, fit deux victimes seulement en mars, mais revint plus violente le mois suivant pendant lequel vingt décès furent constatés. De nouveau l'épidémie diminua pour cesser presqu'entièrement ; aucun décès cholérique n'a été déclaré en juillet, au moment où la capitale tout entière se trouvait envahie ; cependant il y en eut encore six dans le courant du mois d'août et un dernier à la fin de décembre.

La prison de l'arsenal offre un cas analogue. Sur dix-huit victimes que le choléra y fit, quinze eurent lieu en janvier, deux en mai et une en juin.

Les choses se passèrent à peu près de la même manière dans la plupart des villages du Bosphore ainsi que dans les divers quartiers de Stamboul. Pour rendre suffisamment sensible cette marche vagabonde du fléau, sans entrer dans des détails trop longs, nous avons groupé par mois les villages et les quartiers dans lesquels l'épidémie régna simultanément.

MOIS	QUARTIERS DE STAMBOUL.	VILLAGES EUROPÉENS.	VILLAGES ASIATIQ.
Janvier.	42	5	1
Février.	12	4	1
Mars.	11	4	1
Avril.	15	9	2
Mai	15	8	2
Juin	55	13	7
Juillet	92	19	13
Août.	85	19	16
Septembre	12	0	1
Octobre	1	0	0
Novembre	0	0	0
Décembre	2	2	0

Dans l'énumération précédente sont compris les 22 villages de la côte européenne du Bosphore, les 18 de la côte asiatique et 136 mahallés ou quartiers de Stamboul, les seuls, parmi les 325 que renferme cette ville, où le choléra ait fait des victimes. Nous n'avons pas fait mention de Scutari et des bourgs voisins de Stamboul, parce que la maladie y résida presque constamment.

On voit que l'épidémie se répandit beaucoup plus lentement en Asie qu'en Europe.— Pendant les cinq premiers mois de l'année elle fut limitée à *Scutari* et aux deux villages les plus voisins, *Kousgoundjouk* et *Kadi-Keuy*, (nous ne parlons ici que de la population civile); mais à la fin de juin elle parut à *Anadoli-Kawak*, à l'autre extrémité du canal, puis à *Tchengœl-Keuy*, *Kandilli*, *Indjir-Keuy*, *Stravros*, *Beylerbey*, *Kouléli*, *Vani-Keuy*, *Beykos*, etc., etc.

Sur la côte d'Europe, le choléra attaqua d'abord les villages de *Tatavla* ou *St-Dimitri*, *Béchiktach*, *Kouroutchesmé*, *Arnaout-Keuy* et *Buyukdéré*, c'est-à-dire le Bosphore dans presque toute sa longueur. Il abandonna ensuite plusieurs de ces points pour se porter vers d'autres; en février il était à *Orta-Keuy*, en mars à *Bébek*; puis il revint sur ses pas et s'étendit en même temps à *Rouméli-Hissar*, *Sariéri* et *Yéni-mahallé*; enfin, depuis la fin de mai, il suivit une progression ascendante, envahissant successivement *Iéni-Keuy*, *Thérapia*, *Sténia*, *Buyukdéré*, *Rouméli-Kawak*, *Emirghian*, *Buyuk-Liman*, etc., etc.

Quant aux nombreux quartiers de Stamboul, l'épidémie s'y répandit avec non moins d'irrégularité. On peut dire cependant qu'elle procéda de la circonférence au centre, du littoral aux lieux élevés. En janvier et février la maladie régnait presqu'exclusivement dans la partie occidentale et méridionale de la ville, dans l'espace compris entre la grande vallée centrale et les rives de la Propontide, car les quartiers qui fournirent le plus de décès à cette époque furent ceux d'*Edirné-Kapouçou*, *Iéni-Bagtché*, *Top-Kapouçou*, *Silivri-Kapouçou*, *Chéhir-Emini*, *Mollah - Gurani*, *Avret-Bazar*, *Hodja-Moustafa pacha*, *Psamathia*, *Altemèrmèr*, *Daoud-Pacha*, *Iéni-Kapou*. Pendant les trois mois suivans le choléra se propagea plus particulièrement sur la côte septentrionale, dans les quartiers voisins du port. Les Grecs du *Fanar* et d'*Hayvan-Seraï* payèrent d'abord leur tribut, puis, les juifs de *Balata* et de *Tékir-Serai*. En juin, juillet et août, la mortalité la plus considérale eut lieu 1º dans les mahallés septentrionaux de *Hayvan-Sarai*, *Balata*, *Fanar*, *Tcharchamba-Bazar*, *Djoubale*, *Aladja-Hamam*, *Baghtché-Capoussou* et *Yali-Kiosque*; 2º à l'Ouest, le long de la grande muraille, dans les quartiers qui contiennent le plus de *ráyás* tels que ceux d'*Eghri-Kapou*, *Edriné-Capoussou* et *Top-Capoussou*; au Sud parmi les quartiers maritimes de *Yédi-Coulé*, *Psamatia*, *Vlanga*, *Yéni-Cappu* et *Coum-Capoussou*. En même temps qu'elle envahissait ainsi toute la circonférence, la maladie pénétrait de plus en plus au centre de la capitale. Les parties de cette région les plus maltraitées pendant le fort de l'épidémie, furent les *mahallés* de *Aghia-Sofia* ou St-Sophie, *Sultan-Ahmet*, *Mahmoud-Pacha*, *Sultan-Bayazid*, *Sultan-Suleyman*, *Véfa-Méydan*, *Cheikh-Zadé*, *Sultan-Méhémet*, *Ak-Sarai*, *Yéni-Baghtché*. Toutefois les quartiers voisins de la mer furent constamment ceux qui donnèrent le plus de décès; ce qui s'explique autant par la nature des habitans que par la disposition du sol.

Après avoir indiqué la manière dont l'épidémie se propagea sur la vaste surface de la capitale ottomane, nous donnerons quelques détails sur l'énergie plus ou moins grande avec laquelle elle sévit dans les diverses localités. Pour cela nous avons cherché le rapport qui existe entre le nombre des décès cholériques et celui des habitans. Si l'on réunit ensemble les lieux où ce rapport fut à peu-près le même, on obtiendra neuf grandes divisions :

Dans la première seront compris les villages de *Kia'at-Hanè*, *Emirghian*, *Thérapia*, *Buyukdéré*, *Saryèri*, *Rouméli-Kawak*, *Buyuk-Liman*, *Prinkipo*, *Candili*, *Canlidjè*, *Anadoli-Kawak*, etc. Ces lieux sont ceux où l'épidémie montra la moindre intensité ; il n'y mourut qu'un ou deux individus ur mille ;

La seconde catégorie comprend les villages de *Yéni-Keui* et *Anadoli-Hissar* ;

La troisième est formée par *Top-Hané* et *Beycos* ;

Dans la quatrième se trouvent placés *Stamboul*, *Eyoub*, *Tershané*, *Bébec*, *Rouméli-Hissar* et *Scutari* ;

Dans la cinquième sont *Kassim-Pacha*, *Tatavla*, et *Béchiktach* ;

Dans la sixième, *Couroutchesmé*, *Tchingœl-keui* et *Beylerbey* ;

Dans la septième, *Galata* et *Arnaout-keui* ;

Dans le huitième, *Péra*, (y compris *Yéni-Chéhir*), *Orta-keui* et *Cadi-keui* ;

Enfin *Has-keui* et *Kousgoundjouk*, villages où dominent les juifs, forment la neuvième et dernière division, celle où l'épidémie fit le plus de victimes, c'est-à-dire de huit à dix sur mille habitans.

Le tableau suivant représente ces neuf groupes en indiquant le chiffre proportionnel de la mortalité dans chacun d'eux :

	DÉCÈS SUR 1,000 HABITANS.		
	MUSULMANS.	RAYAS.	MUSULM. ET RAYAS.
I	1,6	2,2	2,0
II	1,8	2,9	2,5
III	2,6	5,8	3,1
IV	2,5	5,7	3,9
V	3,4	6,0	4,5
VI	2,6	6,7	4,9
VII	3,5	7,9	6,1
VIII	2,3	7,7	7,1
IX	3,0	9,9	8,9

Sous un autre point de vue nous avons partagé la surface entière de Constantinople en deux grandes divisions comprenanttous les lieux situés, l'une sur la côte européenne du Bosphore, l'autre sur la rive asiatique :

| | DÉCÈS SUR 1,000 HABITANS. | | |
	MUSULM.	RAYAS.	MUSULM. ET RAYAS.
CÔTE D'EUROPE.			
Stamboul	2,5	6,0	3,9
D'Eyoub à Dolma-Baghtché	3,2	7,8	5,3
De Béchiktach à Rouméli-Hissar	3,0	6,8	5,2
De Balta-Liman à Fanaraki d'Europe . .	1,5	2,5	2,1
Moyenne de la côte d'Europe. . .	2,7	6,7	4,3
CÔTE D'ASIE.			
Scutari	2,4	6,4	4,2
Iles des Princes.		1,7	1,7
De Kadi-Keuï à Anadoli-Hissar	2,3	7,7	5,9
De Kanlidjè à Fanaraki d'Asie	1,7	3,5	2,5
Moyenne de la côte d'Asie . . .	2,2	6,0	4,2
Moyenne des deux côtes	2,6	6,6	4,3 (1)

Ces deux tableaux montrent :

1°. Que l'épidémie fut plus intense dans la partie inférieure du Bosphore que dans l'autre ;

(1) Le nombre des décès cholériques constatés sur ces deux côtes a été en 1848 :

	Musulm.	Grecs.	Armén.	Juifs.	Cath.	Tching.	Tot.
Côte d'Europe	1,001	755	624	240	78	4	2,702
Côte d'Asie	99	122	125	36	6	1	389
Total	1,100	877	749	276	84	5	3,091

2°. Qu'elle sévit davantage sur la côte asiatique exposée au sud et à l'ouest que celle d'Europe mieux ventilée et moins chaude ;

3°. Qu'elle fit deux fois plus de victimes parmi la population *râyâ* que parmi les musulmans.

Il n'est pas nécessaire de donner les raisons de ces différences. Nous ne ferions que répéter tout ce que nous avons déjà dit sur le climat, le sol et la population de Constantinople. D'ailleurs nous aurons bientôt occasion de faire encore mieux ressortir l'influence que la variété des races a exercée sur l'énergie du fléau.

Les registres de l'office de Santé indiquent pour la seule enceinte de STAMBOUL, mille trois cent quatre-vingt-treize décès cholériques en 1848, savoir : Six cent quatre musulmans, trois cent quarante-quatre Arméniens, trois cent trente-huit Grecs, cent-un Juifs et six Catholiques ; c'est-à-dire sept cent quatre-vingt-neuf râyâs pour six cent quatre musulmans.

Si nous cherchons quel fut le rapport entre ces décès et le nombre des habitans dans chacune des grandes zônes que nous avons établies précédemment, nous trouverons que sur mille individus il succomba : (1)

	Musulm.	Râyâs.	Musul. et Râyâs.
Zône septentrion.	2,5	7,8	4,8
»　méridionale	2,5	6,8	4,9
»　moyenne	2,4	5,7	3,0
Moyenne	2,5	6,7	3,9

(1) La mortalité s'est répartie ainsi chez les diverses nations *râyâs* :

	Grecs.	Armén.	Juifs.	Catholiq.
Zône septentrion.	8,4	5,7	8,7	7,7
»　méridional.	8,6	6,0	0	6,8
»　moyenne	6,8	5,1	8,4	5,0
moyenne	8,0	5,8	8,8	6,7

On voit que la mortalité fut, en général, plus élevée sur la côte méridionale abritée des vents du Nord et exposée davantage aux rayons du soleil. Si ce n'était la population juive qui se trouve groupée presqu'exclusivement dans l'angle nord-ouest de la ville, cette différence entre la mortalité des deux rives eut été beaucoup plus sensible. En effet, la présence des juifs a fait augmenter d'un sixième chez les râyâs, la proportion des décès dans les quartiers voisins du port, tandis que le contraire précisément aurait eu lieu sans cette circonstance.

La région centrale où prédominent les musulmans fut par cette raison la moins maltraitée. — En somme la mortalité a été plutôt faible à Stamboul, car elle répond à celle de la quatrième des neuf divisions que nous avons données ci-dessus ; cet avantage dépend certainement de ce que les Râyâs y sont plus de moitié moins nombreux que les Musulmans.

Les quartiers de Stamboul où l'épidémie a fait le plus de victimes ont été :

	DÉCÈS SUR 1,000 HABIT.
ZÔNE SEPTENTRIONALE.	—
Tékir-Saraï et Balata.	6,0
Fanar	5,5
Eghri-Kapou, Djoubale et Oun-Kapan	5,0
Haïvan-Saraï	4,3
Baghtché-Kapouçou.	3,3
Odoun-Kapouçou et Yali-Kiosque .	3,2
ZÔNE MÉRIDIONALE.	
Vlanga. . . . . , .	6,2
Psamatia, Yéni-Kapou et Koum-Kapou	6,1
Guédik-Pacha, Akher-Kapou, Alte-Mermer et Daoud-Pacha.. . . .	3,8
Iédi-Koulé.	3,7
Hodja-Moustafa-Pacha	3,6

Zône moyenne.

<pre>
Edriné-Kapouçou.   4,4
Top-Kapouçou.   4,3
Kara-Gumruk   3,3
Silivri-Kapouçou.   3,2
Bézèstein, Iéni-Baghtché, et Ak-Saraï.   3,1
Mahmoud-Pacha.   3,0
Avret-Bazar   2,9
Sultan-Suléyman, Tchoukour-Tchesmé
    Sultan-Méhémet et Nichandje... .   2,8
Chéhir-Emini, Mollah-Gurani Chéikh-
    Véfa.   2,7
Sultan Ahmet et Sultan-Sélim. . .   2,6
Sultan - Bayazid.   2,5
Aghia-Sofia   2,4
</pre>

Ces faits confirment parfaitement ce que nous avons dit précédemment. Lorsque la mortalité a dépassé 3,2 pour 1000 dans un quartier, on peut assurer que celui-ci renferme des *Râyâs*, et plus la mortalité s'est élevée plus le nombre des Râyâs est considérable.

Nous avons montré que l'épidémie de Constantinople fut composée d'une foule de petites épidémies partielles et en quelque sorte indépendantes les unes des autres. En effet, prise dans son ensemble, cette épidémie ne suivit pas une marche franche et continue. Au lieu d'avoir, comme à l'ordinaire, deux phases bien dessinées, elle procéda par voie d'oscillations, montant ou descendant à chaque instant de la manière la plus capricieuse.

Nous avons suivi jour par jour ces oscillations. Il y en eut dix principales formées chacune d'une période croissante et d'une période décroissante. Les points culminans de ces dix oscillations eurent lieu :

<pre>
                                    DÉCÈS DÉCLARÉS
1ᵉ le 10 novembre 1847   5
2ᵉ le 25 décembre   »   10
3ᵉ le 19 janvier   1848   27
4ᵉ le 2 février   »   17
5ᵉ le 20 mars   »   11
6ᵉ le 2 avril   »   15
7ᵉ le 5 mai   »   27
8ᵉ le 10 juillet   »   58
9ᵉ le 14 août   »   53
10ᵉ le 25 décembre   »   4
</pre>

A la rigueur ce dix oscillations peuvent se réduire à trois, lesquelles constituent, en quelque sorte, autant d'épidémies successives dont les évolutions se seraient accomplies de la manière suivante :

	JOURS.	DÉCÈS CIVILS.	DÉCÈS PAR JOUR MOY.
A. ÉPIDÉMIE D'HIVER.			
Phase ascendante du 24 oct. au 19 janv.	87	657	7,6
Phase descendante du 20 jan. au 25 fév.	37	247	6,7
Total de l'épidémie	124	904	7,3
B. ÉPIDÉMIE DU PRINTEMPS.			
Phase ascendante du 10 mars au 5 mai. .	55	397	7,2
Phase descendante du 6 mai au 20 mai..	15	100	6,7
Total de l'épidémie	70	497	7,1
C. ÉPIDÉMIE D'ÉTÉ.			
Période ascendante du 28 mai au 10 juil.	43	812	18,8
Période stationnaire du 11 juil. au 14 août	34	1,010	29,7
Période descendante du 15 août au 10 sept.	26	420	16,1
Total de l'épidémie	103	2,242	21,7

Nous avons cherché s'il existait un rapport de causalité entre les nombreuses oscillations de l'épidémie et les variations non moins fréquentes des principaux phénomènes cosmiques, tels que la pesanteur, la température et l'humidité de l'atmosphère, la direction des vents, l'électricité du globe, le magnétisme.

Nous avouons que nous nous attendions à trouver une relation bien plus évidente que celle que nous avons observée. Cette étude a beaucoup modifié nos préjugés sur ce point ; elle nous a démontré que dans une maladie aussi étrange que le choléra on ne doit pas se hâter de généraliser des observations faites dans un petit nombre de cas. On risquerait de prendre pour un rapport de cause à effet ce qui n'est souvent que le résultat d'une coïncidence fortuite.

Ainsi les déviations en plus ou en moins de la boussole ont plusieurs fois correspondu à une augmentation notable dans l'intensité de l'épidémie ; mais ces déviations, au lieu de présenter un caractère constant, se contredisaient mutuellement. Les nombreux *maxima* de l'épidémie coïncidèrent tantôt avec une diminution dans la déclinaison de l'aiguille aimantée, comme cela eut lieu en novembre, décembre, janvier mars et mai, tantôt avec une augmentation dans cette déclinaison ainsi qu'on l'observa en février, avril, juillet et août (1).

(1) Lorsque nous avons exposé la climatologie de Constantinople nous n'avons rien dit du magnétisme parce que nous possédons trop peu de faits sur ce sujet et que l'influence de ce fluide impondérable sur l'organisme humain est fort obscure. Cependant comme on a prétendu que l'électricité et le magnétisme jouaient un rôle important dans la production du choléra épidémique, nous donnerons ici un résumé des observations faites sur la boussole par le même professeur du collège fran—

Il en a été de même pour l'électricité de l'atmosphère. À la suite d'une température exceptionnelle due à la prédominance du vent du Sud, il y eut un orage avec tonnerres et pluie le 27 février et le 1er mars ; cette époque est précisement celle où l'épidémie avait presque complètement disparu. Mais le même phénomène se reproduisit dans des circonstances tout-à-fait contraires le 3 juillet, c'est-à-dire au moment où l'épidémie sévissait avec le plus de force. Nous ajouterons encore à l'appui de ce qui précède que le 31 juillet, alors que la maladie éprouvait une recrudescence, la machine électrique du collége français de Bébek donnait des étincelles longues de six centimètres. Le digne missionnaire qui professe la physique dans cet établissement nous a assuré qu'il n'avait remarqué aucune différence dans la puissance de son instrument. Quant à la force magnétique du globe, nous croyons pouvoir affirmer qu'elle n'éprouva aucune altération considérable pendant tout le cours de l'épidémie, car nous avons vu un barreau aimanté, en forme de fer à cheval, supporter constamment la charge de son armature.

Nous avons rapporté ces faits parcequ'ils diffèrent de ceux que certaines personnes ont observés

çais de Bébek auquel nous devons déjà plusieurs renseignémens précieux sur la météorologie de ce pays. Ces observations ne comprennent que la courte durée de vingt quatre mois, du 1er octobre 1847 au 31 octobre 1849. Elles ont été faites trois fois par jour, à 4 h. du matin, à midi, à 8 h. du soir, avec une aiguille aimantée longue d'un décimètre.

La déclinaison moyenne des deux années a été 9° 50' à l'ouest du méridien. Le *maximum* de la déclinaison fut de 12° le 30 avril et le 4 mai 1849; le *minimum* de 7° 30' le 4 novembre 1847. Ainsi la plus grande oscillation de l'aiguille dans ce laps de temps, aurait été de 4° 30'.

Maintenant nous donnerons la déclinaison moyenne

dans d'autres lieux , et combattent des théories, selon nous très hasardées.

La direction du vent , en tant que venant d'un point du rhombe plutôt que l'autre ne paraît pas avoir eu d'action notable sur la marche du choléra ; car les vents furent très variables pendant l'hiver et le printemps, passant alternativement du Sud au Nord et à l'Ouest, tandis que depuis le 4 juin ils soufflèrent presque constamment du Nord et du nord-est.

Mais considérée sous un autre point de vue, considérée dans ses rapports avec les perturbations et l'étendue de l'oscillation de l'aiguille pour chacun des vingt-quatre mois :

	DÉCLINAISON MOYENNE	OSCIL-LATION	DÉCLINAISON MOYENNE.	OSCIL-LATION
	1847.		**1848.**	
Novembre	9°,59'	3°30'	10°, 2'	56'
Décembre	10,20	20	10,29	30
	1848.		**1849.**	
Janvier	10.21	20	10,31	20
Février	10.13	55	10,31	30
Mars	10°,4	20	10°,25	50
Avril	9,48	55	10,34	2°35
Mai	9,36	40	10,16	3°
Juin	9,39	30	9,12	20
Juillet	9,32	1°	9,16	10
Août	9,18	35	9,18	20
Septembre	9,19	30	9 56	20
Octobre	9,29	40	8,40	1°
Moyenne des 12 mois	9,48	3°30	9,55	4°

La conclusion de ces faits sera :

1°. Les plus grandes perturbations de l'aiguille aimantée ont eu lieu au commencement de novembre 1847 où la boussole oscilla entre 7 1/2, 8, 9, 10 et 11 dégrés; et au commencement de mai 1849 où elle oscilla

atmosphériques , avec l'élévation ou l'abaissement
de la température, la direction du vent ne fut pas
entièrement sans action sur l'énergie du principe
cholérique. Par son passage rapide du Nord au
Sud et du Sud au Nord, le vent détermina dans
l'atmosphère des différences de température tellement brusques et considérables qu'il arriva plusieurs fois des tempêtes violentes. Le plus souvent
cette lutte des deux vents dans les hautes régions
atmosphériques se traduisait à la surface du sol
par des ondées de pluie, par des brouillards froids
et épais, ou par une vaporisation rapide de l'humidité des couches inférieures.

entre 10 1/2 et 12 degrés. Il est probable que cette
agitation de l'aiguille coïncida avec des aurores boréales.

2° Dans tous le cours de l'année 1848 les oscillations
magnétiques furent très peu considérables, car elles ne
dépassèrent pas un demi degré dans un espace de cinq
jours. Les oscillations de 55 à 60 minutes que nous
voyons en février, avril et juillet n'indiquent pas des
perturbations, car cette différence dans la déclinaison
s'opéra lentement entre les deux extrémités du mois.

3°. La déclinaison plus ou moins forte de l'aiguille n'a
pas de rapport sensible avec l'intensité de l'épidemie. C'est
ce que montre le tableau suivant où nous donnons la déclinaison moyenne et l'étendue de l'oscillation pendant les
cinq jours qui ont précédé les *maxima* des décès.

	DÉCLINAISON MOYENNE	OSCILLATION
Du 5 au 10 novembre 1847	9°,02'	2°,30'
» 20 » 25 décembre »	10,18	15
» 21 » 15 janvier 1748	10,16	30
» 28 janv. 2 février »	10,21	15
» 15 au 20 mars »	10,03	10
» 28 mars au 2 avril »	10	20
» 1 au 5 mai »	9,29	10
» 5 » 10 juillet »	9,35	14
» 9 » 14 août »	9,19	20
» 20 » 25 décembre »	10,28	5

Nul doute que les tempêtes du commencement de novembre et de décembre, de la mi-janvier et de la fin de mars ; nul doute que les fréquens brouillards qui régnèrent vers la fin de janvier et de mars, n'exercèrent une influence sur l'augmentation des décès cholériques qui eut lieu à ces diverses époques. Cependant il ne faudrait pas attribuer à ces causes perturbatrices un effet plus grand qu'elles n'en ont réellement. Leur action a été très inconstante et les mêmes circonstances n'ont pas toujours produit les mêmes résultats.

Il y a une autre cause bien plus puissante que celles que nous venons d'énumérer pour déterminer les maladies en général et le choléra en particulier. C'est le régime alimentaire. La plupart des oscillations que l'épidémie a éprouvées à Constantinople paraissent en dépendre avec le plus de certitude. L'influence de ce puissant modificateur de la vie humaine fut tellement sensible que nous lui attribuons en grande partie la seconde épidémie, celle du printemps, qui serait nommée plus justement épidémie du carême et des fêtes de Pâques.

Ainsi, le vendredi chez les Musulmans, le samedi chez les Juifs, le dimanche et souvent encore le vendredi chez les Chrétiens furent des jours presque constamment suivis d'une plus grande mortalité. Ordinairement, c'était deux, trois et sept jours après ces époques qu'avait lieu l'augmentation des décès (1). On peut constater que parmi les d x *maxima* cités plus haut, celui de décembre succéda aux fêtes grecques de la St-Nicolas et à celles que les Juifs célébrent dans le même mois, celui de

( ) Nous avons observé que la durée moyenne de la maladie varia selon les saisons : en novembre elle était de huit jours, en décembre de sept jours, au mois de janvier neuf, en avril huit, en juillet et août six jours Par durée de la maladie nous entendons ici le temps écoulé entre le jour présumé de l'infection et celui du décès.

janvier aux fêtes de Noël et de l'Epiphanie, (toujours selon le calendrier grec), celui de mars aux jeûnes rigoureux de la semaine Sainte et aux réjouissances de Pâques, celui de juillet aux fêtes de la St-Jean et enfin celui du mois d'août aux premiers jours du Ramazan.

Depuis la mi-juin jusqu'à la fin d'août, la consommation immodérée des fruits acerbes, des légumes crus et surtout des cucurbitacés, coïncide et n'est pas sans rapport direct avec la violence de la maladie pendant cette époque des grandes chaleurs.

Ces faits intéressans deviennent plus évidens encore par la comparaison de la mortalité selon les cultes.

Le mois de mars est un de ceux qui donnèrent le moins de décès cholériques. Le fléau s'y montra bénin aussi bien pour les Chrétiens et les Juifs que pour les Musulmans; cependant, malgré des conditions également favorables, a mortalité fut déjà très différente chez ces divers peuples. Les décès grecs, qui en tout autre temps sont inférieurs à ceux des Musulmans, furent plus nombreux que ceux-ci ; ils furent même supérieurs à ceux des Arméniens dans une proportion beaucoup plus forte que dans les autres mois ; ces différences ne peuvent s'expliquer que par la différence des régimes. (1)

Vers la mi-avril l'influence épidémique était devenue tellement faible que personne ne s'en préoccupait plus; mais à partir du dimanche des rameaux (style grec) la maladie augmenta rapidement chez les Chrétiens. Le plus grand nombre des décès eut lieu les 22, 23, 26 et 29 avril, c'est-à-dire le samedi Saint et le jour de Pâques, le mercredi et le jeudi

(1) Ces remarques confirment ce que nous avons dit précedemment sur l'analogie des régimes, plus grande entre les Arméniens et les Musulmans qu'entre ceux-ci et les Grecs.

après Pâques. Nous noterons encore comme particularité remarquable que la fête de Notre-Dame aux Poissons, célébrée le 28 avril à *Baloukle* par un grand concours de Grecs, fut marquée par une mortalité plus grande chez les Grecs que chez les Arméniens, le 2 mai, ou quatre jours après la fête.

L'influence du régime en temps de choléra fut bien plus manifeste encore chez le peuple juif que parmi les Chrétiens. Pendant tout le mois de mars il n'était mort que quatre juifs du choléra ; du 1er au 18 avril un seul décès de ce genre avait été déclaré. Mais quelques jours après cette époque le nombre quotidien des victimes s'éleva tout-à-coup à sept, neuf, dix, douze et vingt-un. En moins de dix jours quatre-vingt-quatre décès cholériques sont constatés. Or cette mortalité insolite ne peut s'expliquer que par les huit jours de fêtes célébrées chez ce peuple du 18 au 23 avril.

Les faits que nous venons de rapporter sont d'autant plus concluans que la mortalité devint de nouveau très faible, aussitôt que les organes de la digestion cessèrent d'être soumis aux désordres d'une alimentation exceptionnelle.

Ajoutons pour compléter les renseignemens de ce genre que l'influence du régime se fit sentir encore au moment où le génie épidémique avait acquis sa plus haute énergie, alors qu'il devait dominer toutes les influences secondaires. Nul doute que les fêtes du mois de juillet n'aient contribué à augmenter la proportion des décès chez les chrétiens; c'est pourquoi chez ceux-ci la mortalité fut deux fois plus élevée en juillet qu'en juin, tandis qu'elle fut seulement doublée chez les Musulmans et les Juifs. Mais le mois suivant les rôles changèrent. La recrudescence du mois d'août surprit les Musulmans au milieu du Ramazan ; elle leur fit payer cher le mauvais régime de ce temps de jeûne. Ainsi le choléra n'avait enlevé que deux cent quatre-

vingt six musulmans pour deux cent soixante dix-
sept grecs, pendant le mois de juillet ; le mois
suivant la proportion fut de trois cent trente un
contre deux cent quarante neuf, ou un tiers en
plus du côté des Musulmans. En outre, l'épidémie
diminua très rapidement chez les Râyâs à partir du
17 août et cessa presqu'entièrement le 25; tandis-
qu'elle se maintint un peu plus long-temps chez
les Musulmans et ne disparut complètement que
dans les premiers jours de septembre.

Jusqu'ici nous n'avons parlé que des agens modificateurs indirects. Ceux que nous venons d'énumérer n'augmentent la mortalité qu'en troublant
l'équilibre des fonctions vitales et rendant par
conséquent l'organisme humain plus impressionna-
ble à l'action du principe délétère. La chaleur
paraît agir d'une manière différente. Il semble
qu'elle exerce une influence directe sur le génie
épidémique ; elle le stimule et accroît son énergie.
Dans le résumé que nous avons fait précédemment
de la marche du choléra en Russie, nous avons
démontré l'influence puissante de la chaleur pour
hâter le développement de l'épidémie. Les faits
observés à Constantinople confirment de nouveau
cette action (1). Tant que la température de l'atmosphère fut peu élevée le principe létifère
resta vacillant et comme engourdi. Il aurait même
conservé l'état latent pendant presque tout l'hiver
si les perturbations atmosphériques et les désordres
dans la nourriture n'avaient forcé le corps humain
à céder aux plus légères atteintes. Mais lorsque le
thermomètre cessa d'éprouver des oscillations
étendues, lorsque le mercure eut dépassé 18 de-

---

(1) Nous rappelons au lecteur que depuis le 24 octobre jusqu'au 21 mai, la mortalité moyenne ne fut que de
7 à 8 par jour, tandis qu'elle s'éleva à 22 pendant l'été.
Ainsi l'influence de la chaleur rendit l'épidémie deux fois
plus meurtrière. (Voyez plus haut.)

grés et pris une marche ascendante régulière, alors le choléra sortit de sa léthargie et put attaquer les individus les plus vigoureux.

Toutefois, il faut le reconnaître, ces causes nombreuses n'ont qu'une valeur secondaire. Toutes ne sont qu'accessoires et adjuvantes. Réunies ou séparées elles sont incapables d'engendrer le choléra épidémique. Cette maladie paraît bien évidemment dépendre d'une autre cause ; elle se développe et s'engendre spontanément, et se régit d'après des lois spéciales.

Par exemple : sans l'influence fâcheuse des fêtes de Pâques sur le régime des populations juive et chrétienne, le mois de mai aurait donné tout au plus une centaine de décès cholériques. Pendant ce mois et les trois suivants le vent souffla presque constamment du nord et du nord-est ; le ciel fut toujours pur ou clair-semé de nuages ; il tomba à peine quelques millimètres de pluie. A part l'élévation de la température, les conditions atmosphériques furent donc les mêmes. Cependant à la fin de mai une force occulte et homicide commença à se manifester avec une intensité chaque jour croissante, sans que rien pût en suspendre ou même ralentir la marche. Douée d'une énergie propre, cette force, après avoir acquis un certain développement s'arrête, puis décroît et disparaît, aussi mystérieuse à sa fin qu'à sa naissance. La chaleur paraît l'activer, les mauvaises conditions hygiéniques paraissent rendre les corps vivants plus accessibles à son action ; mais quoique modifiée par ces divers agens extérieurs, elle n'en dépend nullement ; car au moment où leur influence est le plus manifeste, et semble devoir régir l'épidémie pendant un temps déterminé, celle-ci leur échappe tout-à-coup.

Ainsi l'épidémie ne commença réellement sa phase ascendante qu'à la fin de mai par 21 degrés de température moyenne. Elle atteignit son apogée du 10 juillet au 14 août par une température moyenne de 24 à 26 degrés. On pouvait supposer qu'elle aurait continué à manifester la même énergie jusqu'à la fin du mois ; il n'en fut rien. Bien que la température, la direction du vent et l'état du ciel fussent absolument les mêmes ; bien que la nourriture du peuple n'eût point changé ; bien que les fêtes du Baïram ramenassent les conditions les plus favorables au développement de l'épidémie; celle-ci n'en disparut pas moins. Semblable à un essaim dont le jour de l'émigration est arrivé, elle avait pris son vol vers d'autres lieux qu'elle devait ravager et abandonner de la même manière.

Nous résumerons tout ce que nous avons dit sur les rapports du choléra avec les saisons et le régime alimentaire des diverses classes de la population, par le tableau suivant qui représente le nombre des victimes pendant la durée entière de l'épidémie.

MOIS.	MUSULM.	GRECS.	ARMÉN.	JUIFS.	CATHOL.	THCINGAN	ÉTRANGER.	SOLDATS	MARINS	TOTAL
Octobre 1847.	1	0	0	0	0	0	1	0	0	2
Novemb. »	7	16	1	1	1	0	18	16	1	61
Décemb. »	26	35	11	13	1	0	18	56	64	224
Janvier 1848.	132	68	46	19	2	4	12	60	20	363
Février »	58	40	49	10	2	0	8	44	4	215
Mars »	37	41	22	4	3	0	6	18	0	131
Avril »	54	59	40	29	2	0	12	36	0	229
Mai »	55	27	30	82	2	0	13	86	0	298
Juin »	132	99	84	28	18	0	20	104	0	485
Juillet »	286	277	259	52	28	1	22	144	4	1073
Août »	330	249	203	47	22	0	19	205	8	1083
Septembre »	14	11	14	4	3	0	6	52	0	104
Octobre »	1	0	2	1	0	0	0	0	0	4
Novembre »	0	0	0	0	0	0	2	0	0	2
Décembre »	1	6	0	0	2	0	7	0	0	16
Janvier 1849.	1	0	0	0	0	0	1	0	0	2
Total. . . .	1,135	928	761	290	86	5	165	737	101	4292

Maintenant nous entrerons dans un autre ordre de considérations. Après avoir montré le choléra aux prises avec les agents physiques il convient de pénétrer au sein de l'humanité elle-même, afin de connaître l'action du principe délétère sur chacun des nombreux élémens dont la société se compose.

Le lecteur connaît la population des diverses nations qui habitent Constantinople, il connaît aussi le nombre des victimes que le choléra y a faites; il trouvera donc facilement dans quelle proportion chacune d'elles a été éprouvée par le fléau. Les chiffres suivans indiquent combien d'individus ont succombé sur mille habitans de chaque classe.

DÉCÈS
SUR 1000 HABITANS.

Musulmans	2,7	ou 1 sur	370
Tchinganais	2,9	»	340
Catholiques	5,7	»	174
Arméniens	6,1	»	164
Grecs	7,5	»	134
Juifs	8,1	»	128
Moyenne	4,4	»	225
Etrangers	10,1	»	99
Marins	10,1	»	99
Soldats	27,4	»	41
Moyenne générale	5,5	»	181

Les rapports que nous observons ici entre les diverses parties de la population civile-indigène nous sont déjà connus en partie. Ils confirment tout ce que nous avons dit sur les caractères moraux et physiques qui différencient ces races. Les Musulmans furent le moins maltraités et les Juifs payèrent la plus lourde partie du tribut. Entre ces deux nations s'échelonnent les Catholiques, les

Arméniens et les Grecs. En prenant pour unité
la mortalité moyenne de la population indigène,
on voit que le nombre des décès fut presque moitié moindre chez les Musulmans, tandis que chez
les autres, il dépassa ce terme moyen, qui d'un
quart, qui de deux cinquièmes, qui de deux tiers,
qui de cinq sixièmes. Le petit nombre des victimes chez les Tch ng mais provient sans doute de
l'existence nomade de ce peuple qui, dès que le
temps le permet, se disperse dans les campagnes
et vit au grand air.

Au premier abord on est étonné de voir que
l'épidémie sévit plus durement sur les étrangers
que sur les israélites. Mais en y réfléchissant un peu,
le fait paraît naturel. Les causes qui ont le plus
contribué à multiplier les décès chez les Européens
sont différentes, il est vrai, de celles qui ont produit un résultat semblable dans les maisons juives.
En première ligne nous devons placer le non acclimatement d'un grand nombre de ces étrangers, car
la maladie s'attaqua tout particulièrement aux
voyageurs et marins de passage. Une cause presqu'aussi puissante fut la vie de désordres que mène
une grande partie de cette population; elle exerça
surtout son action dans les quartiers les plus sales
et les plus humides de Galata, quartiers où s'accu-
mule comme dans un bas-fond, la lie de toutes les
nations étrangères.

Le choléra paraît s'être rué tout spécialement
sur l'armée. L'énorme mortalité que nous y observons comparativement à celle des autres classes
de la société s'explique de la même manière que
nous avons dit pour les étrangers de passage. Elle
dépend certainement du mouvement de troupes
qui eut lieu en 1848 à l'occasion des troubles de
la Valachie. Plusieurs régimens de Constantinople
furent envoyés au dehors et remplacés par d'autres
venus de la province. Ce mouvement de troupes

produisit le même effet que si la garnison eut été
doublée. Joignez à cette cause, celles du nom
acclimatement et de la fatigue des nouvelles recrues,
ajoutez encore qu'une grande partie de l'infan-
terie est logée dans des postes situés sur les rives
du Bosphore et dans les quartiers les moins salubres ; il sera facile, après ces explications, de comprendre pourquoi l'armée de terre a fourni un
aussi grand contingent de victimes à l'épidémie.

L'exemple de plusieurs casernes où le fléau ne
pénétra point, nous a prouvé que sans les causes
particulières que nous venons d'énumérer, l'état
n'aurait pas eu à déplorer une perte aussi sensible.

Les rapports entre le nombre des décès et le
nombre des individus atteints du choléra différè-
rent de ceux que nous venons de signaler. L'armée de terre eut mille huit cent-dix-huit malades
et la marine militaire trois cent-onze, ce qui fait
dans le premier cas un décès sur deux malades et
demi ou 40,5 p. 100, et dans le second un sur
trois ou 32,5 p. 100. Nous n'avons pas de données exactes pour apprécier le nombre des individus atteints parmi la population civile ; cependant, si nous nous en rapportons à quelques faits
particuliers qui nous ont été communiqués par
nos honorables confrères les docteurs Fauvel et
Rigler, et à nos observations personnelles, le rapport des morts aux malades aurait été sensiblement
plus élevé dans cette classe que dans l'armée.
Ainsi l'hôpital civil d'*Iéni-Baghtché* a reçu dans le
courant du mois de janvier soixante-dix-neuf cholériques sur lesquels trente-trois succombèrent,
soit 41,8 p. 100. Nous avons eu à l'hôpital français trente-six cholériques et seize décès, ce qui
fait 44,4 p. 100. Parmi ces trente-six malades
trois furent apportés mourans, les autres étaient
des marins au nombre des dix-sept, quatre per-

sonnes vivant dans l'aisance, et douze indigens.
On comprendra l'importance de la distinction que
nous faisons entre la condition des malades, lorsque nous aurons ajouté que parmi les vingt-une
personnes des deux premières catégories il n'en
mourut que quatre ou 19 p. 100, tandis que chez
les indigens la mortalité s'éleva à la proportion
énorme de 75 p. 100. Cependant le traitement et
les soins furent les mêmes pour tous ; cette différence dans le chiffre des décès ne peut provenir
que de la vitalité plus ou moins énergique, de la
force de résistance plus ou moins grande des individus frappés.

Or si l'on fait attention, 1° que la mortalité dans
l'hôpital d'Iéni-Baghtché est celle du mois de janvier, c'est-à-dire à une époque où la maladie ne
pouvait avoir une grande vigueur, 2° que le cas de
l'hôpital français concerne des malades soumis à
un traitement méthodique et par conséquent ayant
plus de chances de salut, on devra conclure que la
mortalité moyenne dans la population civile a dû
dépasser 42 et même 44 p. 100. Il faut avoir vu
la manière dont mouraient les malheureux que le
fléau avait atteints pour s'en faire une idée. Son
Excellence Ismaïl pacha, alors médecin en chef
de l'empire, avait bien établi dans les quartiers
les plus populeux, des ambulances où l'on trouvait constamment un médecin et des médicaments;
les dignes sœurs de St-Vincent de Paul eurent beau
déployer les ressources de leur héroïque dévoue-
ment, ces secours n'étaient pas même invoqués par
la grande majorité des malades. Le fatalisme chez les
uns, la frayeur chez les autres, paralysaient tous
les efforts de la charité. Dans les maisons musulmanes on voyait les parens réunis autour du patient,
contemplant en silence ses souffrances atroces, ou
l'exhortant pieusement à la résignation. Chez les
rayâs, le malheureux que le sort frappait était

souvent abandonné des siens ; les liens du sang
disparaissaient ; la mère fuyait ses enfans, le fils
son père, la femme son mari. Spectacle affligeant !
Des chrétiens, indignes de ce nom, ont oublié
dans ces momens le plus sacré des devoirs pres-
crits par leur religion, la charité ! Honte à ces
cœurs sans amour comme sans courage Plus d'une
fois nous avons plaint le musulman dans son obs-
tination à refuser les secours qu'on lui offrait ;
mais, du moins, il quittait ce monde avec calme
et au milieu de ses amis. Le râyâ au contraire,
abandonné des siens, mourait autant dans les
angoisses du désespoir, que dans celles de la maladie. Nous sommes convaincu que cet état différent de l'âme a été pour beaucoup dans la différence de mortalité que nous avons signalée entre ces deux grandes classes de la population indigène.

Ces considérations diverses nous font estimer
la mortalité relative au nombre des malades à
quarante-cinq pour cent chez les musulmans et à
cinquante chez les râyâs. Nous pensons que la
proportion parmi les étrangers n'a guère dépassé
quarante pour cent, car la plupart d'entre eux recevaient à temps les secours de la médecine. En
conséquence, on peut admettre que le nombre des
individus atteints dans chaque classe fut à peu
près ainsi:

	CHOLÉR.	CHOLÉR. SUR 1000 HABIT.
Musulmans	2,522	ou 6,0
Râyâs.	4,150	» 13,7
Etrangers	413	» 25,3
Marine	1,818	» 31,1
Armée	311	» 60,6
Total.	9,214	11,8

A Constantinople, comme presque partout ailleurs, les femmes furent moins exposées que les

hommes aux atteintes du choléra. Plusieurs causes contribuèrent à rendre cette différence plus apparente ici que dans beaucoup d'autres lieux où l'épidémie régna. Les principales sont :

1°. La faible energie du génie épidémique, 2° le grand nombre de Békiars ou célibataires mâles venus du dehors, 3° le genre de vie très différent chez les individus des deux sexes.

Sur trois mille quatre-vingt onze victimes faites par le choléra en 1848, parmi la population civile indigène, on a compté pour chaque nation :

	HOMMES.	FEMMES.	FEM. P. 100 HOM.
Musulmans.	827	273	33,0
Arméniens.	540	209	38,7
Grecs	618	259	41,9
Tchinganais..	3	2	66,6
Juifs	165	111	67,3
Catholiques	49	35	71,2
Total	2,202	889	40,4

Ainsi sur cinq décès il y eut en moyenne deux femmes et trois hommes. Les musulmans présentent la proportion la plus faible ; la mortalité des femmes est juste le tiers de celle des hommes. Les Arméniens et les Grecs se rapprochent de la moyenne générale ; mais chez les juifs la proportion des décédées est double de celle des musulmanes, et chez les catholiques la différence entre les deux sexes est encore moins grande.

On voit ici bien évidemment l'influence des deux dernières causes que nous avons indiquées plus haut. Il est très probable que la différence entre les deux sexes chez les Grecs et les Arméniens serait beaucoup plus faible si ce n'était le nombre des bekiars qui pour ces deux nations s'élève à environ cinquante deux mille et augmente par conséquent d'un tiers au

moins leur population masculine. Quant aux
musulmans, le petit nombre des décès féminins
dépend moins de la disproportion des sexes que
de leur genre de vie. Les musulmanes doivent le
privilège d'avoir été oubliées en quelque sorte
par le fléau, à leur existence tout à-fait retirée et
pour ainsi dire claustrale, à leur sobriété, à la
propreté, à l'ampleur et à l'heureuse exposition de
leurs habitations.

Chez les Juifs, les termes de la population sont
renversés; le sexe féminin dépasse le sexe masculin de près d'un huitième, conformément à cette
loi de la nature qui fait multiplier les êtres proportionnellement aux chances de leur destruction.
En effet, si l'on tient compte de l'épuisement rapide des femmes juives par une fécondité préma-
turée et sans relâche, si l'on tient compte de l'habitude qu'elles ont de vivre continuellement ra-
massées en grand nombre dans des chambres
étroites, sales et obscures, on comprendra facilement que cette hygiène vicieuse ait paralyse les avantages qu'une vie calme et sédentaire procure contre
le choléra.

Les mêmes reproches ne peuvent être adressés
aux Catholiques. La précocité des mariages chez
plusieurs d'entr'eux tend bien à rendre le sexe
féminin prépondérant; mais une des principales
causes auxquelles on puisse attribuer la proportion plus forte des décès cholériques chez les femmes de cette nation, c'est la participation plus
directe de celles-ci aux travaux des hommes et une
plus grande analogie entre les habitudes des deux
sexes. En même temps qu'il émancipe la femme
et l'élève vers l'homme, le christianisme lui im-
pose des devoirs plus nombreux et une respon-
sabilité plus lourde.

Ce que nous venons de dire sera rendu plus
évident encore si nous recherchons le rapport

exact entre les décès masculins et féminins, rapport
que ne donne pas le tableau précédent de la mortalité absolue des deux sexes. Pour cela nous avons
calculé le nombre de décès qui a eu lieu de part
et d'autre pour mille individus :

	HOMMES.	FEMMES.	FEM. P. 100 HOM.
Musulmans	4,0	1,3	32,2
Juifs	9,7	5,8	59,8
Arméniens.	7,0	4,3	61,4
Grecs.	8,3	5,2	62,6
Tchincanais.	3,6	2,3	63,9
Catholiques.	6,7	4,5	67,2
Moyenne	6,6	3,9	59,1

Afin que nos évaluations soient plus conformes
à la réalité, nous avons distrait de la population
musulmane les esclaves des deux sexes. Quant à
ceux-ci, la mortalité cholérique a été la même
pour les nègres et les négresses c'est-à-dire d'1,5 sur
mille individus et de 1,4 seulement pour les esclaves blanches. Les nègres, comme on voit
ont participé au privilège des femmes en général,
ce qui s'explique très bien par le genre de vie
commun aux uns et autres.

Ce nouveau tableau montre qu'en réalité la
mortalité des femmes a été les 3/5 de celle des
hommes ; il confirme pleinement les remarques
que nous avons faites, il y a un instant, sur les
Grecs et les Arméniens qui, par leurs mœurs, sont
plus voisins des catholiques que des musulmans.

Ainsi on peut dire, en général, que plus les
habitudes de la femme se rapprochent de celles
de l'homme et plus aussi les chances de mortalité
sont égales entre les deux sexes, et *vice versâ*, (1)

(1) Il y a même des circonstances où la mortalité des
femmes devient supérieure à celle des hommes, comme

Sur les trois mille quatrevingt-onze décès cholériques constatés dans le cours de l'année 1848,
parmi la population civile-indigène, deux mille
deux cent-huit seulement, ou un peu plus des
7/10, ont été déclarés avec l'âge des individus.
Ces décès se trouvent ainsi classés :

AGES	MUSULM.		GRECS ET ARMÉNIENS		CATH. JUIFS ET TCHING.		FEMMES SUR 100 HOMMES
	hom.	fem.	hom.	fem.	hom.	fem.	
de 0 à 5 ans	2	3	3o	14	7	3	46
de 5 à 10 »	10	8	28	15	10	10	66
de 10 à 15 »	8	3	28	7	7	6	37
de 15 à 20 »	18	7	32	21	6	5	68
de 20 à 30 »	139	3o	193	48	35	19	29
de 30 à 40 »	116	20	143	45	36	17	36
de 40 à 50 »	94	24	164	52	25	21	38
de 50 à 60 »	103	24	105	37	24	10	36
de 60 à 70 »	50	14	83	45	10	15	64
de 70 à 80 »	18	6	47	34	8	4	51
de 80 à 90 »	3	4	16	13	2	2	83
de 90 à 100 »	1	0	10	7	3	1	62
Totaux.	562	143	879	338	173	113	43

Nous n'avons pas pris la peine de réduire les
années lunaires des Musulmans en années solaires,
on l'a observé en quelques endroits et notamment à Paris
dans l'épidémie de 1832 ainsi que dans celle qui y règne en ce moment. (Voyez le *rapport sur la marche et
les effets du choléra morbus, dans Paris et le départe-
ment de la Seine en 18⅓2*, véritable chef-d'œuvre de statistique médicale.)

19

parce que la déclaration de l'âge des individus dé-
cédés repose sur une estimation souvent fautive.
Aussi n'offrons-nous pas le tableau précédent
comme un document exact. D'ailleurs le nombre
des individus dont l'âge est inconnu modifie sans
doute beaucoup sa valeur.

Les Musulmans sont la nation chez laquelle e-
xiste la plus grande lacune, car les décès déclarés
avec l'âge ne sont pas tout-à-fait les 2/3 du nombre total des morts. Chez les Grecs et les Arméniens la différence est moins grande (3 : 4), enfin
les autres nations réunies dans la troisième colonne offrent une proportion encore moins élevée. (4 : 5). Mais la lacune que nous signalons se
fait surtout remarquer chez les femmes musulmanes où la moitié seulement des décès fut déclarée
avec l'âge, tandis que parmi les autres nations le
nombre des décès dont l'âge est connu fut à très
peu de chose près semblable entre les deux sexes.
C'est pourquoi nous avons exclu de la dernière
colonne les décès musulmans ; cette colonne représente le rapport entre les décès masculins et
féminins dans chaque catégorie d'âges ; les chiffres
expriment le nombre de femmes décédées pour
cent hommes.

On voit ainsi que les âges où la mortalité cholérique des deux sexes est le plus rapprochée sont
ceux de 5 à 10, de 15 à 20, et de 60 à 100 ans.
Les âges, au contraire, où la mortalité des hommes l'emporte le plus sur celle des femmes sont
ceux de 10 à 15 ans et de 20 à 60 ans. La deuxième colonne montre combien le grand nombre
des *Békiars* chez les Grecs et les Arméniens a
modifié les rapports entre les deux sexes. Il est
probable que sans cette surabondance des mâles
de 20 à 60 ans, les rapports de cette colonne
différeraient peu de ceux des colonnes suivantes
où nous avons réunis à dessein les décès des trois

nations chez lesquelles la population masculine
et féminine est à peu près égale. En effet, nous
voyons chez les Catholiques et les Juifs que la
plus grande différence dans la mortalité des deux
sexes a été aux âges de o à 5, de 20 à 40 et de
5o à 6o ans ; c'est-à-dire, pour les femmes l'époque où elles viennent de naître et celle où elles
cessent d'être fécondes, et pour les hommes le
temps des passions et des travaux pénibles. Dans
les autres âges, le fléau a sévi à peu près autant
sur un sexe que sur l'autre.

Il serait intéressant de connaître plus exacte-
mant la manière dont l'épidémie s'est comportée
envers les individus de tel ou tel âge. Malheureusement nous n'avons trouvé dans les régistres de
l'office sanitaire que des renseignemens incomplets.
Cependant nous avons essayé de suppléer en partie, à ce manque de documens. Pour cela nous
avons cherché par plusieurs procédés qu'il serait
trop long d'énumérer ici la mortalité, puis la population correspondante aux divers âges. Ce premier point obtenu, nous avons réduit proportionnellement la population aux 7/10 afin de lui comparer les décès cholériques dont l'âge nous était
connu, décès qui, comme nous l'avons dit, forment à peu près les 7/10 du nombre total des
victimes faites par l'épidémie, dans l'année 1848.
De cette manière nous sommes arrivé à pouvoir
indiquer, au moins approximativement, le nombre d'individus sur mille habitans qui ont succombé dans chacun des âges suivans :

AGES.			DÉCÈS.	
o à 5	ans	2,0	
5 à 10	»	4,1	enfance 2,6
10 à 15	»	2,0	
15 à 20	»	2,0	
20 à 30	»	3,8	âge adulte 3,4

AGES.		DÉCÈS.	
3o à 4o	ans	4,3	
4o à 5o	»	5,8	âge mûr 5,2
5o à 6o	»	6,1	
6o à 7o	»	5,7	
7o à 8o	»	7,0	vieillesse 6,9
8o à 9o	»	15,2	
9o à 100	»	34,6	

Ce tableau montre à peu près les mêmes rapports que ceux qui ont été signalés à Paris en 183i, sauf la différence d'intensité. Si on excepte les très jeunes enfans qui ont été beaucoup moins atteints à Constantinople, la mortalité la plus forte répond aux mêmes âges dans les deux villes; c'est-à-dire aux dixième, neuvième, huitième, sixième, cinquième, quatrième et troisième décades de la vie humaine. L'époque de la deuxième dentition est également remarquable par le nombre de ces décès, lesquels sont presqu'égaux à ceux de 3o à 4o ans. Les âges où le choléra a fait le moins de victimes ont été, comme toujours, ceux de 10 à 20 ans.

Après avoir envisagé l'épidémie sous ses aspects les plus généraux, après avoir montré ses rapports avec les grands phénomènes atmosphériques, avec la configuration du sol et avec les élémens divers de la population, il nous reste à dire quelques mots sur la maladie elle-même. Toutefois nous serons bref; car nous dépasserions le cadre que nous nous sommes imposé, si nous devions entrer dans tous les détails que comporte ce sujet. Au reste, nous regrettons d'autant moins d'être obligé de nous restreindre ainsi, que le docteur Monneret a déja fait connaître, dans son rapport à l'Académie de médecine de Paris, une partie des faits

dont nous aurions à parler. (1)(Bulletin de l'Acad
nation. 21 mars 1848 Tom. XIII).

Le caractère capital de l'épidémie cholérique
à Constantinople a été sa faible énergie. Il paraît
que la situation de cette ville est réellement peu
favorable au développement du fléau; car, en 1831
il n'avait déjà fait qu'un très petit nombre de victimes, eu égard à la population. Cependant sa durée fut bien différente aux deux époques ; la
première fois il ne régna guère que deux
mois, de la mi-juillet à la mi-septembre, précisément au temps où, dernièrement encore, il sévit
avec le plus de rigueur. Il est bon d'ajouter qu'à
cette époque le choléra se rencontra avec la peste
à Constantinople et que les deux épidémies mar-
chèrent côte à côte sans s'influencer mutuellement.

Nous avons vu que sur une population de sept-cent
soixante-dix-huit mille âmes, le nombre des individus atteints par la dernière épidémie s'éleva à
environ neuf-mille deux-cent-quatorze, et celui
des victimes à quatre mille deux cent quatre-
vingt-douze ou un sur cent quatre-vingt-un habitans ; en admettant même que le nombre des
décès déclarés fût au-dessous de la réalité, en supposant qu'il atteignit le chiffre de quatre mille cinq
cents, ce ne serait tout au plus qu'un décès sur
cent soixante-treize habitans, proportion bien
faible, comme on voit, si on la compare à ce qui
s'est passé dans d'autres lieux où la population
fut décimée.

(1) Nous savons aussi que le docteur Fauvel a l'intention de faire l'histoire médicale du choléra-morbus
à Constantinople. Par sa position spéciale autant que
par l'étendue de ses connaissances et la sagacité de son
jugement, cet habile praticien est à même, plus que qui
que ce soit, de donner une description complette de
l'épidémie dont il a observé toutes les phases. Aussi
attendons nous avec impatience le travail de notre honorable et savant confrère.

Une autre preuve du peu d'intensité du génie épidémique, c'est que les maladies ordinaires apparurent aux époques qui leur sont assignées par la nature (1). La rougeole régna, même épidémiquement, pendant le printemps ; nous fûmes atteint nous-même d'une fièvre typhoïde grave à la fin de juillet, et nous traversâmes dans cet état le moment le plus dangereux de l'épidémie sans en ressentir la moindre influence.

En général on admet qu'il existe une prédisposition particulière chez les individus que le choléra frappe de préférence, pendant l'épidémie. Cette prédisposition dont on n'a pas encore formulé toutes les conditions indispensables paraît principalement dépendre de toutes les causes qui ont pour effet de diminuer la force vitale. Le plus souvent ces causes agissent lentement ; mais souvent aussi un trouble subit des fonctions organiques suffit pour déterminer l'explosion du mal. Ainsi on a remarqué que les passions tristes, les maladies chroniques, la vieillesse, une nourriture insuffisante, un air vicié par des exhalaisons animales et privé d'une partie de son oxigène, l'abus des liqueurs alcooliques et des narcotiques, le séjour dans des lieux bas et humides, étaient des causes très puissantes pour engendrer la prédisposition au choléra ; mais tout le monde sait que cette maladie se développe encore sous l'influence des passions violentes, de l'intempérance, des maladies aiguës, des transitions brusques de la température etc., etc.

Il en fut à peu-près de même ici sous ce rapport. Le Docteur Monneret a parfaitement montré qu'au début de l'épidémie, le choléra n'était le plus souvent qu'une complication d'une autre

______

(1) Sans compter les décès cholériques, on enregistra 1,039 décès en juin, 1,813 en juillet et 2,053 en août, c'est-à-dire, pendant le plus fort de l'épidémie.

maladie sur laquelle il se hantait pour ainsi dire (4).
Le Docteur Rigler a observé que la plupart des
soldats atteints, dans les premiers mois de l'épidémie, étaient des malades retenus dans les hôpitaux soit pour blessures et plaies, soit pour affections internes ; suivant la remarque de ce judi-
cieux observateur, les maladies de l'appareil res-
piratoire auraient présenté une condition plus
défavorable que les autres. Sur trente-six cholériques traités à l'hôpital français, vingt-trois y
étaient déjà depuis un temps plus ou moins long
pour d'autres maladies. Parmi celles-ci il y avait
une carie du sacrum, deux anasarques suites de
fièvre intermittente, deux fièvres typhoïdes, deux
pleurésies, deux embarras gastriques, deux syphilitiques dont un traité par l'iodure de potas-
sium, et l'autre par le deutochlorure de mercure,
un scorbutique, une bronchorrée chronique, une
fracture du tibia et quelques autres affections légères. Nous devons ajouter, qu'à l'exception de
l'individu cité en premier, les autres malades
étaient ou convalescens ou affectés d'une manière peu sérieuse. A deux reprises différentes
l'influence épidémique se manifesta tout-à-coup

(1) Le Docteur Monneret, auteur du *Compendium de
Médecine* et de plusieurs autres ouvrages justement esti-
més fut envoyé à la fin de 1847 par le gouvernement
français, pour étudier le choléra à Trébisonde. Lorsqu'il
arriva à Constantinople l'épidémie avait déjà cessé dans
la première ville et commençait à sévir sur les rives du
Bosphore. En conséquence il resta plusieurs semaines
dans la capitale pour y étudier la marche et les caractères de la maladie. Nous avons été témoin de la peine
qu'il s'est donnée pour augmenter le champ de ses observations et nous avons lu avec un vif intérêt la brochure où il les a résumées. (*Lettre sur le Choléra-Morbus en Orient et dans le nord de l'Europe* par M. Monneret, professeur agrégé à la Faculté de médecine de Paris
et médecin de l'hôpital de Bon Secours. Paris 1848.

dans l'enceinte de notre hôpital. En une nuit la plupart des malades furent pris de symptômes cholériques plus ou moins graves ; et on ne pouvait attribuer à la contagion cette propagation instantanée de la maladie, car celle-ci éclatait simultanément dans des parties de l'établissement complètement séparées et sur des individus sans communication les uns avec les autres.

Tous les médecins de ce pays ont pu également constater dans la population civile que le choléra attaquait de préférence ou des gens épuisés par des maladies et par la misère, ou des étrangers non habitués au climat et à la nourriture du pays. Ce n'est guère qu'aux mois de juillet et août que l'on vit un grand nombre d'individus succomber au milieu des meilleures conditions apparentes de santé.

Toutefois, pour être entièrement véridique, nous devons dire aussi que les causes déprimantes énumérées ci-dessus n'engendraient pas fatalement le choléra. Sous ce rapport comme sous tant d'autres, cette maladie a montré des bizarreries aussi nombreuses qu'inexplicables. Il est vrai que l'épidémie s'est propagée avec une prédilection marquée dans les quartiers les plus sales et les plus malsains, parmi la classe la plus pauvre et la plus intempérante ; mais elle fut loin d'y causer les ravages que l'expérience nous faisait appréhender. Maintes fois nous avons été étonné de la voir saisir un honnête artisan au milieu d'autres individus vivant dans la crapule et la débauche ; plusieurs fois nous avons vu la femme d'un ivrogne atteinte de préférence à celui-ci ; souvent encore nous avons vu le fléau frapper à la porte du riche et passer à côté de la mâsure du pauvre. Les faits de ce genre forment certainement l'exception ; mais ils sont assez nombreux pour être pris en considération par ceux qui cherchent à systématiser la génésie du choléra.

Le docteur Monneret a observé que pendant les

premiers mois de l'épidémie, l'intensité du génie léthifère était tellement faible que rarement l'ensemble des symptômes caractéristiques du choléra se trouvait réuni sur le même individu. Cette observation est vraie ; mais il s'en faut de beaucoup qu'elle soit absolue; car si la plupart des cholériques qui ont succombé dans les premiers temps n'offraient pas le tableau complet du choléra à son *maximum* d'intensité, beaucoup cependant, ont présenté l'aspect le plus hideux de cette maladie. Nous citerons comme spécimen le cas d'un ivrogne de profession que nous reçumes à l'hôpital français le 9 novembre 1847, c'e-t-à-dire au début de l'épidémie ; c'était le treizième accident cholérique constaté.

Depuis la veille à midi ce malheureux avait été pris de diarrhée; le 6 au matin la diarrhée augmenta en s'accompagnant de vomissements, crampes, enfoncement rapide des yeux etc. A quatre heures du soir, lorsqu'on l'apporta à l'hôpital, c'est-à-dire vingt-six heures après les prodrômes et douze heures après l'apparition des vomissemens, il se trouvait dans l'état suivant : Vomissemens et déjections alvines d'un liquide abondant, blanc, assez semblable à une eau de riz un peu épaisse ; soif ardente ; coliques légères, abdomen rétracté ; langue molle, large, bleuâtre et froide ; suppression complète de l'urine ; crampes violentes dans les jambes, tressaillements spasmodiques continuels dans les muscles des bras ; pouls imperceptible ; peau de tout le corps froide, glacée et comme visqueuse : peau des mains ridée comme si elle avait été macérée dans l'eau, doigts crochus, ongles bleu indigo ; couleur pourpre, ou plutôt vineuse de la face, des mains des avant-bras et des jambes; *facies* profondément hyppocratique, yeux injectés et enfoncés ; tendance à l'assoupissement ; intelligence libre, voix presqu'éteinte. Sous l'in-

fluence d'un traitement stimulant énergiqué la
chaleur et le pouls revinrent un peu vers les cinq
heures ; les évacuations diminuèrent ; mais ce commencement de réaction ne se soutint pas et le malheureux succomba à huit heures du soir avec tous
les caractères de l'asphyxie. Pendant plusieurs heures
après la mort les muscles des bras et des jambes
tressaillaient encore comme ceux d'un animal
tué subitement. Le lendemain lés membres étaient
fortement contractés.

Nous croyons qu'il est difficile de rencontrer un
cas de choléra plus complet que celui-ci.

Les accidents de choléra foudroyant furent rares. Généralement la maladie durait plus de vingt-
quatre heures. Nous estimons sa durée moyenne
à cinq ou six jours. Presque constamment elle
s'annonçait par une diarrhée aqueuse et sans douleur, à laquelle les malades faisaient peu d'attention. Après un, deux et trois jours, les vomissemens survenaient, puis les autres symptômes graves
du choléra. Attaquée au début, la maladie disparaissait facilement ; mais plus tard elle était difficilement enrayée dans sa marche. Cependant beaucoup d'individus abandonnés aux seuls ressources
de la nature ont guéri spontanément.

Le Dr. Monneret a très bien décrit l'état typhoïde qui terminait le plus souvent le choléra. Cet
etat ne fut pas propre à l'épidémie de Constantinople ; car nous l'avons vu signalé dans tous les
lieux où le fléau est passé. Il existait également
pendant la première épidémie de 1830 à 1837,
mais à un dégré moindre que cette fois. On peut
considérer cet état typhoïde comme dépendant de
l'altération du sang produite par la maladie elle-
même ; altération qui serait plus prononcée qu'autrefois, parce que le principe toxique, ayant moins
d'énergie aujourd'hui, pénètre l'organisme d'une
manière plus lente et sollicite moins vivement la

révolte ou la réaction des organes.

Cette action lente et insidieuse du poison était tellement frappante dans une foule de cas, que nous étions arrivé à distinguer un choléra en quelque sorte chronique. Chez ces individus, plusieurs jours avant l'explosion de la maladie proprement dite, on remarquait des douleurs vagues dans les membres, assez semblables à celles d'un rhumatisme léger, de l'anorexie, de la torpeur; la physionomie exprimait la langueur, le pouls était nerveux et succadé. Après deux à trois jours dans cet état, la diarrhée survenait, puis les autres symptômes du choléra. Mais ceux-ci se développaient lentement, resistaient aux médications les plus énergiques et se terminaient constamment par la mort. La maladie parvenue à l'état de choléra confirmé durait ainsi cinq, six et huit jours sans aucune apparence de réaction. Dans ces cas, heureusement rares, l'aspect du malade était vraiment effrayant. Les paupières se dilataient au point de rendre l'œil rond, et la cornée devenait elle-même complètement noire. La cyanose générale était aussi beaucoup plus intense que chez les autres cholériques.

Pris au commencement de la maladie, le sang n'offrait pas de caractère particulier. Mais lorsque les symptômes graves étaient survenus, lorsque les abondantes évacuations du tube digestif l'avaient dépouillé de son sérum, il ne s'échappait plus de la veine que goutte à goutte, épais et visqueux; alors il n'était plus susceptible de se coaguler et il avait tout-à-fait l'apparence pour la couleur et pour la consistance d'un sirop de groseilles épaissi; cette couleur, remarquable par son éclat, était aussi vive au moment où le sang sortait de la veine que plusieurs heures après. Pendant la période de réaction nous avons encore observé cette couleur rutilante bien que le sang jaillît de la veine.

Plusieurs médecins ont été frappés comme nous, de la quantité de lombries que beaucoup de cholériques vomissaient ou rendaient avec les selles; les Docteurs Léon et Warthbuchler qui ont fait de nombreuses autopsies, n'ont trouvé aucune lésion organique spéciale à cette maladie ; seulement ils ont observé chez la plupart des sujets des vers en plus grande quantité qu'à l'ordinaire.

Nous dirons peu de choses sur les nombreux traitemens qui ont été employés à Constantinople contre le choléra. Nous serions obligé de répéter l'histoire de tous les lieux où l'épidémie a passé. Nous croyons inutile de raconter tous les essais qui ont été faits, puisque tous ont été à peu-près également infructueux. Si le médecin est embarrassé en face du choléra, c'est plus par l'abondance que par le manque des moyens thérapeutiques.

Dans l'obscurité où l'on est encore sur la nature de cette maladie, chaque médecin recourait aux modificateurs qui lui paraissaient le plus conformes à sa manière de voir. Les uns agissaient par systè-me, les autres procédaient empiriquement. En ré-sumé tous ont perdu à-peu-prés autant de malades les uns que les autres.

Rien n'est souvent plus facile que d'enrayer la maladie lors qu'elle débute. L'expérience démon-tre que jusqu'à ce qn'on ait trouvé un remède spé-cifique, toute médication capable de secouer for-tement l'organisme et de réveiller la vitalité au moment où elle commence à être opprimée , sera efficace pour déterminer la guérison. Là est le se-cret de tous les traitemens si divers employés jus-qu'ici et tous comptant plus ou moins de succès suivant qu'ils sont appliqués à temps ou trop tard.

Quant à nous personnellement, les médicamens

qui nous ont rendu le plus de services sont 1° le sous-nitrate de Bismuth tout-à-fait au début de l'invasion du mal, lorsqu'il n'y avait encore que de la diarrhée avec faiblesse de la digestion et gargouillemens dans les entrailles ; 2° l'ipécacuanha à dose vomitive si la diarrhée augmentait et s'accompagnait de nausées ; 3° enfin le laudanum de sydenham et l'éther sulfurique associés à la dose d'un gros chacun, dans six onces d'eau, lorsque les vomissemens, les crampes et le refroidissement se prononçaient. Souvent nous avons vu sous l'influence de cette potion dont on aidait l'action par des frictions stimulantes et des briques chaudes, la réaction s'établir, même lorsque le pouls avait presqu'entièrement disparu. Mais cette médication qui paraît douée réellement d'une grande énergie dans cette maladie, échouait très souvent, nous avouerons même presque toujours, lorsque l'absence complète du pouls, la cyanose, le froid glacial rendaient l'asphyxie imminente. Nous avons essayé bien des remèdes dans ces cas extrêmes, depuis l'ammoniaque et le sulfate de quinine jusqu'à l'arsenic et l'extrait de Veratrum, mais sans succès. Nous nous estimions très heureux lorsque la maladie perdait ses caractères les plus violents pour passer à l'état dit typhoïde. Assez souvent il arrivait que le malade, après avoir traîné huit a quinze jours entre la vie et la mort, revenait peu à peu à la santé, absolument comme dans la fièvre typhoïde proprement dite. Dans cette phase de la maladie, la teinture de noix vomique et la décoction de quinquina nous ont été utiles, la première pour combattre les vomissements qui persistaient, et la seconde pour relever les forces du malade.

Nous terminerons en disant que la saignée générale, pratiquée au commencement de la maladie, aidait puissamment la réaction. Mais elle ne produisit cet effet favorable que pendant l'hiver et le printemps. Il n'en fut plus de même en été, au point que nous crûmes devoir y renoncer comme étant plus nuisible qu'utile.

Avant de résumer tous les faits rapportés dans
notre travail sur le choléra-morbus , nous rappellerons au lecteur la forme même de ce travail et
réclamerons en conséquence son indulgence pour
les irrégularités et les imperfections qu'il a pu y
remarquer. Nous nous sommes mis à l'œuvre
sans connaître le chemin qu'il nous faudrait
suivre pour arriver au terme. Nous avons rédigé au jour le jour, à mesure que les matériaux
nous parvenaient. Il n'est donc pas étonnant que
notre appréciation de certains faits ait été quelquefois modifiée par l'acquisition de nouveaux
faits qui complétaient les premiers et leur don-
naient une signification différente. Nous avons
commis aussi des longueurs, des hors-d'œuvres,
des répétitions que nous aurions certainement
évités si nous avions pu écrire d'un seul jet ce
que nous avons publié en vingt-cinq articles et
dans l'espace de près de deux ans. Toutefois, la
marche que nous avons suivie, bien qu'imparfaite,
aura du moins l'avantage de montrer la sincérité
de nos recherches, l'impartialité de notre examen
et, en quelque sorte, la formation progressive

de l'opinion que nous formulons dans les conclu-
sions suivantes.

Le choléra morbus épidémique, dit aussi asiatique ou Indien, est une maladie par intoxication.
Ses symptômes ont une très grande analogie avec
ceux des empoisonnemens par la *vératrine* et *l'arsenic.*

Le choléra épidémique diffère du choléra sporadique des anciens par l'étiologie aussi bien que
par la symptomatologie. Mais sa cause paraît être
d'une nature analogue, si non identique, à celle
du choléra endémique, c'est-à-dire de ces petites
épidémies qui reviennent presque tous les étés dans
certaines localités; peut-être n'est-il qu'une extension, sous des conditions spéciales, du principe qui
engendre le choléra endémique. Ce dernier existe
dans un plus grand nombre de lieux qu'on ne le
croit généralement; on l'a observé sur les côtes de
la mer rouge, du golfe persique et de la mer Caspienne, dans plusieurs villes populeuses situées
sur des fleuves considérables ; toutefois le delta du
Gange est le point du globe où il apparaît avec le
plus de régularité et le plus de violence.

La cause du choléra épidémique est encore inconnue. Cependant elle n'est guère susceptible d'être
expliquée que par deux hypothèses, par des miasmes
ou par des animalcules. Dans la première hypothèse
le génie épidémique prendrait son origine dans une
modification générale de l'atmosphère capable de
donner une énergie et des propriétés nouvelles à des
miasmes qui, sans cette modification, n'exerceraient
leur action que dans une sphère très restreinte.

La seconde hypothèse nous semble beaucoup
plus conforme à l'ensemble des faits. Dans ce cas
le choléra-morbus serait déterminé par l'introduction dans l'organisme d'un animalcule ailé portant
en lui un principe vénéneux. Cet insecte habiterait

de préférence les lieux bas et humides ; il s'engendrerait plus facilement dans les contrées chaudes et marécageuses et aurait en quelque sorte pour patrie primitive les rives insalubres du Gange. Ses habitudes le porteraient à rechercher les corps animés et surtout l'espèce humaine afin de s'y reproduire, peut-être en passant sous la forme de larve comme on l'observe chez plusieurs espèces de diptères. En temps ordinaire ces insectes vivraient confinés dans certaines localités. Mais sous l'influence de circonstances particulières qui sont encore à trouver, ils se multiplieraient tellement qu'ils seraient forcés d'émigrer par essaims nombreux, lesquels, jouissant de la même fécondité, se reproduiraient et se disperseraient incessamment. C'est ce qui fait craindre que le choléra ne finisse par devenir endémique dans des endroits où il n'existait pas avant le passage de l'épidémie.

Il paraît probable que l'insecte s'introduit dans les voies aériennes autant que dans le tube digestif. L'intoxication aurait lieu par l'absorption des produits de cet animalcule et serait d'autant plus prompte que le poison passerait plus directement dans les gros troncs vasculaires. — Ainsi s'expliqueraient la paralysie du cœur, l'ébranlement du système nerveux, la stupeur des plexus splanchniques et les efforts de l'organisme entier pour éliminer le principe toxique; ainsi s'expliqueraient la marche capricieuse et vagabonde de l'épidémie, l'accumulation plus ou moins grande de l'agent cholérifère dans telles contrées, telles maisons, telles personnes.

Le principe du choléra épidémique paraît résider dans l'air et avoir l'atmosphère pour véhicule. Cette maladie n'est donc pas contagieuse dans l'acception du mot. Cependant plusieurs faits tendent à faire croire qu'elle peut être transportée d'un lieu à un autre par des personnes ou par des choses, comme si des germes cholériques y avaient été déposés.

Le choléra épidémique n'affecte pas une direction particulière dans sa marche. Il rayonne dans tous les sens, au Nord et au Sud, à l'Est et à l'Ouest. De l'Inde il s'est propagé aussi bien en Chine et aux Moluques qu'en Perse et en Turquie, aussi bien aux îles Bourbon et Maurice que dans les Steppes de la Tartarie. En 1821 il envahit les provinces Irâniennes par le Golfe Persique et les fleuves qui y aboutissent ; en 1846 il s'avança au contraire par le Nord de la Perse.

Les lieux que le fléau avait visités lors de sa première invasion, furent ravagés de nouveau dans ces derniers temps ; la plupart de ceux qu'il avait épargnés précédemment, jouirent encore, cette fois, du même privilège. On peut dire du sol comme de la population, qu'il y a des parties plus prédisposées les unes que les autres à être envahies par le choléra. En général, celui-ci manifeste une prédilection marquée pour les terrains bas et humides ; il suit de préférence les bords des fleuves et des marais, le littoral des mers ; il attaque surtout les villes populeuses et les contrées dont les habitans sont misérables et soumis à une hygiène vicieuse. Cette affinité du choléra pour certains lieux lui fait franchir quelquefois des espaces considérables avant que de toucher aux points intermédiaires. Souvent ces localités d'élection deviennent des foyers où l'épidémie acquiert une plus grande puissance d'expansion.

La vitesse avec laquelle le fléau se transporte d'un point à un autre varie considérablement selon les saisons et les lieux. Il se propage beaucoup plus rapidement en été qu'en hiver, dans les pays de plaines que dans les contrées alpines. Sa vitesse moyenne en 1846 et 1847 a été de neuf kilomètres ou deux lieues par jour.

Avant d'éclater dans un lieu, l'épidémie s'annonce presque toujours par une influence *sui generis*. Cette influence est plus ou moins apparente selon des circonstances très variées. Ses principaux caractères sont: une faiblesse insolite des organes de la digestion et des diarrhée aqueuses plus fréquentes qu'à l'ordinaire, un malaise général avec prostration des forces, une tendance qu'éprouvent certaines maladies à se compliquer de symptômes cholériques. Cette influence dépend évidemment de la même cause qui produit l'épidémie; car elle persiste pendant toute la durée de celle-ci; elle en est pour ainsi dire le prodrôme. En effet, son intensité augmentant, elle détermine bientôt de nombreux cas de choléra et finit par imposer son propre cachet à toutes les autres maladies.

Lorsqu'un cas de choléra éclate dans une famille ou dans une maison, il est très souvent accompagné ou suivi d'autres cas semblables. Les choses se passent ici comme lorsque l'épidémie envahit un quartier, une ville, une région. Tous les habitans du lieu où règne le génie cholérique, se trouvant soumis en même temps à son influence, deviennent aptes à contracter la maladie. Mais cette aptitude varie considérablement et se développe plus ou moins rapidement selon la constitution, la santé, le régime, l'état moral des individus. C'est pourquoi le choléra ne se manifeste chez ceux-ci qu'autant et au fur et à mesure qu'ils se trouvent placés dans des conditions défavorables qui diminuent en eux la force de résistance à l'action du principe délétère. Ce mode de propagation du choléra n'a, comme on voit, rien de commun avec la contagion.

La durée de l'épidémie dans un lieu est très variable. Le principe du choléra a positivement une tendance beaucoup plus prononcée aujourd'hui qu'autre fois à séjourner longtemps dans le même endroit ; mais il n'y conserve pas constamment le caractère épidémique. Tantôt il ne manifeste sa présence que par quelques cas isolés, tantôt il sort tout-à-coup de sa léthargie et sévit, soit par petits groupes, ou pourrait dire par plaques, soit sur une large surface. Ordinairement il ne prend une forme franchement épidémique que pendant l'été. Dans les autres saisons, son énergie est vacillante et dépend de causes purement accidentelles comme des variations brusques soit dans l'atmosphère, soit dans la nourriture des hommes. Ainsi on a vu le choléra demeurer pendant deux ans dans les mêmes lieux ; d'autres fois il apparut plusieurs années desuite, à une même époque. Cette époque a été le plus souvent les mois de juillet et août.

Le cours régulier de l'épidémie se divise en deux phases, l'une ascendante, l'autre descendante. Entre ces deux phases existe un temps plus ou moins long dans lequel l'épidémie est, pour ainsi dire, stationnaire. La durée moyenne de chaque phase est de trois à quatre semaines et celle de la période intermédiaire d'environ huit à dix jours. Mais, comme nous venons de le dire, ce n'est guère que dans les mois les plus chauds que l'épidémie parcourt ses périodes avec autant de rapidité et de régularité.

Le fléau est beaucoup plus violent dans sa phase ascendante que dans celle du déclin. On peut estimer que le nombre des individus atteints dans la première phase dépasse des deux tiers ceux de la seconde. On y compte aussi trois fois plus de décès. Sur cent malades, il en meurt environ soixante-treize dans l'une et trente-quatre ou moins de la moitié dans l'autre.

Il s'en faut de beaucoup que le choléra atteigne tous les habitans des lieux où il passe. La frayeur l'a rendu bien plus redoutable qu'il n'est en réalité. On peut dire, en général, que sur mille individus il n'en frappe sérieusement que dix, parmi lesquels quatre seulement succombent ; soit un décès pour deux cent-cinquante habitans. Mais l'action de l'épidémie est très différente dans les campagnes ou dans les villes ; elle a une intensité huit à dix fois plus forte dans ces dernières localités que dans les autres.

La mortalité relative au nombre des malades a varié considérablement selon les lieux, et surtout selon les saisons. Dans quelques endroits elle n'a pas dépassé quinze à vingt pour cent, dans d'autres elle s'est élevée à soixante dix pour cent. La mortalité moyenne a été de quarante-un pour cent, à savoir : cinquante dans les villes et trente-six dans les campagnes.

Cette mortalité est inférieure de près d'un cinquième à celle qui fut observée pendant la première apparition du fléau. On a remarqué encore en plusieurs endroits que le nombre des individus atteints fut environ un tiers plus faible cette fois que précédemment. — Généralement, l'épidémie est d'autant moins cruelle qu'elle s'est montrée un plus grand nombre de fois dans les mêmes lieux.

Ce qui prouve encore la violence moindre du fléau c'est qu'il enlève les malades moins rapidement aujourd'hui qu'autrefois. Les cas foudroyans sont beaucoup plus rares, les terminaisons typhoïdes beaucoup plus fréquentes. La maladie a besoin, pour se développer, de rencontrer des circonstances prédisposantes ou déterminantes plus actives. Sa durée est aussi plus longue. La diarrhée qui précède l'explosion des symptômes graves se montre plus constamment et avertit du danger un ou deux jours d'avance. Le choléra, une fois déclaré, traîne très souvent au-delà de vingt-quatre heures. Ordinairement il dure de trois à quatre jours. Mais lorsque la maladie passe à l'état dit typhoïde, elle se prolonge jusqu'à huit, dix, quinze jours et même au-delà.

Les individus qui arrivent dans un lieu où règne le choléra sont très exposés à le contracter. Quelquefois les prodrômes de la maladie éclatent sur eux le jour même de leur arrivée.

Les personnes qui quittent le foyer épidémique peuvent également être atteintes. Ordinairement le mal se déclare dans les quatre premiers jours qui suivent leur départ; mais on l'a vu éclater plus tard encore, comme huit et dix jours.

Les hommes sont plus facilement atteints du choléra que les femmes. La différence est d'un quart à un tiers; elle dépend plus du régime et des habitudes propres à chaque sexe que de la constitution.

Relativement aux âges le choléra sévit à-peu-près selon les lois ordinaires de la mortalité. Les vieillards et les très jeunes enfans sont le plus facilement atteints par suite de la faiblesse inhérente à ces époques de la vie; les adultes sont moins prédisposés ; mais les excès de tout genre et les fatigues auxquels ils s'exposent davantage, détruisent en grande partie les bénéfices de leur âge. Les adolescents sont donc ceux sur lesquels le fléau a le moins de prises.

Les causes qui exercent le plus d'action sur l'énergie du principe épidémique sont, dans l'ordre de leur importance, la chaleur, la misère, les écarts de régime, l'encombrement des individus, les intempéries atmosphériques, etc., etc. La première de ces causes, la chaleur, est sans contredit la plus puissante ; elle agit *directement* sur l'agent du choléra, elle l'anime et le stimule tandis que le froid l'engourdit et l'éteint. Plus la température est élevée, plus l'épidémie est violente ; plus vite

aussi elle parcourt ses phases et se transporte d'un
lieu à un autre.

Les autres causes agissent *indirectement* sur
l'épidémie. En affaiblissant ou troublant l'organisme humain, elles le prédisposent et le rendent
plus facilement accessible à l'action du principe
toxique.

Le traitement du choléra morbus épidémique a
été jusqu'à ce jour empirique plutôt que rationnel. L'espoir de découvrir un remede spécifique a
fait passer en revue toute la matière médicale et
tenter les expériences même les plus extravagantes.
Parmi ces innombrables remèdes ceux qui ont acquis une renommée plus étendue sont 1° les
stimulans diffusibles (huile essentielle de menthe,
camphre, éther, liqueurs alcooliques, aro-
mates et épices),; 2° les narcotiques (laudanum de
sydenham, opium, morphine, belladonne, ha-
chich, etc.); 3° d'autres moyens dits perturbateurs,
(affusions d'eau froide, frictions de glace, saignée,
ipécacuanha, colomel, ingestions d'eau salée, etc.)
Mais l'expérience a complètement démontré que
tous ces traitemens n'ont aucun caractère spécifique. Ils ne réussissent ordinairement que dans
la première période du choléra, alors qu'une forte
secousse imprimée à l'organisme suffit souvent
pour réveiller son énergie et le faire sortir de la
voie fatale dans laquelle il était entré. Leur efficacité décroit en proportion du développement de
la maladie.

Nous finirons en indiquant le préservatif suivant qui a en sa faveur la sanction de tous les médecins et celle du plus grand nombre des personnes qui l'ont mis en pratique.

Ayez de bonnes mœurs,

Évitez tous les excès,

Aimez la propreté sur vous et autour de vous,

Portez un vêtement chaud,

Suivez un régime réglé et légèrement stimulant;

Mais surtout, combattez dès son début et par tous les moyens possibles, la *diarrhée*, quelque légère et indolore qu'elle soit.

Novembre 1849.

FIN.

Corrections principales:

Page	Ligne	Lisez:	au lieu de:
20	3	Komfouda	Komdoufa
41	33	pas de même	pas même
47	14	3/5	315
74	12	10° et 26°	10° 26 et
95	6	que nous avons	que avons
165	17	des 3/5	d'un tiers
"	18	près de 3 fois 1/2	plus des deux tiers
173	27	Elle	Il
199	2	1848	1838
208	12	saisi	saisis
209	22	à quarante ans.	à quarante.
224	note	Bunten	Bunsen
266	2	que sur celle	que celle
269	12	ces dix	ce dix
272	4	que de l'autre	que l'autre
275	2	mai	mar
280	Total des soldats:	821	737
283	21	1/5 ou 45,2 p. 100	demi ou 40,5 p. 100
285	33	311	1818
"	34	1818	311
292	10	1832	1831
57	16	9,194	1194
88	23	38 lieues	28 lieues
129	12	5,25?	6,26?
195	3ᵐᵉ colonne du tableau 69	63	

TABLE DES MATIÈRES.

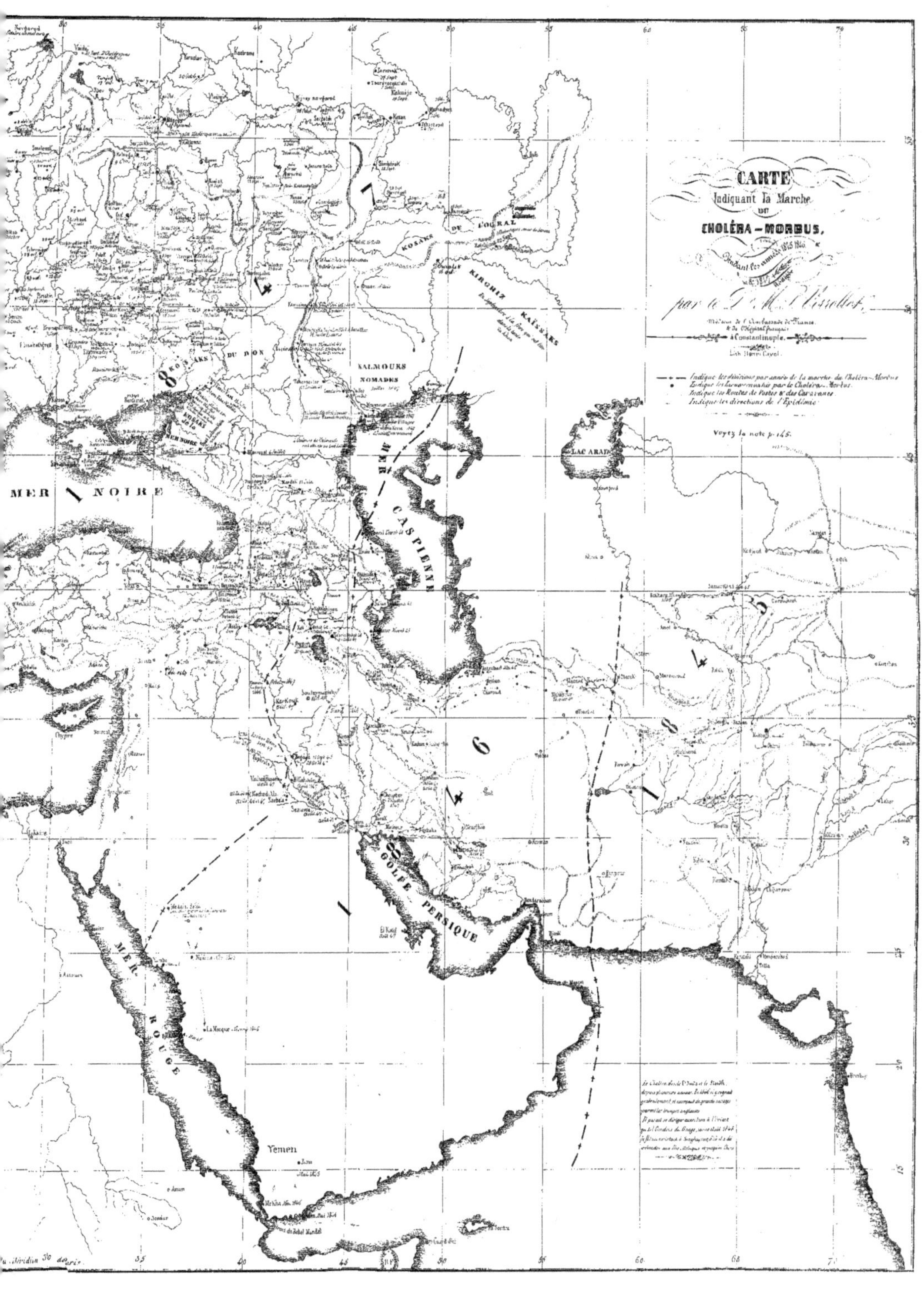

CARTE
Indiquant la Marche
du
CHOLÉRA—MORBUS,
Pendant les années 1845 1846
par le D. M. Plissollet,
Médecin de l'Ambassade de France
& de l'Hôpital français
à Constantinople.
Lith. Henri Cayol.

Indique les divisions par année de la marche du Choléra—Morbus
Indique les lieux envahis par le Choléra—Morbus.
Indique les Routes de Postes & des Caravanes.
Indique les directions de l'Épidémie.

Voyez la note p. 145.

MER NOIRE
MER CASPIENNE
MER ROUGE
GOLFE PERSIQUE
LAC ARAL
KOSAKS DE L'OURAL
KIRGHIZ KAÏSSAKS
KOSAKS DU DON
KALMOURS NOMADES
Yemen

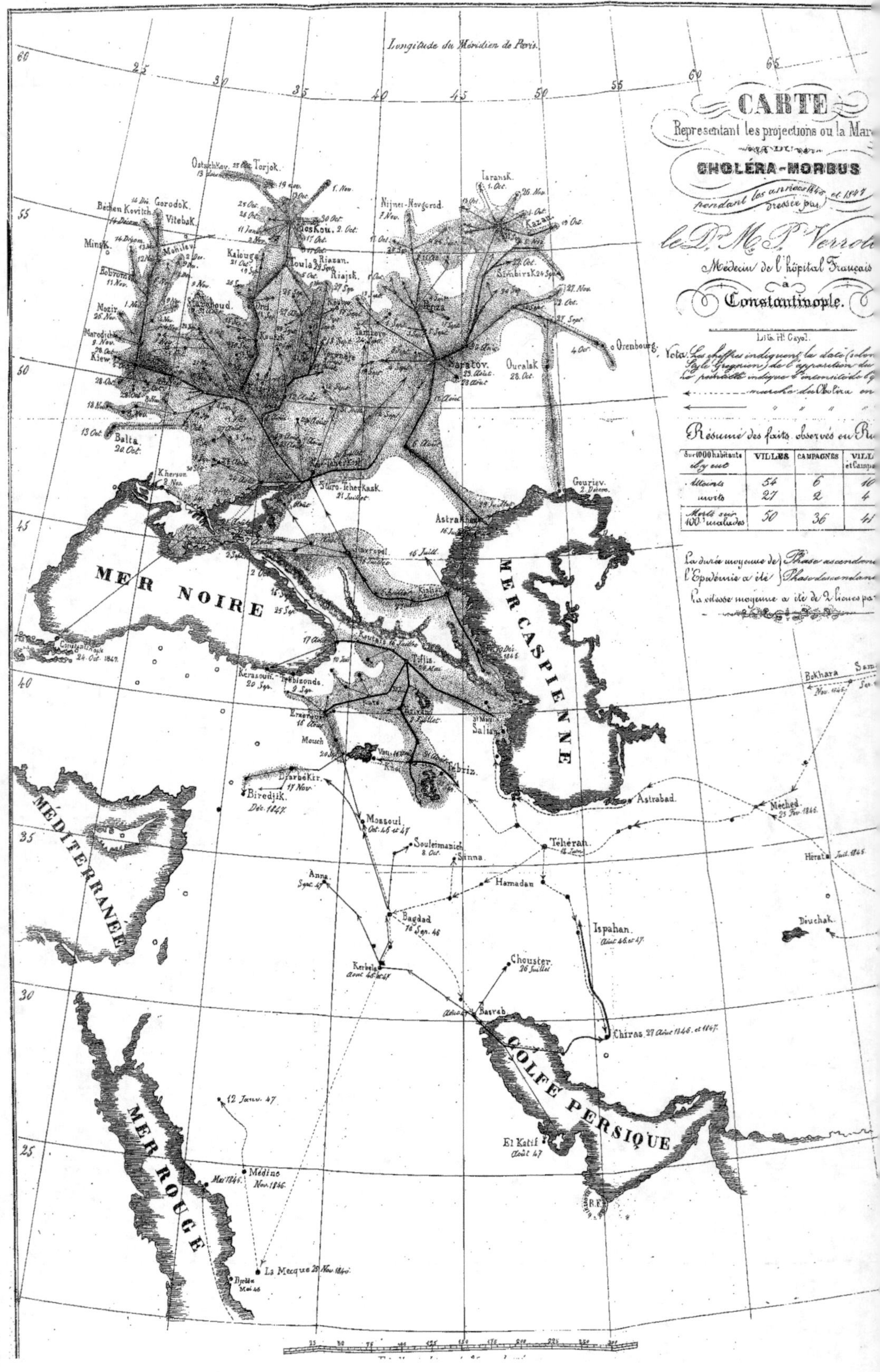

Longitude du Méridien de Paris.
CARTE
Representant les projections ou la Mar...
CHOLÉRA-MORBUS
pendant les années 1846 et 1847
dressée par
le Dr. M. P. Verrol...
Médecin de l'hôpital Français
à
Constantinople.
Lith. H. Cayol.
Nota. Les chiffres indiquent la date (selon
le Style Grégorien) de l'apparition du...
Résumé des faits observés en Ru...
Sur 1000 habitants il y eut | VILLES | CAMPAGNES | VILL... et Campa...
Atteints | 54 | 6 | 10
morts | 27 | 2 | 4
Morts sur 100 malades | 50 | 36 | 41
La durée moyenne de l'Épidémie a été
Phase ascendante
Phase descendante
La vitesse moyenne a été de 2 lieues pa...
MER NOIRE
MER CASPIENNE
MÉDITERRANÉE
MER ROUGE
GOLFE PERSIQUE
Orenbourg
Ouralsk
Gouriev
Astrakhan
Bokhara
Méched
Astrabad
Hérat
Téhéran
Ispahan
Douchak
Hamadan
Soulcimanieh
Sinna
Bagdad
Kerbela
Basrah
Chouster
Chiras
El Katif
Anna
Mossoul
Djarbekir
Biredjik
Tabriz
Salian
Tiflis
Erzeroum
Mouch
Van
Kerasoun
Trébizonde
Constantinople
Balta
Kherson
Kiew
Moziz
Minsk
Bobruisk
Vitebsk
Mohilev
Bélen Kovitch
Gorodok
Ostachkov
Torjok
Moskou
Kalouga
Toula
Orel
Koursk
Riazan
Riajsk
Penza
Tambov
Staro-Tcherkask
Nijnei-Novgorod
Iaransk
Kazan
Simbirsk
Saratov
La Mecque
Médine
Djedda

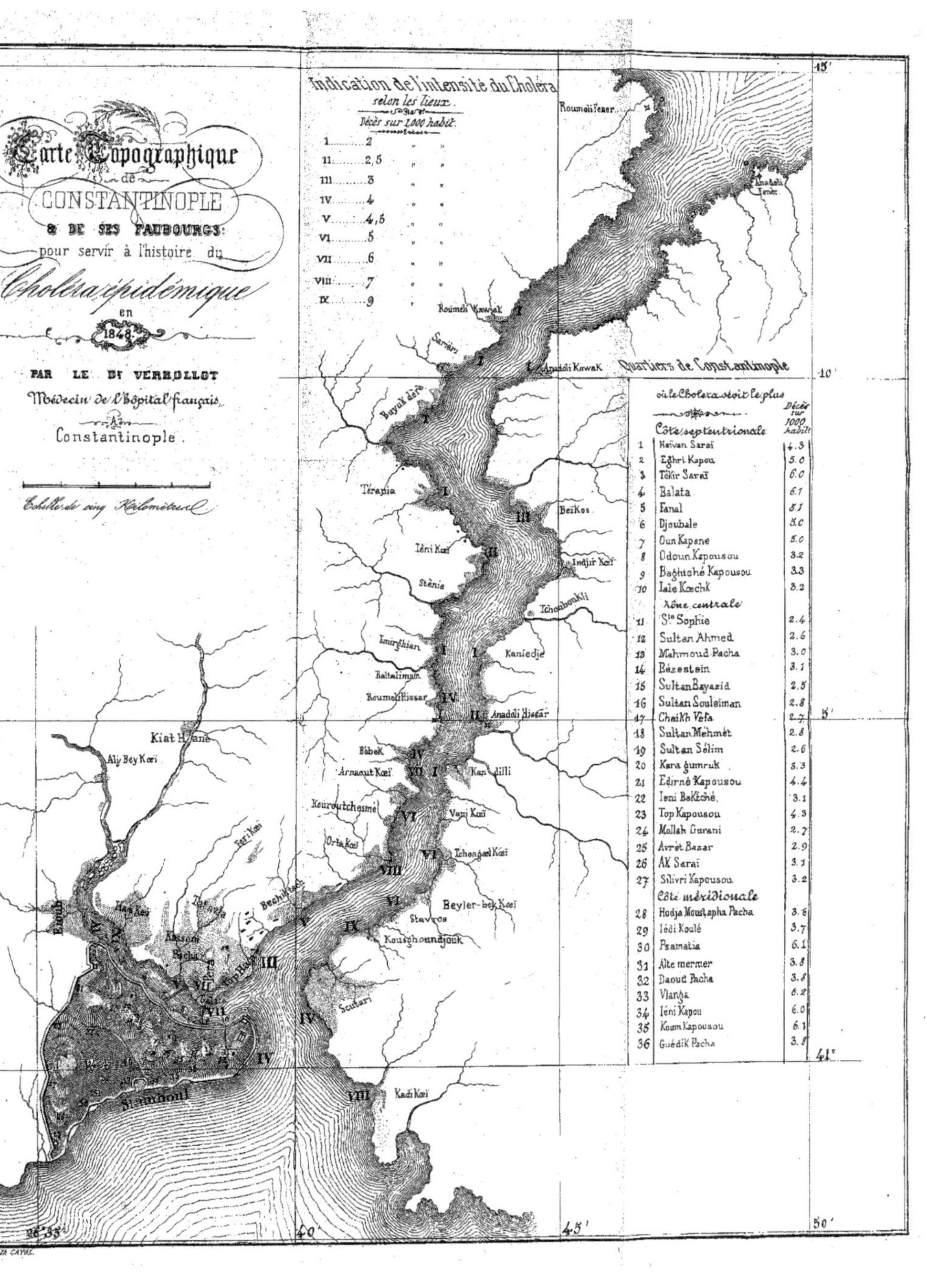

Carte Topographique de CONSTANTINOPLE & DE SES FAUBOURGS:
pour servir à l'histoire du Choléra épidémique en 1848
PAR LE Dr VERROLLOT
Médecin de l'Hôpital français à Constantinople.
Echelle de cinq Kilomètres

Indication de l'intensité du Choléra selon les lieux.
Décès sur 1,000 habit.
1 2
11 2,5
111 3
IV 4
V 4,5
VI 5
VII 6
VIII 7
IX 9

Roumeli Fener
Anadoli Fener
Roumeli Kawak
Anadoli Kawak
Sariëri
Bayuk déré
Térapia
Ieni Keui
Sténia
Beikos
Indjir Keui
Tchoboukli
Imirghian
Baltalimain
Roumeli Hissar
Anadoli Hissar
Kaniedje
Bébek
Arnaout Keui
Kandilli
Kouroutchesme
Vani Keui
Oria Keui
Tchongel Keui
Bechiktash
Stavros
Beyler-bey Keui
Koueghoundjouk
Soutari
Kiat Hané
Aly Bey Keui
Feri Keui
Has Keui
Stamboul
Kadi Keui

Quartiers de Constantinople
où le Choléra a été le plus
Décès sur 1000 habit.

Côte septentrionale
1   Haïvan Saraï   4.3
2   Eghri Kapou   5.0
3   Tékir Saraï   6.0
4   Balata   6.1
5   Fanal   5.1
6   Djoubale   5.0
7   Oun Kapane   5.0
8   Odoun Kapousou   3.2
9   Baghtché Kapousou   3.3
10 Iale Kœchk   3.2
zône centrale
11 Ste Sophie   2.4
12 Sultan Ahmed   2.6
13 Mahmoud Pacha   3.0
14 Bézestein   3.1
15 Sultan Bayazid   2.5
16 Sultan Souleiman   2.8
17 Chaikh Vefa   2.7
18 Sultan Mehmét   2.8
19 Sultan Sélim   2.6
20 Kara gumruk   3.3
21 Edirné Kapousou   4.4
22 Ieni Bakeché   3.1
23 Top Kapousou   4.3
24 Mollah Gurani   2.7
25 Avrèt Bazar   2.9
26 AK Saraï   3.1
27 Silivri Kapousou   3.2
Côte méridionale
28 Hodja Moustapha Pacha   3.8
29 Iédi Koulé   3.7
30 Psamatia   6.1
31 Alte mermer   3.8
32 Daoud Pacha   3.8
33 Vlanga   6.2
34 Ieni Kapou   6.0
35 Koum Kapousou   6.1
36 Guédik Pacha   3.8